Orthopädische Krankengymnastik

Lexikon und Kompendium

von Martha Scharll
unter Mitarbeit von Rita Bühler-Lohse
und Gerhard Rompe

5., überarbeitete Auflage

92 Abbildungen

Georg Thieme Verlag Stuttgart 1978

Martha Scharll, Paganinistraße 2, 8000 München-Obermenzing

Rita Bühler-Lohse, Hauptstraße 19, 6901 Eppelheim

Prof. Dr. G. Rompe, Leiter der Abteilung Physiotherapie und
Sportorthopädie an der Orthopädischen Universitätsklinik
Schlierbacher Landstraße 200 a, 6900 Heidelberg

CIP-Kurztitelaufnahme der Deutschen Bibliothek

Scharll, Martha
Orthopädische Krankengymnastik : Lexikon u.
Kompendium / Martha Scharll ; Rita Bühler-Lohse ;
Gerhard Rompe. — 5., überarb. Aufl. — Stuttgart :
Thieme, 1978.
 ISBN 3-13-394005-8

NE: Bühler-Lohse, Rita:; Rompe, Gerhard:

1. Auflage 1955
2. Auflage 1961
3. Auflage 1965
4. Auflage 1973
1. japanische Auflage 1965

Die Fotos der Abbildungen stellte die Lichtbildnerin *Thilde Woerner*, München-Pasing,
zur Verfügung, der die Rechte für jede anderweitige Veröffentlichung zustehen.

Alle Rechte, insbesondere das Recht der Vervielfältigung und Verbreitung sowie der
Übersetzung, vorbehalten. Kein Teil des Werkes darf in irgendeiner Form (durch Photo-
kopie, Mikrofilm oder ein anderes Verfahren) ohne schriftliche Genehmigung des Ver-
lages reproduziert oder unter Verwendung elektronischer Systeme verarbeitet, vervielfäl-
tigt oder verbreitet werden.

© 1955, 1978 Georg Thieme Verlag, Herdweg 63, Postfach 732, D-7000 Stuttgart 1
— Printed in Germany —

Satz und Druck: Druckhaus Dörr, Inhaber Adam Götz, Ludwigsburg

ISBN 3 13 394005 8

Vorwort zur 5. Auflage

Die „Orthopädische Krankengymnastik", die 1955 erstmals aufgelegt wurde, stellt sich nun, wiederum korrigiert, in fünfter Auflage vor.

Den Inhalt prägten Frau Bühler-Lohse und Herr Prof. Rompe, beide Heidelberg, in Zusammenarbeit mit dem Verfasser.

Es wäre weder für die Berufskollegen noch für den Verfasser eine Empfehlung, wenn die Beteiligten, rund zwanzig Jahre nach dem Erscheinen der Arbeit, deren unveränderten Nachdruck widerspruchslos akzeptieren würden. Erfreulicherweise steht diese Situation hier nicht zur Debatte. Denn die Co-Autoren entnahmen — schon zum zweiten Male — aus dem ursprünglichen Konzept, was inzwischen seine Gültigkeit verloren hat; vom Verbliebenen paßten sie manches der modernen Auffassung an und fügten außerdem Neues hinzu. Für die große Mühe und Arbeit sei Frau Bühler-Lohse und Herrn Prof. Rompe, wie auch dem Verlag, vielmals gedankt.

Ich möchte wünschen, daß die in der vorliegenden 5. Auflage zusammengefaßten altbewährten, verbesserten und neuen Berufserfahrungen aus dem Bereich der orthopädischen Krankengymnastik den Kolleginnen und ihren Patienten auch weiterhin von Nutzen sein mögen.

München, November 1977   Martha Scharll

Vorwort zur ersten Auflage

Seit langem bestand schon die Absicht, einmal das große und wichtige Teilstück des krankengymnastischen Gesamtarbeitsgebietes, nämlich die „Orthopädische Krankengymnastik", zusammenzufassen und schriftlich weiter zu überliefern.

Der Verwirklichung dieses Planes stand aber von jeher als recht große Schwierigkeit folgende Überlegung im Wege:

Alle therapeutischen Maßnahmen verlangen laufend Umstellungen, um der ständig fortschreitenden Weiterentwicklung folgen zu können. Darum ist es auch der Krankengymnastin nicht möglich, heute eine Behandlungsweise festzulegen, die ihre Gültigkeit für alle Zeit behält. Ein kritischer Rückblick über viele Berufsjahre zeigte uns dann aber, daß diese notwendig gewordenen Wandlungen zwar in größerem Maße die Behandlungsausführung, kaum wesentlich jedoch den Grundsatz der Therapie betroffen haben.

Deshalb möchte die vorliegende Schrift nun doch versuchen, als kurzer Leitfaden durch unser Spezialgebiet zu führen, indem sie die in langer Praxis gesammelten Behandlungserfahrungen zwar grundsätzlich, nicht aber in ihren Details wiedergibt und für die einzelnen Erkrankungen vorschlägt. Die Kenntnis von Pathologie und ärztlicher Therapie der Krankheitszustände wird, soweit dies für unsere Belange wichtig ist, vorausgesetzt. Eine Aufteilung des Inhaltes in drei Abschnitte soll der besseren Übersicht dienen.

Der erste Teil stellt ein „Lexikon" dar, in welchem — mehr oder weniger ausführlich — möglichst viele jener Begriffe definiert sind, welche uns im Rahmen der orthopädischen Krankengymnastik begegnen können. Im zweiten Abschnitt behandeln elf Kapitel grundsätzlich-theoretisch diejenigen orthopädischen Krankheiten, die uns in Praxis am häufigsten beschäftigen. Der dritte Teil bringt schließlich Übungen und Vorschläge für die praktische Durchführung der Behandlungen.

Mein verehrter Chef, Herr Professor Dr. HOHMANN, Direktor der Orthopädischen Klinik und Universitätspoliklinik München, hat mich zu dieser Arbeit ermutigt. Allen, die mir halfen, die Schrift mit Bild und Zeichnung zu vervollständigen, danke ich an dieser Stelle herzlich.

Wir Krankengymnasten betrachten uns freudig als Mitarbeiter des Arztes und wissen, daß unsere Tätigkeit immer und ausschließlich in der Ausführung seiner Anordnungen besteht. Doch darüber hinaus kennen wir auch die hohe Verantwortung, die wir mit dieser Aufgabe übernehmen, und verpflichten uns damit zu selbständiger Überlegung und Planung. In diesem Sinne möchte diese Schrift den Kolleginnen als Hilfe und Anregung dienen.

München, im Juli 1954

> Martha Scharll
> Leitende Krankengymnastin
> an der Orthopädischen Universitätspoliklinik
> München

Inhaltsverzeichnis

Erster Teil:

Lexikon: Definition der Begriffe 1

Krankengymnastische Befundaufnahme 66

Zweiter Teil:

Ausgewählte Krankheitsbilder aus der Orthopädie und ihre Behandlung 69

1. Kapitel: Behandlungsvorschläge für Fehlstellungen von Fuß und Bein 69

2. Kapitel: Die Hüfterkrankungen und ihre krankengymnastische Behandlung 85
   Postoperative krankengymnastische Behandlung bei Koxarthrose 91

3. Kapitel: Behandlung bei degenerativen Wirbelsäulenleiden . . 94
   Die Lagerung 102
   Lösung der Einklemmung 103
   Die Kontrolle 104
   Aufstehen und Belastung 104

4. Kapitel: Brustkorbdeformierung und ihre krankengymnastische Behandlung 106

5. Kapitel: Schulterbehandlung 111
   Ergänzender Behandlungsvorschlag für das Schultergelenk . . 114

6. Kapitel: Der Schiefhals und seine Behandlung 116

7. Kapitel: Allgemeine und spezielle Behandlung von arthrotischen Gelenken 118

8. Kapitel: Kontrakturenbehandlung 122
   Beispiele für die Praxis 123

9. Kapitel: Haltung und Haltungsfehler 129

10. Kapitel: Skoliosenbehandlung 137
    Die Extension 139
    Die Umkrümmung 139
    Die Aufrichtung 140
    Die Aufdrehung 142
    Informationen über prä- und postoperative Skoliosenbehandlung 145

Inhaltsverzeichnis VII

Dritter Teil:

Übungbeispiele für die Praxis 148

    Standardübungen für prophylaktische Fußgymnastik 148

    Knickfußübungen 149

    Senkfußübungen 152

    Gemeinsame Gymnastik für eine Gruppe von fußgeschädigten Personen 153

    Aktive unbelastete Übungen für den Bereich der Lendenwirbelsäule 156

    Übungen allgemeiner Art für den Nacken und die Schultern . . 158

    Beispiele von Arm- und Schulterübungen für die selbstständige Arbeit des Patienten 160

    Leistungs- und Funktionsprüfung bei der Lähmungsbehandlung 163

    Übungen für die Hand- und Fingergelenke 168

    Vorschlag für den Aufbau von Gruppenübungsstunden 172

    Einfache Übungseinheit 172

    Übungseinheit mit einem Stab als Handgerät für größere Kinder 174

    Übungseinheit mit Verwendung der Langbank für kleinere Kinder 176

    Übungseinheit mit Keulen als Handgerät für große Kinder . . 178

    Übungseinheit mit Verwendung eines Balles für Kleinkinder . 179

    Verwendung des langen Schwungseiles für eine Kleinstkindergruppe 180

    Skoliosenturnen 182

    1. Drehmuskelübungen für Einzelarbeit 183

    2. Drehmuskelübungen für Partnerarbeit 184

    Spiele, die beim Haltungsturnen Verwendung finden können . 185

    Vorschlag für den Übungsaufbau eine Stumpfbehandlung an der unteren Extremität 187

    Beispiele für die Anwendung von Dauerzügen bei der Kontrakturenbehandlung 188

Literatur 194

Sachverzeichnis 195

ERSTER TEIL

Lexikon: Definition der Begriffe

Von G. Rompe

Abduktion. Seitwärtsführung eines Körperteiles, weg von der Körpermittelebene.

Abduktionsbehinderung. Leichter Grad einer Adduktionskontraktur.

Abduktionskontraktur. Behinderung der Gelenkanspreizung.

Abduktionsosteotomie. Knochendurchtrennung mit dem Ziel einer Abspreizung (Valgisierung) des körperfernen Knochenanteiles.

Abortivform. Leichte, oft unerkannte Verlaufsform einer Erkrankung, bei der typische Symptome fehlen und die Diagnose verschleiern.

Abts Behandlung. Einschaukelung eines Bandscheibenvorfalles: durch starke Kyphosierung der Lendenwirbelsäule (Knie an den Brustkorb) wird das Zwischenwirbelloch erweitert, so daß in geeigneten Fällen der Bandscheibenvorfall zurückschlupfen kann.
Es besteht aber auch die Gefahr einer weiteren Heraustreibung von Bandscheibengewebe. Deshalb ist anschließend eine besonders sorgfältige neurologische Kontrolluntersuchung erforderlich.

Achillessehnenverkürzung. Die Achillessehne ist die Endsehne des M. triceps surae, welcher aus dem vom Unterschenkel entspringenden M. soleus und dem vom Oberschenkel entspringenden M. gastrocnemius gebildet wird. Letzterer ist also zweigelenkig und bedingt neben der obligaten Spitzfußstellung eine Kniebeugekontraktur. Aus dem Unterschied der Fußhebung bei gebeugtem bzw. gestrecktem Kniegelenk läßt sich abschätzen, in welchem Umfang die beiden Muskeln an der A. beteiligt sind.

Achillessehnenverletzungen. Eine gesunde Achillessehne (stärkste Sehne des Körpers) reißt normalerweise nicht. Bei traumatischer Schädigung kommt es meistens zu einem Ausriß vom Fersenbeinhökker oder zum Riß am Muskel-Sehnen-Übergang. Risse in der Sehne sind auf vorbestehende degenerative Veränderungen verdächtig. Siehe auch Sehnenruptur.

Achselkrücke. Mit einem (gepolsterten) Bügel bis zu den Achseln reichender Stützstock, der mit den Händen vorgesetzt wird, worauf der Körper durch eine Pendelbewegung in den Schultergelenken nachgezogen wird. Durch Abstützung in der Achsel Gefahr der Druckschädigung für das Armnervengeflecht.

Adduktion. Heranführen (Anspreizen) eines Körperteiles an die Medianebene.

Adduktionskontraktur. Behinderung der Abspreizbewegung bei unbehinderter physiologischen Anspreizbarkeit.

Adduktorentenotomie. Offene oder gedeckte (subkutan durch Stichinzision) Verlängerung der Adduktorensehnen an ihrem Ursprung zur Behebung einer Adduktionskontraktur.

Adoleszentenkyphose. Fortentwicklungsstörung der Wirbelsäule mit Verknöcherungsstörung der Wirbelgrund- und -deckplatten (Schmorlsche Knötchen, Keilförmige Wirbeldeformierung) führt zu fixiertem jugendlichem Rundrücken (Scheuermann) mit tiefsitzender dorsaler bzw. dorsolumbaler Kyphose.

Affenhand. Durch Daumenballenatrophie (bei Medianuslähmung) tritt der Daumen in die Ebene der anderen Mittelhandstrahlen, wie bei einer Affenhand.

Albuminurie. Pathologische Eiweißausscheidung im Urin.

Albuminurie, orthostatische. Geringfügige, pathologisch bedeutungslose Eiweißausscheidung im Harn, vor allem bei Jugendlichen bei starker Lordosierung der Lendenwirbelsäule durch vorübergehende Mangeldurchblutung der Niere. Verschwindet bei anhaltender Horizontallagerung, fehlt also im Morgenurin.

Allenthese. Operatives Einbringen von Fremdstoffen — meist als Endoprothese — in Körpergewebe.

Alloplastik. Ersatz körpereigenen Gewebes durch Fremdmaterial (Metall, Kunststoff).

Alloarthroplastik. Ersatzgelenk (Endoprothese) aus körperfremdem Material.

Altersrundrücken. Hochsitzende fixierte Kyphose mit Keil- und Fischwirbelbildung (Osteoporose, Osteomalazie) und zunehmender Höhenminderung der Bandscheiben im oberen und mittleren Brustwirbelsäulenabschnitt.

Amniotische Deformierungen. Intrauterine Schnürungen fötaler Körperteile durch Eihautstränge hinterlassen Schnürfurchen, Deformierungen oder fötale Amputationen (Peromelie).

Amputation. Abtragung eines Gliedes oder Gliedmaßenanteiles unter Durchtrennung eines Knochens. Im erweiterten Sinne auch Abtragung von Körperteilen oder Organteilen (Mamma-Amputation, Rektum-Amputation). Nachamputation: planmäßige operative Stumpfverbesserung.

Ankylose. Gelenksteife mit vollständigem Bewegungsverlust infolge knöcherner Durchbauung des Gelenkspaltes.

Antetorsion. Die Achse des Schenkelhalses liegt nicht in der gleichen Ebene wie die Achse der Femurkondylen sondern ist gegen diese physiologisch nach ventral um 10 bis 20 Grad verlagert. Bei der Hüftdysplasie ist die Antetorsion (neben Pfannenabflachung und Valgisierung des Schenkelhalswinkels) erheblich verstärkt.

Aplasie. Fehlen eines Körperteiles von Geburt an.

Apophyseonekrose. Siehe aseptische Knochennekrosen.

Apophysitis calcanei. Entwicklungsstörung der Fersenbeinapophysen (aseptische Knochennekrose) im Alter von 8 bis 13 Jahren. Die Schmerzempfindlichkeit am Achillessehnenansatz wird durch Absatzerhöhung verringert.

Apoplexie. Schlaganfall. Plötzliche Durchblutungsstörung eines umschriebenen Gehirnbezirkes mit zunächst schlaffer, später spastischer Halbseitenlähmung.

Apparat, orthopädischer. Aus starren (Schienen) und beweglichen (Gelenke) Anteilen zusammengesetztes orthopädisches Hilfsmittel zur Abstützung, Bewegungsbegrenzung oder Entlastung. Gliedmaßenabschnitte auf längere Strecken umschließend (Hülsenapparat) oder durch Spangen und Gurte an Schienen fixierend (Schienenschellenapparat).

Arbeitstherapie. Trainingsmäßig dosierte körperliche und geistige Beanspruchung im Rahmen des allgemeinen Behandlungsplanes mit dem Ziel der Anpassung an die Arbeitsplatzanforderungen bzw. der Stoffwechselregulierung (Gewichtsabnahme, Insulineinsparung).

Arterielle Durchblutungsstörung. Zunehmender Sauerstoffmangel führt zur Gangrän. Die Begrenzung der Zufuhr sauerstoffreichen Blutes macht sich zunächst bei Belastung bemerkbar (Intermittierendes Hinken beim Gehen; Armschmerzen bei Überkopfarbeit).

Arthritis. Akute oder chronische-infektiöse oder allergische (rheumatische) Entzündung eines Gelenkes. Führt zur Defektheilung und damit zur Präarthrose.

Arthrodese. Operative Versteifung eines Gelenkes (in günstiger Gebrauchsstellung) mit dem Ziel, einen knöchernen Durchbau (Ankylose) zu erreichen. In besonderen Fällen extraartikulär, d. h. durch Stabilisierung der im Gelenk verbundenen Knochen ohne Eröffnung des Gelenkes (z. B. wegen Infektionsgefahr). Meist intraartikulär unter Eröffnung und Entknorpelung des Gelenkes (Entknorpelungsarthrodese), durch Überbrückung des Gelenkspaltes mittels Knochen oder Metall (Verriegelungs- oder Plattenarthrodese) möglichst unter

Kompression der Gelenkenden (Druckarthrodese) zur Beschleunigung der knöchernen Heilungszeit.

Temporäre Arthrodese: vorübergehende operative Ausschaltung einer Gelenkbeweglichkeit durch in der Regel metallene Verriegelung zur Ruhigstellung einer Sehnennaht oder eines gelenknahen (Schenkelhals-)Bruches.

Arthrodesenhülse. Von beiden benachbarten Gliedmaßenanteilen über ein Gelenk reichender orthopädischer Stützapparat zur Ruhigstellung eines (schmerzenden) Gelenkes oder zur Stabilisierung bei Lähmungen.

Arthrodesenstiefel. Feststell-Abrollschuh mit zurückversetzter Abrollung, starkem Spitzenhub („Sohlensprengung") und steifer Fersenkappe, evtl. ergänzt durch eine eingebaute Peronäusfeder und eine versteifte Zunge, um die beim Gehen auftretenden Hebelwirkungen an den Sprunggelenken auszuschalten. Der Schuh wirkt also ähnlich wie eine Arthrodese.

Arthrogrypose. Angeborene nicht progrediente primär weichteilbedingte Beweglichkeitseinschränkungen von mehreren (symmetrischen) Gliedmaßengelenken.

Arthropathie. Nicht entzündliche deformierende Gelenkerkrankungen bei Haemophilie, Tabes, Akromegalie, Diabetes, meist neurogen infolge Störung der Neurotrophik.

Arthroplastik. Plastischer Ersatz von Gelenkanteilen.

Arthrosis deformans. Degenerative chronisch verlaufende schmerzhafte Gelenkerkrankung, die aus dem Mißverhältnis von Tragfähigkeit und Belastung aufgrund angeborener (Dysplasie) oder erworbener Minderwertigkeit bzw. Schädigung des Knorpels und des Gelenkes (Alterungsprozeß, Störungen im Gelenkstoffwechsel, statische Fehlbelastungen) entsteht und zur Erweichung und Auffaserung des Gelenkknorpels, subchondraler Sklerosierung und Neubildung von Spongiosa mit schließlich schweren Gelenkdeformierungen führt.

Arthrorhise. Operative Bewegungsbegrenzung eines Gelenkes durch meist extraartikulär eingepflanzten Knochenspan (Anschlagsperre).

Aseptische Knochennekrose. Vermutlich über den Weg einer Durchblutungsstörung, seltener durch direktes Trauma oder bei Caisson-Krankheit, kommt es zur Nekrose kompakter Knochen sowie endständiger Epiphysen und Apophysen, vorwiegend im jugendlichen Alter:

An Femurkopf (Perthes, idiopathische Hüftkopfnekrose), Tuberositas tibiae (Schlatter), Os naviculare pedis (Köhler I), Metatarsalköpfchen II, III und IV (Köhler II), Großzehengrundgelenk (Thiemann),

Calcaneusapophyse (Apophysitis calcanaei), os lunatum (Kienböck), os naviculare manus (Preiser), capitulum humeri (Panner), Trochlea humeri (Hegemann).

Ataxie. Koordinationsstörung mit unsicheren ausfahrenden mangelhaft kontrollierten sonst automatisierten Bewegungsabläufen durch Störung im peripheren Neuron, Rückenmark, Groß- und Kleinhirn.

Atemgymnastik. Bei erheblicher restriktiver Ventilationsstörung mit alveolärer Hypoventilation empfiehlt sich eine vorbereitende Atemgymnastik mit dem Totraumvergrößerer nach Giebel.

Athetose. Durch Störung des extrapyramidalen Systems kommt es zu unbeherrschbaren, ungezielten und zwecklosen Bewegungen.

Atrophie. Durch Mangelernährung oder Unterfunktion bedingter Gewebeschwund, der auf einer Verminderung der Zahl und/oder Verkleinerung der Gewebselemente beruht und eine Zelle, ein Organ oder den Gesamtkörper betreffen kann.

Atrophie des Muskels. Ein atrophischer Muskel ist funktionsfähig, aber geschwächt. Die Atrophie entsteht durch vorübergehende Lähmung, durch Inaktivität (Ruhigstellung im Gipsverband) oder durch Mangeldurchblutung (Volkmannsche ischämische Muskelkontraktur). Bis zum Eintritt der bindegewebigen Entartung und fettigen Degeneration des Muskels ist der atrophische Muskel trainierbar. Die Übungen sollen trainingsmäßig aufgebaut werden mit relativ größerer Pausenlänge zu Beginn.

Atrophie des Knochens. Bei Inaktivität (z. B. nach Frakturen) kommt es zu einer gleichmäßigen Knochenatrophie, die vor allem in Gelenknähe und im Bereich der ehemaligen Wachstumsfugen röntgenologisch gut erkennbar ist. Bei plötzlicher Überbeanspruchung, Entzündungen etc. kommt es zur Dystrophie des Knochens mit fleckiger Entkalkung (Sudeck).

Außenrotationsbehinderung. An Hüft-, und Schultergelenk gilt die Außenrotationsbehinderung als Frühzeichen einer Kontraktur.

Axillarislähmung. Durch die Lähmung des M. deltoideus kommt es zum Ausfall der Armhebung oberhalb der Horizontalen.

Arthrolyse. Operative Verbesserung der Bewegungseinschränkung eines Gelenkes durch Beseitigung von Kontrakturen und Verwachsungen.

Babinski-Reflex. Reflektorische Dorsalflexion der Großzehe nach Reizung der lateralen Fußsohle als Zeichen einer Pyramidenbahnläsion. Bis zur Ausreifung der Pyramidenbahnen ist dieser Reflex auch im Säuglingsalter auslösbar.

Ballenhohlfuß. Zum typischen Hohlfuß gehört das auffällige Hervortreten des Groß- und Kleinzehenballens mit Steilstellung der Metatarsalia als Ausdruck des hohen Längsgewölbes. Während beim Ballenhohlfuß die Erhöhung des Längsgewölbes durch Absenken des Vorfußes erreicht wird, steht beim Hacken-Hohlfuß die Senkung des Rückfußes (z. B. bei Lähmung der Wadenmuskeln) im Vordergrund. Als Ursachen kommen Myelodysplasie, Muskeldystrophie, schlaffe und spastische Lähmungen, Friedreichsche Ataxie in Betracht. Die konservative Behandlung des Hohlfußes ist wenig dankbar, in schwereren Fällen die operative Behandlung (subtalare Arthrodese unter Keilosteotomie) erforderlich.

Bänderschwäche. Siehe Elle, federnde.

Bandverletzungen. Die Bänder an den Gelenken dienen der Führung und Sicherung des Gelenkes. Sie können (meist bei Distorsionen) überdehnt werden, einreißen, durchreißen und ausreißen. Überdehnungen und Einrisse heilen unter Ruhigstellung, bei Ausrissen (mit Knochenlamelle) ist eine Wiederanheilung oft auch konservativ zu erreichen. Eine Bandzerreißung erfordert meist operative Behandlung (Naht, Plastik). Je nach Schwere der Verletzungen sind Bewegungsübungen erst nach Ruhigstellung von 1 bis 6 Wochen angezeigt.

Bandplastik. Operativer Ersatz eines geschädigten Bandes durch Sehne, Faszie oder lyophilisierte Dura.

Bandscheibenschaden. Die Bandscheibe besteht aus einem derben Faserknorpelring, in dessen Zentrum sich der Gallertkern (Nucleus pulposus) befindet. Letzterer wirkt wie ein Wasserkissen, ermöglicht und puffert die Bewegungen in den einzelnen Zwischenwirbelsegmenten. Mit altersentsprechender physiologischer Abnahme des inneren Quellungsdruckes beginnt die Bandscheibendegeneration. Es kommt zur Verschmälerung des Zwischenwirbelraumes (Chondrosis intervertebralis) und damit verbunden zu einer vermehrten Instabilität im Zwischensegment. Unphysiologische Bewegungen zwischen 2 Wirbeln werden möglich und führen in den kleinen Wirbelgelenken zur *Spondylarthrose* und zu knöcherner Reaktion an den Ansatzstellen des Bandscheibenfaserringes und der Bänder an den Wirbelkörpern (*Osteochondrose* oder *Spondylochondrose*).

Bandscheibenvorfall. Durch den degenerierten Faserring der Bandscheibe werden Bandscheibenanteile (vor allem Anteile des Gallertkernes) wie durch ein Knopfloch herausgepreßt und können (dorsal: Kaudalähmung; dorso-lateral: Wurzelirritation) neurologische Symptome hervorrufen. Der Vorfall kann reponibel sein oder sich von der Bandscheibe lösen und frei im Wirbelkanal liegen (sequestrierter *Prolaps*). Besonders häufig betroffen ist die unterste Lendenbandscheibe mit Irritation von Wurzeln des N. ischiadicus.

Bauernfänger. Bauern- oder Mädchenfänger heißen scherengitterartig (meist aus Strohstreifen) geflochtene Hülsen, die zur Extension von Fingern und Zehen verwendet werden, da sich ihre lichte Weite unter Zug verengt, so daß sie mit zunehmendem Zug um so fester sitzen, durch einfaches Zusammenschieben aber leicht abgenommen werden können.

Beckenkorb. Aus Hüft- und Trochanterbügel bestehendes Grundgerüst eines Korsettrohbaues.

Beckengurtspange. Das Becken (bei Lockerungen der Kreuzdarmbeinfugen) zwischen den großen Rollhügeln und dem Darmbeinkamm zusammenziehender Gurt mit Verstärkung durch eine Pelotte, die über beide Kreuzdarmbeinfugen reicht.

Bechterew-Krankheit. Chronische (fraglich rheumatische), entzündliche Erkrankung unbekannter Ursache, die an den kleinen Wirbelgelenken, den Kreuzdarmbeinfugen und dem Bandapparat der Wirbelsäule beginnt und überwiegend Männer vor dem 40. Lebensjahr befällt. (Spondylarthritis ankylopoetika, Morbus Strümpell-Bechterew-Marie). Beginn oft uncharakteristisch mit Schmerzen im Kreuz und an den Fersen, besonders nachts. Erst später kommt es zu deutlicher Einschränkung der Wirbelsäulenbeweglichkeit (bis zur vollständigen Versteifung) und der Brustkorbbeweglichkeit. Röntgenologisch sind die frühesten Veränderungen an den Kreuzdarmbeinfugen zu erwarten. Später wirkt die Wirbelsäule im Röntgenbild durch die knöchernen Überbrückungen der Zwischengelenkspalte wie ein Bambusstab. Es kommt zur Kyphose und durch die Brustkorbstarre zur Rechtsherzinsuffizienz. In der Mehrzahl der Fälle sind die stammnahen Gelenke mit befallen. Heilung gibt es bisher nicht. Im Vordergrund der krankengymnastischen Behandlung stehen Übungen zur Erhaltung der Gelenk- und Wirbelsäulenbeweglichkeit und insbesondere der Brustkorbbeweglichkeit.

Beckenneigung. Bewegung des Beckens um seine quere Achse in den Hüftgelenken, so daß die vorderen Darmbeinstachel sich fußwärts senken. Die Gegenbewegung nennt man Beckenaufrichtung. Von der Beckenstellung abhängig ist die Ausprägung der physiologischen Wirbelsäulenschwingungen: Beckenneigung führt zu vermehrter Lendenlordose, Beckenaufrichtung zur Verringerung der Lendenlordose. Die Beckenstellung ist beeinflußbar über ihre Drehpunkte (Hüftluxation), die Wirbelsäulenform (frühkindliche Skoliose) und die Muskelverhältnisse (Bauchdeckeninsuffizienz). Die Beckenneigung wird gemessen durch den Winkel, den die Verbindungslinie vorderer oberer Darmbeinstachel hinterer Darmbeinstachel mit der Horizontalen bildet.

Behelfsprothese. Interimsprothese, vorläufiges Kunstbein. Da sich der Stumpf in den ersten Wochen nach der Amputation rasch ändert, andererseits das Ausmaß dieser Änderung durch Frühversorgung deutlich verringert werden kann, erfolgt der Beginn der Stumpfbelastung in Behelfsprothesen, deren (Gips-)köcher schnell ausgetauscht werden können.

Beinlängenbestimmung. Genaue Beinlängenmessungen sind nur röntgenologisch möglich. Als relative Beinlänge wird der Abstand zwischen vorderem oberen Darmbeinstachel und Innenknöchel gemessen. Zur Bestimmung der funktionellen Beinlänge ist die Untersuchung auf Beckengeradstand (Vergleich beider vorderer oberer Darmbeinstachel oder beider Darmbeinkämme) besonders geeignet. Durch Unterlage von Brettchen mit $1/2$, 1, 2 cm kann so der erforderliche Beinlängenausgleich exakt bestimmt werden.

Belastungsdeformierung. Im Wachstumsalter führt übermäßiger Druck zu einer Verringerung des Wachstums im überlasteten Bereich der Epiphysenfugen. Deshalb wächst z. B. ein O-Bein in die Verbiegung hinein, da mit zunehmender Mehrbeanspruchung des inneren Kniegelenkspaltes das Wachstum in diesem Bereich geringer als am äußeren Kniegelenkspalt sein wird, wodurch die O-Fehlstellung zunimmt. Der erwachsene Organismus stellt sich weitgehend auf die Belastung ein durch Adaptation. Bei krankhaften Veränderungen des Skelettsystems (Rachitis, Osteomalazie) und bei Insuffizienz des aktiven (Muskulatur) und passiven (Bänder) Halteapparates entwickeln sich bleibende Veränderungen: *Deformitäten.*

Beschäftigungsneurose. Vorwiegend psychogene Störung bestimmter Bewegungsabläufe (z. B. bei Aversion gegen die Tätigkeit) bei berufstypischen koordinierten Bewegungsabläufen, die sich bei (Selbst-)Beobachtung meist steigern: Krämpfe bei Schreibern, Geldzählern, Tänzerinnen u. a. Als weitere ursächliche Faktoren kommen in Frage: Überbeanspruchung, Kälteeinflüsse, Stoffwechselstörungen (Diabetes), Intoxikationen (Alkohol, Arzneimittel).

Beschäftigungstherapie. Systematische Nutzung handwerklicher und künstlerischer Vorgänge (Werken, Zeichnen, Malen, Musizieren) zu Bewegungsschulung und Muskeltraining, die gegenüber der krankengymnastischen Behandlung (abgesehen von Spiel und Sport) den Vorteil der Ablenkung auf das Werkstück hat, so daß die Übung mehr oder weniger unbewußt stattfindet. Dagegen werden bei der Arbeitstherapie (s. dort) produktive Arbeit, Rehabilitierung, aber auch sinnvolle Überbrückung der für die übrige Behandlung erforderlichen Zeit angestrebt.

Bindegewebsschwäche. Siehe Elle, federnde.

Bindegewebsmassage. Ausnutzung reflektorischer Verbindungen (Cuti-viszerale Reflexe) zur Behandlung von Funktionsstörungen innerer Organe durch Entwicklung tangentialer Verschiebungen von Haut und subkutanem Bindegewebe gegenüber den tiefer liegenden Geweben ohne wesentliche Druckwirkung. Auch zur Lockerung bei Verhaftungen der Haut mit tieferen Geweben.

Blumentopfkorsett. Stützkorsett, welches auf dem Becken aufsitzend den Rumpf bis zum Scheitel einer Wirbelsäulenkrümmung (wie ein Blumentopf) umschließt und abstützt und damit dem weiteren statischen Haltungsverfall entgegenwirkt.

Blutergelenk. Bei der Bluterkrankheit (Hämophilie) kommt es zu Blutungen im Gelenk und über enzymatische Einwirkungen auf den Knorpel und reaktive Gelenkkapselveränderungen zur frühzeitigen Arthrose und Kontrakturen. Die Behandlung erfordert im akuten Schub absolute Ruhigstellung und im Kindesalter eine Bewegungsbegrenzung (orthopädischer Apparat), die den noch vorhandenen Bewegungsraum absichert.

Bogenspalte. Meist harmlose angeborene Anomalie durch unvollständige Verschmelzung der Wirbelbögen *(spina bifida occulta)*, vor allem an der unteren Lendenwirbelsäule. Eventuell Hinweise auf Myelodysplasie (Rückenmarksfehlbildung) durch Hautveränderungen (Pigmentation, abnormer Haarwuchs) im gleichen Segment (s. auch Spondylolisthesis).

Brisement forcé. Meist in Narkose ausgeführte gewaltsame Dehnung von Kontrakturen und Lösung von Gelenkverklebungen („Arthrolyse").

Brown-Forrester-Schiene. Orthopädische Schienenkonstruktion zur Retention einer reponierten Hüftgelenksverrenkung durch vollständige Ruhigstellung. Die Schiene hat gegenüber dem Gipsverband den Vorteil, abnehmbar zu sein.

Brustkorbdeformierung. Beruht auf Veränderungen der Brustbeinstellung (Trichterbrust, Kielbrust) oder auf Veränderungen der Brustbein-Rippengelenke bzw. Wirbelsäule (Brustkorbasymmetrie, Rippenbuckel).

Bursitis. Mechanisch, rheumatisch oder infektiös bedingte Schleimbeutelentzündung, die zu Rezidiven neigt und dann der operativen Behandlung bedarf. Es kommt zur Anschwellung des Schleimbeutels mit dünnflüssiger bis gelatinöser Prallfüllung des Schleimbeutels. Unter Umständen vergrößert sich ein vorhandener oder bildet sich sogar ein neuer Schleimbeutel zum Schutze eines unter Druck gesetzten Knochenvorsprunges, z. B. bei Korsettträgern über einem Darmbeinstachel oder einem Dornfortsatz, aber auch über dem Grundgelenk beim Hallux valgus. Absolute Ruhigstellung und Druckentlastung sind die beste Behandlung einer Bursitis.

Caput opstipum. Siehe Schiefhals.

Chirotherapie. (Brüskes) manuelles Behandlungsverfahren zur Behandlung von (Wirbel-)Gelenkblockierungen mittels extendierender und redressierender Handgriffe. Dabei wird eine unkorrekt als „Subluxation" bezeichnete (Wirbel-)Gelenkblockierung „reponiert". In geeigneten Fällen (akute Lumbago) führen wenige — oft eine einmalige — Behandlungen zum Ziel.

Chondrodystrophie. Heute Achondrodysplasie genannte Erkrankung aus dem Formenkreis der enchondralen Dysostose mit angeborener Störung des enchondralen — nicht aber periostalen — Knochenwachstums. Durch die Störung der Wachstumsfugen kommt es zu einer Unterentwicklung der Gliedmaßen (disproportionierter Zwergwuchs). Sattelnase, Dreizackhand, normale Intelligenz.

Claudicatio intermittens. Das intermittierende Hinken ist ein charakteristisches Symptom der arteriellen Durchblutungsstörung: bei zunehmender Beanspruchung kommt es zu heftigen Schmerzen, sobald über den Kollateralkreislauf eine genügende arterielle Blutversorgung nicht mehr gewährleistet ist.
Es finden sich darüberhinaus alle Zeichen der arteriellen Durchblutungsstörung, insbesondere die Abschwächung der Fußpulse. Zur Behandlung kommen Bindegewebsmassagen, Umlagerung und Gefäßgymnastik infrage.

Coxa valga. Vergrößerung des Kollodiaphysenwinkels (Schenkelhalswinkels) meist angeboren, vor allem als Coxa valga luxans bei sogenannter angeborener Hüftluxation. Aber auch als Entlastungs-Coxa valga bei Lähmungen der Bein- und Hüftmuskulatur. Die Diagnose ergibt sich aus der Röntgenuntersuchung. Die Coxa valga ist eine Präarthrose, denn mit zunehmender Steilheit des Schenkelhalswinkels verringert sich der Belastungsabschnitt des Hüftkopfes. Außerdem Gefahr der Hüft-(sub)luxation. Operative Behandlung durch Varisierungs-Osteotomie.

Coxa vara. Verkleinerung des Kollodiaphysenwinkels. Erworben: nach pertrochanteren Oberschenkelbrüchen, als Belastungsdeformität (bei Rachitis, M. Perthes), als Coxa vara epiphysarea (durch Hüftkopfepiphysenlösung). Angeobren als Coxa vara congenita infolge Ossifikationsstörung im Schenkelhalsgebiet mit hirtenstabähnlicher Ausbildung des koxalen Femurendes. Beinverkürzung, Trochanterhochstand, Abduktionsbehinderung, Trendelenburg-Hinken sind die typischen Symptome. Eine Aufrichtung ist operativ bzw. in sehr frühem Lebensalter auch durch langanhaltende Entlastung zu erreichen.

Crus valgum. Meist kongenitale Verkrümmung des kniegelenksnahen Unterschenkels, so daß die distalen Unterschenkelanteile von der Medianebene des Körpers nach lateral abweichen. Auch posttraumatische Entstehung. Achsenfehler von mehr als 10 Grad sollen wegen der Fehlbeanspruchung der angrenzenden Gelenke operativ korrigiert werden.

Crus varum. O-förmige Verbiegung der Unterschenkelknochen bei Rachitis, nach in Fehlstellung verheilten Frakturen oder als crus varum congenitum (angeborene Verbiegung des Unterschenkels mit Neigung zur Fraktur und Pseudarthrosenbildung: „angeborene Unterschenkelpseudarthrose").

Cubitus valgus. X-Stellung des Armes in Ellenbogengelenk, vor allem als posttraumatische Wachstumsstörung nach Brüchen im ellenbogengelenksnahen Oberarmbereich. Gilt in leichter Form und seitengleicher Ausprägung als sekundäres Geschlechtsmerkmal bei Frauen.

Cup-Plastik. Form der Arthroplastik mit Ersatz der Knorpelreibung durch Schaffung neuer Gleitflächen mittels Meniskus-ähnlicher Interposition körperfremden Materials, das kappenartig über den Gelenkkopf gesetzt wird.

Dauerextension

a) Ruhigstellung unter Anwendung eines gleichmäßigen durch Gewichte ausgeübten Zuges zur Entlastung eines Gelenkes oder zur Reposition einer Fehlstellung. Die Kraftübertragung erfolgt als Weichteilzug (Laschenextension, Extensionsverband) oder über Skelettzug (Nagel, Draht mit Spannbügel, Crutchfield-Klammer).

b) Dehnung (Quengelung) von bewegungseinschränkenden verkürzten (kontrakten) Weichteilen.

In beiden Fällen soll die Kraft möglichst nahe am Wirkungsort angreifen. Der Gegenhalt wird entweder durch das Eigengewicht des Körpers oder einen Gegenzug gebildet.

Defektbildung. Fehlerhafte Bildung eines Gewebes oder Organs im Sinne der Hypo- oder Aplasie (s. a. Dysmelie).

Von den angeborenen Defektbildungen der Muskeln interessieren für die Krankengymnastik hauptsächlich diejenigen, welche M. trapecius und M. pectoralis einseitig betreffen. Ziel der Behandlung ist es, die Kontraktur als Folge der Schrumpfung evtl. vorhandener strangförmiger Muskelanteile zu verhindern.

Defektpseudarthrose. Mobile Falschgelenksbildung (infolge Weichteilinterposition) nach größeren Substanzverlusten (Osteomyelitis) des Knochens (Dreschflegelpseudarthrose). Behandlung durch operative oder apparative Stabilisierung.

Dekubitus. Druckgeschwür. Besonders an Stellen, an denen Knochen gering weichteilgedeckt sind (Kreuzbein, Schulterblätter, Dornfortsätze, Ferse, Trochanter, Ellenbogen, Kniescheibe, Knöchel). Bei Druck von außen (Gipsverband), trophischen Störungen und Erkrankungen des Zentralnervensystems (Querschnittslähmung), beginnend meist mit Nekrosen in Muskulatur und Subkutangewebe und sekundär auf Haut und Sehnen übergreifend.

Der Dekubitusprophylaxe ist besondere Sorgfalt beim Betten gefährdeter Personen zu widmen.

de Quervainsche Erkrankung. Entzündung der Sehnenscheide des M. extensor pollicis longus in der Gegend des Speichengriffelfortsatzes mit Schnellen des Daumens.

Diathermie. Ausnutzung der bei der Behandlung mit Hochfrequenzströmen im Körper entstehenden Widerstandswärme bei der Elektrotherapie mit Kurz- und Mikrowellen.

Diplegie, spastische. Sonderform der spastischen Tetraplegie, die von LITTLE zuerst beschrieben wurde mit stärkerer Betroffenheit der Beine und häufig verminderter Lebenserwartung.

Distorsion. Indirekte Verletzung eines Gelenkes durch übermäßige Beanspruchung in physiologischer Bewegungsrichtung bzw. Beanspruchung in einer Bewegungsrichtung, für die das betroffene Gelenk funktionell-anatomisch nicht konstruiert ist.

Einfache Distorsion (momentane Faserverschiebung im Gefüge von Kapsel und Bändern) führt nicht zur Kontinuitätstrennung, also auch nicht zum Erguß und nur zum Druckschmerz.

Stärkere Distorsion des Kapsel-Band-Apparates führt zur Durchtrennung einzelner Fasern bzw. ganzer Bänder. Verletzung des Kapsel-Band-Apparates oft schwierig nachzuweisen. Schmerzhafte Bewegungseinschränkung, Gelenkerguß, Aufklappbarkeit des Gelenkes. Röntgenologisch kleine Knochenabrisse, vermehrte Aufklappbarkeit bei Funktionsaufnahmen. Wenn sich ein Gelenkerguß bildet, ist immer eine erhebliche Verletzung erfolgt, gibt Ruhigstellung die beste Heilungschance.

Drehosteotomie. Operative Korrektur eines (angeborenen oder erworbenen) Drehfehlers. Häufiger zur Korrektur einer übermäßigen Antetorsion des coxalen Femurendes bei Hüftdysplasie angewandt, oft in Kombination mit operativer Verringerung des Schenkelhalswinkels (Derotations-Varisations-Osteotomie).

Drosselung. Die Durchblutungsdrosselung dient als therapeutisches Mittel oder als Kriterium für die Diagnose von Durchblutungsstörungen. Am hocherhobenen Arm oder Bein wird nach Ausstreichen der Venen mittels Gummibinde eine Drosselung der Arterien (Blutleere) angelegt und nach einer Minute bei herabhängendem Arm oder Bein gelöst. Im Normalfall kommt es nach Lösung der Abschnürung zu einer einschießenden Rötung und Erwärmung. Bei arteriellen Durchblutungsstörungen verzögert sich dieser Effekt. Gebräuchlicher ist die auf den gleichen Prinzipien beruhende Lagerungsprobe: Schon durch die vorübergehende Hochlagerung einer Gliedmaße wird die arterielle Versorgung so weit erschwert, daß es bei anschließendem Herabhängen der Gliedmaße zu einer leichten reaktiven Hyperaemie kommt.

Druckosteosynthese. Übungsstabile — aber nicht belastungsstabile! — Fixierung von Frakturen und Osteotomien z. B. durch Platten und Schrauben oder mittels Zuggurtung unter Kompression, die den Knochenkontakt auch nach der physiologischen Resorption der Knochenenden erhält und im Idealfall zu röntgenologisch kaum erkennbarer Kallus-armer primärer Bruchheilung führt.

Duchenne-Zeichen. Physiologische Entspannungs- oder auch Ermüdungshaltung bei Insuffizienz der Hüftabduktoren: Der Oberkörper wird, sofern die Muskulatur zwischen Thorax und Becken funktionstüchtig ist, nach der Seite des Standbeins verlagert. Dabei wird das Becken der nicht belasteten Seite angehoben (Umkehr des Trendelenburg-Zeichens, „seitliches Hüfthinken"). Die Zeichen von Duchenne und von Trendelenburg sind beide Ausdruck der muskulären Insuffizienz am Hüftgelenk. Sie kommen auch gemeinsam vor. Das Duchenne-Phänomen entspricht dem Versuch, das Gleichgewicht wieder herzustellen. Das Trendelenburg-Zeichen ist der Beweis einer nicht mehr kompensierbaren Gleichgewichtsstörung. Verhindert man die Seitabweichung des Rumpfes zur Standbeinseite bei der Untersuchung durch die Hände des Untersuchers (eine Hand an den Brustkorb standbeinseitig, die andere Hand an das Becken spielbeinseitig), wird ein kompensiertes Trendelenburg-Zeichen (s. dort) positiv.

Ducroquet-Korsett. Redressierendes Extensionskorsett zur Behandlung von Wirbelsäulenverkrümmungen, bestehend aus einem Kopfteil nach Art der Glissonschlinge, der durch 2 Masten gegen den Beckenkorb abgestützt wird. Der Extensionszug wird durch Rollen so umgeleitet, daß eine Streckung der Arme die Suspension des Kopfes und damit die Streckung der Wirbelsäule bewirkt.

Dupuytrensche Kontraktur. Fortschreitende Beugekontraktur der Finger durch Schrumpfung der Hohlhandfaszie unter Bildung derber Stränge oder Knoten, vor allem am 4. und 5. Finger bei Männern im mittleren Alter.

Dehnungsübungen sind nur in Frühstadien und zur Prophylaxe erfolgreich. Stärkere Kontrakturen bedürfen der operativen Behandlung. Danach intensive Übungsbehandlung der Hände. Häufigste Komplikation ist die Sudecksche Dystrophie. Deshalb Übungsbehandlung unter Ablenkung.

Dynamische Muskelarbeit. Muskelarbeit unter Bewegung von Gelenken mit fließendem Wechsel zwischen Kontraktion und Dehnung der Muskelfasern und Steigerung des Blutumlaufes. Siehe isometrische, isotonische Muskelarbeit.

Dysmelie. Angeborene Gliedmaßenfehlbildung. Dagegen werden als „Dysmelie-Syndrom" nur die Extremitätenfehlbildungen durch die „Thalidomid-Embryopathie" verstanden.

Dysostose, enchondrale. Vererbbare Knorpelverknöcherungsstörung. Vom generalisierten Befall bis zur leichtesten Form des Minderwuchses sind alle Zwischenstadien beobachtet. Bei Befall der Metaphyse kommt es zu einer Störung des Längenwachstums oder zum Krummwuchs, bei Befall der Epiphyse zu groben Deformierungen der Gelenkanteile.

Dysplasie. Fehlentwicklung von Zellen, Geweben, Organen. Z. B. Hüftdysplasie als erstes Stadium der sogenannten angeborenen Hüftgelenksverrenkung.

Einklemmung. Plötzliche Bewegungseinschränkung durch Verlagerung von abgesprengten (Gelenkmaus) oder gelockerten (Meniskus) Gelenkanteilen in den Gelenkspalt. Beseitigung der Einklemmung durch vorsichtiges Einschütteln bzw. bei starker reflektorischer Muskelverspannung durch Einschütteln in Narkose möglich. Bei rezidivierender Einklemmung ist die operative Entfernung des freien Gelenkkörpers angezeigt.

Elle, federnde. Selten erworbene (nach traumatischer Sprengung des distalen Radio-Ulnar-Gelenkes), meist konstitutionelle Verschieblichkeit der beiden Unterarmknochen im Handgelenk gegeneinander als Ausdruck einer allgemeinen Bandlockerung (Bindegewebsschwäche) mit den Symptomen einer Überbeweglichkeit von Gelenken (Hypermobilitas articulorum, Arthrochalasis), wie sie sich in besonders ausgeprägter Form bei Schlangenmenschen (Kontorsionisten) findet. Oft ist die Beweglichkeit nur in einer Richtung übermäßig (Kautschukartisten: besondere Reklinationsfähigkeit; Klischniggartisten: besondere Ventralflexionsmöglichkeit des Rumpfes). In leichteren Fällen findet sich vor allem bei leptosomem Habitus nur eine Überstreckbarkeit einzelner Gelenke, z. B. Daumen, Ellenbogen- und Kniegelenke.

Ektromelie. Angeborene Fehlbildung der Längsentwicklung einer Gliedmaße (z. B. Radius- + Daumenhypoplasie) in zahlreichen Stufen (teratologische Reihe).

Endoprothese. Alloplastischer Ersatz eines Körperteiles.

Entbindungslähmung

a) mütterliche Ischiasparese nach der Geburt.

b) Geburtslähmung des Kindes, vorwiegend an den oberen Extremitäten durch Zerrung oder Quetschung des Armplexus. *Oberarmtyp:* Erbsche Lähmung, insbesondere von Delta-Muskel, Unterarmbeugern und Außenrotatoren. *Unterarmtyp:* Klumpkesche Lähmung mit Ausfällen an Mittel-, Ellen- und Speichennerv.

Differentialdiagnostisch ist an Distorsionen, Frakturen und Epiphysenlösungen zu denken. Die Behandlung soll gleich nach der Geburt beginnen und besteht in Lagerung, Elektrogymnastik und Übungsbehandlung über mehrere Monate.

Entlastungsapparat. Die Entlastung eines Beines wird erreicht durch einen orthopädischen Apparat, in dem die betreffende Gliedmaße mit der Ferse freischwebend fixiert wird. Die Belastung wird beim Gehen vom Apparat über die Apparatschienen mittels Tubersitz direkt auf die Weichteile am Sitzbeinhöcker übertragen. Bei gleicher Beinlänge wird durch den Apparat eine Beinverlängerung hervorgerufen, die durch Schuherhöhung auf der Gegenseite kompensiert werden muß.

Epicondylitis humeri. Insertionstendopathie, meist am Ursprung der Hand- und Fingerstrecker am Epicondylus humeri radialis. Behandlung durch Beanspruchungsverringerung, Gipsruhigstellung, Medikamente, evtl. Operation. (Nach HOHMANN: Einkerbung und damit Verlängerung des Sehnenspiegels).

Epiphysenlösung

a) Hüftkopfepiphysenlösung, *Coxa vara epiphysarea:* ein- oder doppelseitig auftretende Verschiebung zwischen Hüftkopf und Schenkelhals durch Erweichungsprozeß der Wachstumsfuge des coxalen Femurendes aus unbekannter Ursache, vor allem bei Jugendlichen mit endokrinen Regulationsstörungen (eunuchoidaler Hochwuchs, Dystrophia adiposogenitalis). Die Epiphysenlösung erfolgt meist langsam unter alltäglichen Belastungseinflüssen. Während dieser Zeit keine oder nur uncharakteristische Beschwerden bis auf eine Einschränkung der Hüftgelenksdrehbeweglichkeit. Bei fortgeschrittenem Epiphysengleiten kommt es dann plötzlich, schon bei geringsten äußeren Einwirkungen, zur akuten Lösung, mit plötzlich heftigem Schmerz und völliger Belastungs- und Bewegungsunfähigkeit im Hüftgelenk.

b) Traumatische Epiphysenlockerung: Hämatom, stärkerer Druckschmerz, schmerzhafte Bewegungseinschränkung im benachbarten Gelenk. Ob es zu einer Epiphysenzerreißung mit teilweiser oder totaler Verschiebung gekommen ist, zeigen röntgenologische Vergleichsaufnahmen der gesunden Gliedmaße, sofern bereits ein Knochenkern in der Epiphyse ausgebildet ist und die Verlagerung erkennen läßt. Bei Säuglingen (Entbindungslähmung) vor der Entwicklung eines Epiphysen-Knochenkernes sind derartige Verletzungen in den ersten Tagen röntgenologisch nicht zu erkennen. Erst nach ca. 2 Wochen sind sie aus der periostalen Reaktion zu vermuten. Nach Schädigungen der Wachstumsfugen sind Störungen des Längenwachstums, der Wachstumsrichtung und der Gelenkentwicklung möglich und im Ausmaß nicht vorhersehbar.

Epiphysiodese. Wuchslenkung von Knochen durch dauernde (Zerstörung der Wachstumsfuge durch Bestrahlung oder mechanische Einwirkung) oder vorübergehende (Fesselung des Wachstums mit Stahlkrampen) Ausschaltung von Wachstumsfugen.

Erbsche Lähmung. Obere Armplexuslähmung, bei der vor allem die Wurzeln C5, C6 geschädigt und Außenrotatoren der Schulter, Deltamuskel und Unterarmbeuger ausgefallen sind. Siehe auch Entbindungslähmung.

Eversion

a) Auswärtsdrehung, Exorotation.

b) Bezeichnung für die Mischbewegung im unteren Sprunggelenk mit den Komponenten Fußhebung (Dorsalflexion), Fußaußenrandhebung (Pronation) und Abspreizung des Vorfußes (Abduktion).

Exartikulation. Absetzung einer Gliedmaße im Gelenkspalt, also im Gegensatz zur Amputation ohne Knochendurchtrennung.

Exostose

a) umschriebene, der Knochenoberfläche aufsitzende geschwulstartige oder reaktive (entzündlich, mechanische Reize) Knochenneubildung.

b) Exostosen-Krankheit: Multiple kartilaginäre Exostosen: enchondrale Dysostosen mit mehr oder weniger zahlreichen von den Wachstumsfugen ausgehenden, oft symmetrisch auftretenden Knochenauswüchsen, die fast immer zu einer Hemmung des Wachstums in der typischen Richtung führen (exostotischer Zwergwuchs) und oft Druckschäden an benachbarten Nerven, Gefäßen oder Knochen hervorrufen. Nur in diesen Fällen operative Behandlung. Klinische Manifestierung dieses Erbleidens oft erst in der Phase stärksten Wachstums (Pubertät).

Extension

a) Bewegung eines Körperabschnittes aus der Beugung in die Streckstellung.

b) Bezeichnung für jede durch Extension hervorgerufene Bewegung, auch wenn daraus infolge Überstreckung eine Beugung resultiert (z. B. Dorsal-„Flexion" des Handgelenkes).

c) Streckung des Körpers oder eines Körperabschnittes durch Zug in Richtung der Längsachse zur Entlastung von Gelenken, zur Einrichtung von Frakturen und Luxationen und zur Dehnung von Kontrakturen.

d) Dauerextension. Siehe dort.

Extensionsquengelkorsett. Orthopädische Vorrichtung (Gipsverband, Leder-Stahl-Korsett) zur passiven Korrektur einer skoliotischen Kontraktur nach dem Quengelprinzip, bestehend aus einem Kopfteil und einem Beckenteil, die durch Schraubengewinde auseinandergedrängt werden.

Fallfuß. Im Gegensatz zum passiv nicht ausgleichbaren Spitzfuß wird als Fallfuß eine passiv korrigierbare Fußsenkung infolge Lähmung der Fußheber (M. tibialis anterior) bezeichnet.

Faustschluß. Maximale gleichzeitige Beugestellung des 2. bis 5. Fingers, so daß die Fingerkuppen die Hohlhand im Bereich der körperfernen Handlinie berühren. Aktiver Faustschluß ist bei maximaler Volarflexion der Hand nicht möglich, da Ansatz und Ursprung der Fingerbeuger einander zu weit genähert sind (aktive Insuffizienz). Deswegen ist die günstige Gebrauchsstellung zur Ruhigstellung des Handgelenkes eine leichte Dorsalflexion (Arthrodesenhülse des Handgelenkes, Radialisschiene).

Faustverband. Der Faustschluß ist Voraussetzung für zahlreiche Greifformen. Streckkontrakturen der Finger (nach Sudeckscher Dystrophie oder unzweckmäßiger Ruhigstellung in ungebeugter Stellung) lassen sich passiv am besten mit einem Faustverband angehen: nach zirkulären Touren um das Handgelenk läuft die Binde vom Handrücken zur Beugeseite des Handgelenkes und wieder zurück. Modifikationen durch Einlegen einer aufgerollten Binde in die Hohlhand oder durch Anwickeln einer (Gips-)Schiene, die das Handgelenk in Dorsalflexion hält.

Fehlhaltung. Fixierter Haltungsfehler (Flachrücken, Hohlrundrücken).

Fersenbeinsporen. Siehe Kalkanaeus-Sporn.

Finger, schnellender. Unter deutlich schmerzhaftem Schnappen überwindbare Bewegungshemmung eines Fingers oder Daumens beim Durchlaufen einer mittleren Beugestellung (aus Streckung oder Beugung) infolge knotiger Sehnenscheidenverdickung (Tendovaginitis stenosans) beim Passieren der Ligamenta cruciata, die die Sehnen und Sehnenscheiden in Gelenknähe an den Knochen fixieren.

Fischwirbel. Röntgenologische Diaboloform nach bikonkaver Eindellung eines Wirbelkörpers als Ausdruck einer Widerstandsminderung (Osteoporose, Dysostose) bei erhaltenem Bandscheibenturgor.

Flachrücken. Fehlhaltung der Wirbelsäule im Sinne einer schlechten Haltung, bei der die normale Dreifachschwingung der Wirbelsäule abgeflacht ist und deshalb einerseits die Federungseigenschaften der Wirbelsäule vermindert sind (Neigungen zu Bandscheibenschäden) andererseits der Hebelarm der Rückenmuskulatur verringert ist (Neigung zur myostatischen Rückeninsuffizienz).

Flexion. Bewegung eines Körperabschnittes aus der Streck- in die Beugestellung. Auch Bezeichnung für die durch Hyperextension bewirkte Abwinkelung (Dorsalflexion).

Frontalebene. Senkrecht zur Sagittalebene (etwa parallel zur Stirn) verlaufende Ebene.

Fungus. (Meist tuberkulöse) Entzündung mit Bildung eines schwammigen graurroten Granulationsgewebes, im Bereich der Gelenke von der Synovialis ausgehend, klinisch als erhebliche Verdickung ohne akut entzündliche Zeichen (Tumor albus) imponierend.

Funktion. Beanspruchung jedes Organes ist zu seiner Erhaltung, Ausbildung und Regeneration erforderlich. Der typische funktionelle Reiz, der diese Voraussetzungen erfüllt, ist für das Bindegewebe Zugbeanspruchung, für Wachstumsfugen die intermittierende Druckbeanspruchung, für den Muskel die Kontraktion. Fehlende und übermäßige Beanspruchung haben Erkrankung, Umbau oder Abbau zur Folge.

Funktionelle Frakturbehandlung: Frühestbehandlung von Frakturen ohne innere Stabilisation (z. B. Selbstinnervationsmethode nach Poelchen).

Funktionsprüfung: Klinische Prüfung der Funktion eines Organes durch Leistungsmessung unter spezifischer Belastung.

Funktionsstellung: Günstige Gebrauchsstellung, die unter funktionellen Gesichtspunkten eine zweckmäßige optimale Ausgangslage für eine minimale Muskelkontraktion abgibt und damit bestmögliche Nutzung ermöglicht.

Funktionelle Beinverkürzungen. Auch bei gleicher (anatomischer) Beinlänge kann (durch Kontraktur) die funktionelle (ausnutzbare) Beinlänge beim Stehen und Gehen differieren und damit zu Ausgleichsbewegungen zwingen. Wichtig für Gelenkbeanspruchung und Wirbelsäulenaufbau ist die funktionelle Beinlänge, weshalb die Beinlängenbestimmung im Stehen durch Brettchenunterlage erfolgen soll.

Fußbett. Einlagenähnliche Bettung des Fußes zur Entlastung empfindlicher Stellen und zur Erzielung einer Belastung an den typischen Stellen (Zehen- und Fersenballen). Nach Gipsabguß gefertigter wesentlicher Anteil des orthopädischen Schuhes.

Fußdeformität. Dauernde Abweichung von der normalen Fußform, nicht ausgleichbar. Weitere Einteilung nach Ätiologie (kongenital, posttraumatisch, neurogen) und Richtung der Deformität (Spitz-, Hacken-, Hohl-, Platt-, Klumpfuß).

Fußinsuffizienz. Bezeichnung für belastungsabhängige Fußbeschwerden, die sich in dem komplexen statischen System von Fuß und Bein im Einzelfall häufig nicht näher aufschlüsseln lassen.

Fußrückenhöcker. Exostosenähnliches Vorspringen des dorsalen Randes des Gelenkes zwischen erstem Mittelfußknochen und Keilbein bei hohem Spann, Hohlfuß, äußerem Druck (Schuh) und sekundärer Arthrosis deformans, oft mit Schleimbeutelbildung. Behandlung durch Druckentlastung, evtl. operative Maßnahmen.

Fußsohlenneurom. Durch Verengerung des Raumes zwischen den Mittelfußköpfchen bei Spreizfuß druckschmerzhafte Anschwellung der Interdigitalnerven (N. plantaris), bekannt als Mortonsche Neuralgie.

Gabelung. (Bifurkations-Osteotomie). Subtrochantere Abduktionsosteotomie bei veralteter Hüftgelenksverrenkung, so daß die Spitze des nach lateral offenen Winkels sich in der Pfannengegend abstützt (Abstützosteotomie), der Stützpunkt gegenüber dem Befund vor der Operation medialisiert (Verkürzung des Lastarmes) und der Ansatz der pelvitrochanteren Muskulatur tiefer verlagert wird (Verlängerung des Kraftarmes). Moderne Modifikation: Resektions-Angulationsosteotomie.

Gabelsprengung. Sprengung der Malleolengabel bei Verletzung der tibio-fibularen Syndesmose.

Gang. Alters- und geschlechtsabhängige individuelle, von der psychischen und physischen Konstitution abhängige Schrittfolge.

Gangfehler: Primär willkürliches, später meist gewohnheitsmäßig beibehaltenes eigentümliches Gangbild mit asymmetrischer Schrittlänge und Beinbelastung ohne objektiven krankhaften Befund.

Gangbehinderung: Krankhafte Abweichung des Gangbildes: Steppergang und Zirkumduktion bei Fußheberschwäche, Scherengang bei Adduktoren-Spasmen, ataktischer Gang bei Tabes dorsalis.

Ganglion

a) von Bindegewebskapsel umschlossener Nervenzellknoten

b) „Überbein", Hygrom: mit „gelatinöser" Flüssigkeit gefüllte, von einer derben Wand abgekapselte mit Synovialis-ähnlichen Zellen ausgekleidete zystenartige Anschwellung im Bereich von Gelenken und oberflächlich liegenden Sehnen des Hand- und Fußrückens.

Gangrän

a) Durch Fäulnisbakterien verursachter (feuchter) „Brand" abgestorbenen Gewebes.

b) Inkorrekte Bezeichnung für die mit Austrocknung und ohne bakteriellen Befall einhergehende Nekrose (Mumifikation, trockener Brand).

Gefäßgymnastik. Training der Gefäßmuskulatur durch wechselnde Verengung und Erweiterung (Wechsel von Hitze und Kältereiz, kurzdauernde Durchblutungsdrosselung mit anschließender reaktiver Hyperämie, Umlagerung). Siehe auch Drosselung.

Gehgips. Bei unveränderter äußerer Ruhigstellung wird die erwünschte Möglichkeit zu begrenzter Beanspruchung und Fortbewegung durch einen puffernden rutsch- und wasserfesten Untersatz unter die Gipssohle erreicht.

Gehschule. Gehübungen mit und ohne orthopädische Hilfsmittel und unter verschiedensten Alltagsbelastungen bei Gehbehinderung, insbesondere Beinamputationen.

Gelenkdistorsion. Siehe Distorsion.

Gelenkerguß. Schwellung innerhalb der Gelenkkapsel durch Blutung oder vermehrte Produktion von Synovialflüssigkeit (entzündlich, allergisch).

Gelenkempyem. Eiteransammlung im Gelenk.

Gelenkgeräusche. Beruhen auf Inkongruenz der Gelenkflächen oder Knorpelaufrauhungen.

Gelenkkörper, freier. Bildung einer „Gelenkmaus" bei Osteochondrosis dissecans, Chondromatose, bzw. durch traumatische Absprengung von Gelenkanteilen.

Gelenkluxation. Vollständige Verrenkung der im Gelenk verbundenen Gelenkenden.

Gelenkmobilisation. Aktiv durch Bewegungsübungen oder Manipulation, passiv durch Dauereinwirkung kleiner Kräfte (Quengel), brüske Bewegung in Narkose (Brisement forcé) oder durch operative Arthrolyse (siehe dort) bewirkte Beweglichkeitsverbesserung.

Gelenkresektion. Die Resektion eines erkrankten Gelenkes wird soweit möglich, entweder mit plastischem Ersatz (Arthroplastik) oder mit einer operativen Versteifung (Arthrodese) verbunden.

Gelenksteife. Angeborene oder erworbene völlige (Ankylose, Arthrodese) oder teilweise (Kontraktur) dauernde Bewegungseinschränkung eines Gelenkes.

Gelenktuberkulose. Langsam fortschreitende spezifische Gelenkentzündung mit erheblicher Kapselschwellung (Fungus) ohne entzündliche Überwärmung (Tumor albus) mit Knorpel- und Knochenzerstörung (Karies).

Genu recurvatum. Durch Kontraktur in seiner Beugbarkeit eingeschränktes überstrecktes Kniegelenk. Auch inkorrekte Bezeichnung für: abnorme Überstreckfähigkeit des Unterschenkels im Kniegelenk bei Lähmungen oder Bindegewebsschwäche.

Genu valgum. X-Bein-Fehlstellung im Kniegelenk. Physiologisch bei gesunden Kindern im Alter von 2 bis 5 Jahren mit spontaner Besserung. Außerdem bei Bänderschwäche, posttraumatisch oder als Belastungsdeformität (Rachitis). Bei stärkerer Ausprägung operative Behandlung.

Genu varum. O-Bein-Bildung im Kniegelenk. Vorübergehend im Säuglingsalter physiologisch. Weitere Ursachen und Behandlung wie bei Genu valgum.

Geradhalter

a) aktive Mahnbandage, die so konstruiert ist, daß Vornüberneigen und Hängenlassen der Schultern mit Unannehmlichkeiten (Bandagendruck) verbunden sind.

b) Reklinierendes (Hebel-)Korsett, das — auf einer Beckenspange aufbauend — eine Druckpelotte unterhalb des Kyphosescheitels trägt gegen den der obere Brustkorbteil mittels Pelotten- oder Armschlingen rekliniert wird.

Gesichtsskoliose. Gesichtsasymmetrie im Rahmen einer Schädelskoliose, vor allem bei Säuglingskoliosen und Schiefhals.

Gewohnheitshaltung. Individuelle Haltung, Siehe: Haltung.

Gewohnheitshinken. Siehe Gangfehler.

Gibbus. Winklige kurzbogige Abknickung der Wirbelsäule mit deutlicher Buckelbildung nach Stauchungsbrüchen oder Spondylitis. Gegensatz: Kyphose.

Gicht. Eiweißstoffwechselstörung, vorwiegend bei Männern, oft mit akuten vor allem nächtlichen Schmerzanfällen (an der Großzehe: Podagra) und Bildung von Gichtknoten (Tophi) durch Ablagerung von Harnsäurekristallen, führt zu Gelenkentzündungen (Arthritis urica) und sekundär arthrotischen Veränderungen.

Gipskorsett. Rumpfgips zur vorübergehenden Korrektur oder Umkrümmung der Wirbelsäule (bei Skoliosen), zur Bewegungsbegrenzung (nach Operationen an der Wirbelsäule) oder zur Entlastung von Wirbelsäulenabschnitten (Reklination zur Entlastung der Wirbelkörper).

Glissement. Passive Verschieblichkeit eines Gelenkkopfes in der Pfanne bei Instabilität im Gelenk.

Glisson-Schlinge. Halfterartige Bandage zur Extension der Wirbelsäule am Kopf (Unterkiefer und Okzipitalhöcker). Wegen Beeinträchtigung der Mundöffnung, Kieferdeformitäten und Hyperextension der Halswirbelsäule ist für Dauerzug das Anlegen eines Skelettzuges an den Schläfenbeinen mittels Crutchfield-Klammer zu empfehlen.

Glockenthorax. Hutkrempenthorax, Einziehung des Brustkorbes, so daß seine unteren Partien relativ weit abstehen. S. a. Harrison-Furche.

Gonarthritis. Arthritis des Kniegelenkes.

Grazilis-Syndrom. Die am Oberschenkel breit ansetzende Adduktorenmuskeln vereinen sich am Schambein auf schmalem Ursprungsgebiet und prädisponieren so zu einer Insertionstendopathie an dieser Stelle.

Greifarm, künstlicher

a) Ermöglichung einer aktiven Zangengriffbewegung durch operative Spaltung eines Unterarmstumpfes (Krukenberg).
b) Zangen- oder hakenähnliche (englisch: Hook) aktiv verstellbare Zweckform eines Handersatzes als Arbeitsanschlußteil für aktive Prothesen der oberen Gliedmaßen.

Grünholzbruch. Knochenbruch ohne Durchtrennung des im kindlichen Alter elastischen Periostschlauches, deshalb ohne Fragmentverschiebung, aber oft mit Achsenknickung (Stauchung, Wulstung) einhergehend.

Hackenfuß. Steilstellung des Fersenbeines bei Insuffizienz bzw. Lähmung der Wadenmuskulatur und damit der Fersenhebung bzw. Plantarflexion und daraus resultierender Dorsalflexionsstellung des Fußes im oberen Sprunggelenk.

Hackenhohlfuß. (Lähmungs-)Hackenfuß mit stärkerer Abknickung des Vorfußes gegenüber dem Rückfuß. Artefiziell: Chinesinnen-Hohlfuß.

Hämatom. Bluterguß. Blutaustritt ins Gewebe, vor allem subkutan, meist durch Gefäßverletzung. Das anfangs flüssige Blut gerinnt und wird resorbiert oder bindegewebig organisiert (Blutergußverfärbung).

Haglundferse. Exostosenartig ausladende Formvariante des hinteren Fersenbeinhöckers, dessen Inkongruenz mit der genormten Fersenkappe an Kaufschuhen einen chronischen Reizzustand im Bereich des Achillessehnenansatzes bedingt. Behandlung durch Schuhänderung oder operative Formanpassung des Fersenbeins.

Hallux rigidus. Abrollbehinderung des Fußes durch (schmerzhafte) Dorsalflexionsbehinderung bzw. Beugekontraktur der Großzehe. Behandlung operativ.

Hallux valgus. X-Zehe. Lateralabweichung der Großzehe im Grundgelenk, so daß bei Subluxation das Mittelfußköpfchen 1 („Exostose") medial prominent wird. Häufigste Komplikation des Spreizfußleidens durch Zug der nach lateral verlagerten und verkürzten Streck-, Beuge- und Adduktorensehnen — sowie Begünstigung durch spitze

Schuh- und Strumpfformen. Bei der Behandlung steht im Vordergrund der Spreizfuß. Zusätzlich in Frühstadien Adduktionstraining der Großzehe. Später operative Behandlung.

Halskrawatte. *Schanz-Watte-Verband:* Nach guter Wattepolsterung des Halses wird eine möglichst breite Mull- oder Cambric-Binde um den Hals gewickelt. Es folgen weitere Wattelagen und Bindengänge bis der Raum zwischen unterer Kopf- und oberer Brustkorbbegrenzung völlig ausgefüllt ist. Durch asymmetrische Watteanordnung kann der Kopf auch (z. B. nach Schiefhals-Operationen) in verschiedenen Korrekturstellungen fixiert werden.

Der Schanz-Verband muß so eng angewickelt werden, daß eine deutliche Stauung der Kopfvenen und eine geringe Behinderung der Atmung anfänglich eintritt. Der Verband lockert sich erfahrungsgemäß innerhalb kurzer Zeit (auch bei Säuglingen) so stark, daß er — wenn er nicht nur als Wärmeträger dienen soll — zur Aufrechterhaltung von Stabilisation oder Korrektrustellung täglich nachgezogen und mindestens in 3 tägigen Abständen völlig neu angelegt werden muß. Zum Abschluß des Verbandes wird eine Flanellbinde zirkulär überwickelt. — Mit den industriell vorgefertigten Halskrawattenbinden (mit Schaumstoffeinlage) ist nur eine geringere Stabilisation im Verhältnis zur Originalmethode und keine Korrektur möglich. Zur Bewegungsbegrenzung eignen sich auch abnehmbare und verstellbare, nach Maß (Horsley-Krawatte) oder industriell gefertigte Kopfstützen.

Halsmuskelkrampf. Seltenes aber hartnäckiges Krankheitsbild auf organischer oder psychogener Grundlage. Siehe auch Torsionsdystonie.

Halsrippensyndrom. Bei einem Teil der Halsrippenträger kommt es, meist einseitig, im Laufe des 2. Lebensjahrzehntes vermutlich im Rahmen des Haltungsverfalles zur Beeinträchtigung des Plexus brachialis und seltener der weiter vorn parallel laufenden Gefäße im Sinne eines Schulterarmsyndromes durch Kompression bei Absinken des Schultergürtels. Behandlung durch Haltungsschulung, notfalls operative Entfernung der Halsrippe.

Haltung. Gesamtbild des aufrechtstehenden Menschen, abhängig von den passiven (Knochen, Bänder, Gelenke) und aktiven (Muskel) Haltevorrichtungen.

Eine normale Haltung gibt es nicht. Zwar sind Ausprägung von Haltung und Rückentyp in hohem Maße — vermutlich über die Trainierbarkeit der tonischen Muskulatur — erblich. Die Haltung ist aber darüber hinaus Ergebnis einer sinnvollen Abstimmung zwischen Muskel-, Bänder- und Bandscheibenbelastung und gleichzeitig Ausdruck psychischer Stabilität. Wir vermeiden deshalb die Bezeichnung „normale Haltung" und sprechen von *guter Haltung* bei ausgewogener Komposition zwischen Körpereigenschaften und Stimmungslage im

Rahmen einer aufrechten, meist tonisierten Haltung. *Haltungsgesund* wird jemand genannt, der sich im Rahmen seiner passiven Bewegungsmöglichkeit aktiv aufrichten und diese Aufrichtung auch bei Armvorhalte kurze Zeit (30 Sekunden) beibehalten kann.

Haltungsstörungen. Wir unterscheiden zwischen Fehl*haltung* (Haltungsschwäche), Fehl*stellung* (Haltungsschaden) und Fehl*form* (Kyphose, Skoliose).

Haltungsschwäche: Die aufgrund muskulärer Leistungsschwäche schlechte Haltung ist zwar noch willentlich ausgleichbar durch muskuläre Anspannung, der Haltungsschwache hält die aktive Aufrichtung aber nur kurzfristig durch. Schon unter der minimalen Belastung einer Armvorhalte kommt es sofort oder bereits nach wenigen Sekunden zu einer Rumpfverlagerung, die den geänderten Schwerpunktverhältnissen Rechnung trägt. Haltungsschwäche ist kein eigentlich krankhafter Zustand, kann sich spontan (z. B. durch Änderung der Stimmungslage) bessern, kann aber auch in einen Haltungsschaden münden.

Haltungsschaden ist eine aktiv nicht ausgleichbare Fehlstellung des Rumpfes bzw. der Wirbelsäule (Flachrücken, Rundrücken, Hohlrundrücken) und resultiert aus der Angewöhnung einer Haltungs- bzw. Bewegungsstereotypie, die einerseits durch muskuläre und ligamentäre Schrumpfung (Kontraktur) bedingt, andererseits aber auch durch diese Kontraktur so gefestigt ist, daß in dieser Stellung am wenigsten aktive Arbeit der Rumpfmuskulatur erforderlich ist.

Hammerzehe. Überstreckung im Zehengrund- und Endgelenk bei etwa rechtwinkliger Beugung im Mittelgelenk. Zehenendglied sitzt wie ein Hammerkopf an einem Stiel. Seltene Form der Zehenbeugekontraktur. Siehe auch Krallenzehe.

Hängefuß. Siehe Fallfuß.

Hängebauch. Vorwölbung der vorderen Bauchwand bei Bauchdeckeninsuffizienz (evtl. in Kombination mit Nabelbruch und Rektusdiastase) mit vermehrter Beckenneigung und Lendenlordose. Besonders bei Pyknikern mit „Fettschürze" und Haltungsverfall im Sinne eines Hohlrundrückens. Behandlung: Aufrichtung des Beckens durch Training der geraden und schrägen Bauchmuskulatur. Evtl. elastisches Mieder.

Hängegips. Funktionelle Behandlungsmethode von Oberarmbrüchen, ähnlich der Poelchen-Methode mit Fragmentreposition und Retention durch Schwerkraftwirkung von Arm, Verband (und zusätzlichem Extensionsgewicht). Ein bis zur Frakturhöhe reichender Oberarmgipsverband in Ellenbogenbeugung wird in Höhe des Handgelenkes mit einer Schlinge um den Nacken fixiert. Schulterbewegungen im so verbliebenen Raum sind erlaubt. Anfänglich wiederholte Röntgenkontrollen wegen der Gefahr von Distraktion und Achsenfehlern.

Hängehüfte. Vorübergehende operative Verminderung der auf das Hüftgelenk wirkenden Muskelkraft durch Verlagerung (funktionelle Verlängerung) der pelvitrochanteren Muskulatur, Adduktoren und des m. iliopsoas.

Harrington-Behandlungsmethode. Intraoperative Aufrichtung und Stabilisierung einer Skoliose durch auf der Konkavseite angebrachte Distraktionsstäbe (und auf der Konvexseite angebrachte Kompressionsstäbe). Meist wird zusätzlich eine dorsale Spondylodese durchgeführt. (S. auch Skoliose).

Harrison-Furche. Thoraxeinziehung im Bereich der Zwerchfellinsertion bei herabgesetzter Rippenstabilität (Rachitis), die zusammen mit der Auftreibung des unteren Brustkorbanteiles den Glockenthorax bewirkt.

Hartspann. Langanhaltender (reflektorischer) Hypertonus der Muskulatur, verschwindet bei tiefer Entspannung (Narkose). Siehe auch Muskelhärten und Hypertonus.

Heidelberger Prothese. Pneumatische Prothese: Aktiver nach dem Prinzip des Servomotors fremdkraftgesteuerter (Kohlensäure im Druckbehälter) Ersatz der oberen Gliedmaßen. S. Prothesenkraftquellen.

Heidelberger Winkel. Rechtwinklige Peronäusschiene, im Schuh oder an einer Einlage angebracht, deren einer Schenkel dem unteren Unterschenkeldrittel angepaßt ist und bei Fußheberschwäche (Fallfuß) das Herabfallen des Fußes durch dorsalen Anschlag an der Wade verhindert.

Heine-Medin-Krankheit. Siehe Kinderlähmung.

Heißluft-Behandlung. Physikalische Behandlung mit trockener, heißer Luft (50 bis 100 ° C); örtlich mittels tunnelförmiger Heißluftkästen, in dessen Innenraum die erwünschte Temperatur durch elektrische Widerstände erzeugt wird oder allgemein als Heißluftbad (Ganz-Schwitzbad, römisch-irisches Bad, Heißluftraum der finnischen Sauna). U. a. zur Behandlung chronischer Gelenkerkrankungen.

Hemilaminektomie. Einseitige operative Abtragung des Wirbelbogenanteiles zwischen Dornfortsatz und Wurzel der kleinen Wirbelgelenke zur Freilegung des hinteren Wirbelkanales (zur Druckentlastung, evtl. Bandscheiben-Operation). Mehrere gleichzeitige und gleichseitige Hemilaminektomien bedingen eine Wirbelsäuleninstabilität.

Hemipelvektomie. Abtrennung eines Beines einschließlich zugehöriger Beckenhälfte.

Hemiplegie. Spastische Halbseitenlähmung mit typischem Überwiegen der Beuger, am Arm deutlicher als am Bein ausgeprägt, und der Pronatoren am Arm (Prädilektionshaltung Wernicke-Mann). (Siehe auch Zerebralparese, infantile; Apoplexie und Querschnittslähmung.)

Hemisakralisation, Hemilumbalisation. Siehe Sakralisation und Lumbalisation.

Hessing-Korsett. Auf anmodelliertem Beckenkorb aufgebautes Stahlschienenkorsett mit Achsel-(evtl. auch Kinn- und Hinterhaupt-)Stütze.

Hexenschuß. Siehe Lumbago.

Hohlfuß. Vermehrung des Fußlängsgewölbes (hoher Spann), evtl. mit lähmungsbedingter Vorfußsenkung (Ballenhohlfuß) oder Steilstellung des Fersenbeines (Hacken-Hohlfuß).

Hoffa-Krankheit. Entzündung (und anschließende Verhärtung) des infrapatellaren (Hoffaschen) Fettkörpers, der als „Wischtuch des Kniegelenkes" angesehen wird.

Hook. Aktiv beweglicher Kunsthandersatz durch hakenförmige auf Handähnlichkeit verzichtende Greifzangen, die bei vielen handwerklichen Arbeiten der Kunsthand überlegen und gegen diese austauschbar sind.

Hüfte, schnappende oder schnellende. Ruckartiges Gleiten des Tractus ilio-tibialis über den Trochanter major. Bei Beugebewegungen im Hüftgelenk bei anatomischer Variation (Bindegewebsschwäche, Bevorzugung des weiblichen Geschlechtes) entwickelt sich ein entzündlich vergrößerter Schleimbeutel. Deshalb ist evtl. operative Behandlung erforderlich.

Hüftgelenksverrenkung. Echte angeborene *teratologische* Hüftluxation: seltene, bereits bei der Geburt nachweisbare Hüftgelenksverrenkung, oft mit anderen Mißbildungen kombiniert.

Sogenannte angeborene Hüftluxation: aus einer Dysplasie resultierendes Mißverhältnis zwischen Hüftkopf (Hypoplasie, Coxa valga, vermehrte Antetorsion) und Hüftpfanne (Hypoplasie, Abflachung, mangelnde Ausbildung des Pfannendacherkers), aus der sich Subluxation und Luxation erst durch muskeldynamische Kräfte und Belastung postnatal entwickeln. Die Luxation ist der häufigste (1 : 1000) angeborene Skelettfehler und betrifft das weibliche Geschlecht 6mal häufiger. Erstrebt wird die prognostisch wesentlich günstigere Frühdiagnose der Hüftdysplasie (also vor eingetretener Verrenkung): Asymmetrie der Gesäß- und Analfalten; Behinderung der Hüftabspreizung, die bei in Knie und Hüfte um 90° gebeugtem Bein am Ende des ersten Lebensmonates bis 90, ab 3. Lebensmonat bis 65° seitengleich möglich sein soll. Wegen des normalen Verknöcherungsbeginnes im Hüftkopfkern sichere Röntgendiagnose erst im 5. Lebensmonat. — Bei eingetretener Luxation kommt es zu scheinbarer (funktioneller) Beinverkürzung, Auswärtsrotation und mangelnder Bewegung des luxierten Beines, Watschelgang, vermehrter Beckenneigung und vertiefter Lendenlordose, Trendelenburg-Hinken. — Der Ausgang der Hüftdysplasie in Präarthrose oder Luxation ist vermeidbar durch prophylaktische Frühbehandlung (breites „Windeln", Spreizhöschen oder Spreizbandagen).

Traumatische Hüftluxation: durch Trauma verursachte Verrenkung des Hüftkopfes durch die Hüftpfanne hindurch (zentrale Hüftluxation) bzw. vor oder hinter die Hüftpfanne, oft kombiniert mit Brüchen von Pfanne und Hüftkopf (Verrenkungsbruch) und Nervenverletzung.

Destruktionsluxation: Verrenkung nach entzündlicher (Osteomyelitis) Resorption von Gelenkanteilen.

Hüftkopfepiphysenlösung. Siehe Epiphysenlösung.

Hüftkopfnekrose. Obwohl auch entzündliche Prozesse zur Nekrose des Femurkopfes führen, werden als Hüftkopfnekrose im engeren Sinne nur die ätiologisch oft unklaren aseptischen Knochennekrosen bezeichnet, die vermutlich auf Ernährungsstörungen zu beziehen sind.

In Frühfällen, insbesondere im Kindesalter Ruhigstellung und absolute Entlastung bis zum Wiederaufbau des Hüftkopfes, sonst operative Behandlung.

Kopfumbaustörung (sogenannter *Luxations-Perthes*), auftretend im Verlauf der Hüftdysplasie- oder -luxationsbehandlung, insbesondere nach geschlossener Reposition oder nach langanhaltender Retention in Endstellungen (Spreizgips), auch an der gesunden Seite.

Jugendliche Kopfumbaustörungen: siehe *Perthessche Erkrankung*.

Idiopathische Hüftkopfnekrose des Erwachsenen, oft doppelseitig, Stoffwechselstörungen (Gicht)?

Hüftkopfnekrose bei *Caisson*-Krankheit: durch die Entbindung von Stickstoff mit Bildung von Gasblasen in Körperflüssigkeiten kommt es zur Verlegung von Hüftkopfgefäßen durch Mikroembolie.

Posttraumatische Hüftkopfnekrose: bei medialen Schenkelhalsbrüchen, kommt es infolge Verletzung der den Hüftkopf versorgenden Gefäße bei 30 % zu Hüftkopfnekrose.

Hühnerbrust. Kielbrust (siehe Brustkorbdeformierung).

Hygrom. Mit (wäßriger oder gelatinöser) Flüssigkeit gefüllte von einer derben Bindegewebswand abgekapselte Schwellung eines Schleimbeutels oder einer Sehnenscheide. Siehe auch Ganglion.

Hyperabduktionssyndrom. Schulterarmsyndrom durch Druck des gedehnten kleinen Brustmuskels gegen das Gefäßnervenbündel vor allem bei Schlafhaltung mit maximaler Oberarmabduktion und -außenrotation.

Hypertonus. Erhöhung eines Drucks oder einer Spannung über die Norm. *Muskelhypertonus:* Erhöhter Spannungszustand der Muskulatur, reflektorisch oder bei Erkrankungen des extrapyramidalen motorischen Systems, führt zum Hartspann. Auch leichte Ausprägung einer spastischen Lähmung.

Hysterie. Zweckhafte Krankheitsdarstellung aufgrund einer bestimmten seelischen Einstellung und des Bedürfnisses „eine Rolle darzustellen" vor allem nach heftigen Gemütserschütterungen als Ausdruck eines Ausweichverhaltens, das infolge mangelnder Lebensbewältigung Konflikte verdrängt u. a. in funktionelle Störungen.

Inaktivitätsatrophie. Volumenabnahme funktioneller Zellstrukturen bei ungenügender Inanspruchnahme (Muskelatrophie bei Lähmungen, Kontrakturen, erzwungener oder psychogener Ruhigstellung) vor allem infolge Minderdurchblutung. Bezüglich des Knochens siehe Inaktivitätsosteoporose.

Inaktivitätsosteoporose. Umschriebene Kalksalzminderung infolge Abnahme des belastungsabhängigen Knochenanbaus bei unverändert ablaufendem physiologischem Knochenabbau.

Inaktivitätsparese. Langhanhaltende ununterbrochene Inaktivitätsatrophie kann zu scheinbarer Lähmung einer Muskelgruppe führen. Späterfolge von Übungsbehandlung bei schlaffen Lähmungen beruhen auf Innervationstraining solcher herabgesetzt erregbaren aber keine neurogene Entartungsreaktion aufweisenden Muskeln. Siehe auch Innervation, atypische.

Infektarthritis. Inkorrekter klinischer Oberbegriff für eine entzündliche Gelenkerkrankung im Rahmen einer Allgemeininfektion ohne Erregernachweis im Gelenk, z. B. als allergische Reaktion; also nicht als primär-bakterielle Erkrankung, sondern als Begleiterscheinung einer infektiös-toxischen Erkrankung.

Infraktion. Einbruch eines Knochens ohne vollständige Durchtrennung. Siehe auch Grünholzbruch.

Innenschuh. Schuhähnliches (leicht und ohne Laufsohle) orthopädisches Hilfsmittel zur Fußbettung und insbesondere Fußverlängerung, in Konfektionsschuhen zu tragen.

Innervation, atypische. Häufig vorkommende *Doppelinnervation* verschiedener Muskeln, von Bedeutung für Diagnose und Behandlungsmöglichkeiten von Lähmungen (siehe auch Inaktivitätsparese).

Bizeps brachii, Brachialis: N. musculocutaneus (Doppelinnervation durch N. medianus); Pronator teres, Palmaris longus, Flexor carpi radialis, oberflächliche und tiefe Fingerbeuger: N. medianus (*N. musculocutaneus); Flexor pollicis brevis, Opponens pollicis: N. medianus (*N. ulnaris); Flexor carpi ulnaris, Adductor pollicis, Interossei: N. ulnaris (*N. medianus); Adductor magnus: N. obturatorius (*N. tibialis); übrige Adduktoren: N. obturatorius (*N. obturatorius accessorius); Tensor fasciae lateralis: N. glutaeus superior (*N. femoralis).

Insertionstendopathie. Reizzustand im Sehnenursprungs- oder Ansatzgebiet; früher unter der fälschlichen Vorstellung, daß die Sehne mit dem Periost verhaftet sei, Periostitis genannt. Behandlung durch Entlastung, in hartnäckigen Fällen medikamentös oder operativ.

Interkostalneuralgie. Gürtelförmige Schmerzausstrahlung im Bereich eines Zwischenrippenraumes bei Gürtelrose, Rückenmarks- und Wirbelsäulenprozessen, auch bei mechanischer Beeinträchtigung (Skoliose, Bechterew-Erkrankung).

Intermittierendes Hinken. Siehe Claudicatio intermittens.

Inversion. Der Eversion entgegengesetzte Bewegungsrichtung des „Mischgelenkes" unteres Sprunggelenk mit dem Komponenten Vorfußadduktion, Fußinnenrandhebung (Supination) und Fußsenkung (Spitzfußstellung), also der Bewegung im Klumpfußsinne.

Iontophorese. Anwendungsform der Elektrotherapie mit galvanischem Strom unter Ausnützung der Elektrolyse: Ionen wandern unter dem Einfluß einer elektromotorischen Kraft zum Pol entgegengesetzter Ladung. Auf diese Weise gelingt es, ein Medikament in kurzer Zeit und relativ hoher (vorübergehender) Konzentration an gewünschter Stelle in den Körper einzubringen. Durch die alsbald erfolgende Resorption kommt es über den Blutkreislauf zu Allgemeinwirkungen.

Ischämische Kontraktur. Volkmannsche Muskelkontraktur: Beugefehlstellung von Hand und Fingern bei posttraumatischer Mangeldurchblutung mit Schädigung der Nerven und Kompression der Gefäße durch Fragmente, Hämatome oder strangulierende Verbände nach Frakturen und Luxationen im Bereich des Ellenbogengelenkes. Durch rasche Reposition, Vermeidung von Strangulation und notfalls Spaltung der Fascie vermeidbare Komplikation (regelmäßige Pulskontrolle nach dem Unfall!). Die eingetretene Kontraktur bedarf fast immer (nach Scheitern der krankengymnastischen Übungs- und Dehnungs- und Quengel-Behandlung) der Operation.

Ischialgie. Schmerzausstrahlung im Versorgungsgebiet des Ischiasnerven mit typischen Sensibilitätsstörungen entsprechend einem

---

* Doppelinnervation durch...

Wurzelreizsyndrom L5/S1 und eventuell entsprechenden motorischen Ausfällen (letztere erfordern dringende — operative — Behandlung). Häufige Ursache ist der Bandscheibenvorfall; aber auch entzündliche und destruierende Wirbelsäulen-, Rückenmarks- und Nervenveränderungen, (Neuritis, Spondylitis, Rückenmarkstumoren). Behandlung durch Ruhigstellung, evtl. kyphosierende Lagerung, abschwellende und entzündungswidrige Medikamente, evtl. Operation (siehe auch Hemilaminektomie).

Isometrische Muskelarbeit. Die isometrische Muskelanspannung dient der Fixation von Körperabschnitten, ist also statische Haltearbeit. Es wird keine Arbeit im physikalischen Sinne (Kraft mal Weg) geleistet sondern lediglich Spannung entwickelt. Bei Kraftentfaltung, die mehr als 15 % der maximal möglichen Kraft beträgt, werden die Gefäße im Muskel kontinuierlich zusammengepreßt und mit der Ernährungsstörung kommt es rasch zur Ermüdung. Isometrische Muskelanspannung ist also unökonomische Arbeit, die man deshalb bei Alltagsbeanspruchung möglichst meidet. Andererseits ist das isometrische Muskeltraining (maximale Anspannung einer Muskelgruppe über 3 Sekunden einmal täglich gegen Widerstand) zum Muskelkrafttraining besonders geeignet.

Isotonische Muskelarbeit. Bei isotonischer Muskelanspannung verkürzt sich der Muskel bei gleichbleibender Spannung, es wird also Arbeit im physikalischen Sinne (Kraft mal Weg) geleistet, dynamische Arbeit oder Bewegung. Isotonische Muskelanspannungen in Reinform gibt es praktisch nicht. Will man z. B. den Arm heben, bedarf es zunächst einer isometrischen Muskelanspannung, die Eigenschwere des Armes zu neutralisieren, und erst bei weiterer Anspannung wird dann der Arm bewegt, die isometrische Anspannung geht in eine isotonische Anspannung über. Das Miteinander beider Anspannungsformen bezeichnet man als *auxilotonische* Muskelarbeit.

Juvenile Kyphose. Siehe Adoleszentenkyphose.

Juvenile Nekrosen. Siehe Knochennekrosen, aseptische; Hüftkopfnekrose, Köhler-, Perthes-, Schlatter-Erkrankung.

Kalkanaeussporn. Oberer Fersenbeinsporn: Ausbildung einer Exostose am hinteren oberen Fersenbeinanteil bei Tendopathie am Ansatz der Achillessehne. Unterer Fersenbeinsporn: Ausziehung am Ursprung der Plantaraponeurose. Mit zunehmender Fußsenkung (Fersenbeinsenkung) kommt es zu einer Mehrbeanspruchung der Plantaraponeurose. Nur in seltenen Fällen ist die Spitze dieses Sporns gegen die Auftrittsfläche gerichtet. Durch Aufrichtung des Fersenbeins (Einlagen mit guter Abstützung am Tuber calcanei) läßt sich die Überbeanspruchung und damit die Schmerzursache behandeln.

Kamptodaktylie. Angeborene Beugekontraktur des 4. oder 5. Fingers.

Kappenplastik. Siehe Cup-Plastik.

Karpaltunnel-Syndrom. Strangulation des über den Sehnenscheiden direkt unter dem Ligamentum carpi liegenden N. medianus führt neben charakteristischen Sensibilitätsstörungen an den Fingern 1 bis 4 vor allem zur Daumenballenatrophie. Seltener oder kombiniert kommt es zur Ulnarisirritation.

Kaudaläsion. Rückenmarksschädigung in Höhe der Cauda equina führt zu Ausfällen an Blase, Darm und Sexualfunktion und zu Sensibilitätsstörungen an der Innenseite der Oberschenkel (Reithosentyp).

Keilwirbel. Angeborene (Halbwirbel) oder erworbene (Spondylitis, Trauma) keilförmige Deformierung einer Wirbelhälfte. Am häufigsten ist der ventrale Keilwirbel mit ventraler Erniedrigung (M. Scheuermann, Osteoporose, Stauchungsbruch), woraus eine pathologische Kyphose oder bei starker ventraler Erniedrigung ein Gibbus resultiert.

Die erworbenen Deformierungen lassen sich oft in Grenzen halten (Reklinationskorsett); bei frischen Stauchungsbrüchen besteht die Möglichkeit der Aufrichtung im ventralen Durchhang mit anschließender Fixation in Reklination (Gips, Orthese) bis zur knöchernen Konsolidierung.

Kielbrust. Siehe Brustkorbdeformierungen.

Kinematisation. Bildung von Muskelschlingen (mit überhäutetem Kanal) als Kraftquelle für eine aktive Kunsthand (kinematische Prothese, Sauerbruch) zur Ausnutzung der Kraft der Stumpfmuskulatur oder des großen Brustmuskels.

Kinderlähmung. Poliomyelitis anterior acuta, Heine-Medin-Krankheit, spinale Kinderlähmung. Infektionskrankheit, die über eine Schädigung von Vorderhornzellen zu motorischen Ausfällen führen kann, von denen meist ein Teil reversibel ist. Durch regelrechte Lagerung der gelähmten Körperabschnitte gilt es Kontrakturen, Deformitäten und vor allem eine Überdehnung der gelähmten Muskelgruppen zu vermeiden. Nach Abschluß der Isolierungszeit intensives krankengymnastisches Übungsprogramm, Elektrogymnastik, Innervationsschulung (siehe auch Innervation, atypische) und bei bleibenden Ausfällen orthopädische Rehabilitation, Stütz- bzw. Lähmungsapparate (Orthesen).

Klauenhand. Durch Ulnarislähmung bedingte Kontraktur der Hand mit Hyperextension der Langfinger in den Grund- und Beugung in den Mittel- und Endgelenken. Adduktion der Langfinger und des Daumens nur bei gleichzeitiger Beugung möglich.

Klauenhohlfuß. *Krallenhohlfuß.* Kombination von Hohlfuß mit Krallenzehen, vorwiegend beim Ballenhohlfuß und Lähmungshackenhohlfuß.

Klauenzehe. Krallenzehe (wird fälschlich auch für Hammerzehe gebraucht).

Klavus. Hühneraugen. („Höher entwickelte") Schwiele mit einem äußeren verhornten Teil und einem inneren weichen, aus unvollständig verhornten Zellen bestehendem Zapfen, der trichterförmig in die Tiefe dringt und zu einer Atrophie des darunter liegenden Gewebes führt. Mechanische Reaktion der Haut über Knochenvorsprüngen auf starken Druck. Druckentlastung durch geeignetes Schuhwerk und Spreizfußbehandlung beugen Hühneraugen-(rezidiv-)bildung vor.

Klinodaktylie. Angeborene Radialabweichung des 4. und 5. Fingers. Im Kleinkindesalter Wuchslenkung durch Schienen, später operative Ausgradung.

Klippel-Feil-Erkrankung. Mißbildungssyndrom am Hals-Brust-Übergang: Angeborener Kurzhals durch Mißbildungen der Halswirbel, oft kombiniert mit Schulterblatthochstand (Sprengel-Deformität).

Klonus. Unbewußte reflektorische Mehrfachreaktion eines Muskels („Nachschlag" bei der Reflexprüfung).

Klumpfuß. Meist angeborene, dann vorwiegend doppelseitige und doppelt so häufig Knaben wie Mädchen befallende, seltener erworbene Inversionskontraktur des Fußes. Zweithäufigste orthopädische Mißbildung: Spitzfußstellung im oberen Sprunggelenk, Varusstellung des Rückfußes, Adduktion des Vorfußes, Hohlfußartige Vermehrung des Fußlängsgewölbes, Verkürzung der Sehnen von M. tibialis anterior und posterior, Atrophie der Wadenmuskulatur, Innenrotationsvermehrung des Unterschenkels. *Angeboren* als Erbfehler, intrauterine Belastungsdeformität oder „angeborene Kontraktur". *Erworbene* Deformität nach Weichteil- und Gelenkerkrankungen, vor allem bei spastischen und paralytischen Lähmungen. Frühestbehandlung (manuelle Redression und anschließende Retention mit fixierenden Verbänden oder redressierenden orthopädischen Apparaten bzw. Nachtschienen). Später muß das Ziel der Behandlung, die Schaffung einer plantigraden Auftrittsfläche durch gedeckte (Brisement forcé) oder offene Operation erreicht werden.

Klumpfußnachtschiene. Korrigierender orthopädischer Apparat mit der der behandelte Klumpfuß in bestmöglicher Eversion gehalten wird, zur Verhütung eines Rezidivs im Wachstumsalter.

Klumpfußwade. Die Verkleinerung des stets hochsitzenden Wadenmuskelbauches in Verbindung mit der Verschmächtigung des Unterschenkels erinnert an den Kopf eines Zündholzes (Streichholzwade).

Klumphand. Oberbegriff für alle Deformitäten durch Seitabweichung der Hand gegenüber dem Unterarm. Selten erworben, meist angeboren als radiale Klumphand bei Radiusfehlbildungen. Seltener ulnare Klumphand bei Ulnafehlbildungen.

Die Korrektur einer radialen Klumphand (Redression, Retention in Schienen und Apparaten, evtl. operative Korrektur) ist nur anzustreben, wenn keine Behinderung der Selbsthilfemöglichkeit resultiert.

Klumpke-Lähmung. Unterarmtyp der Armplexuslähmung (Entbindungslähmung) mit Lähmung der Hand- und Fingerbeuger über die Wurzeln C 8/D 1.

Knickfuß. Erworbene Fehlhaltung, später Fehlstellung (Belastungsdeformität) des Fußes mit Pronation des Rückfußes als Vorstadium des Knick-Senkfußes vor allem im Kindesalter.

Knick-Hackenfuß. Meist harmlose ausgleichbare angeborene Fehlhaltung des Neugeborenen als intrauterine Belastungsdeformität. Behandlung durch Training der Plantarflexion, in schweren Fällen Redression und anschließende Retention.

Knick-Senk-Fuß, Knick-Platt-Fuß. *Erworben:* häufigste, meist statisch bedingte (Überlastungsschaden) Fußdeformität. Mit zunehmender Knickfußstellung kommt es zur Senkung des Fersenbeines, Plantarverlagerung und Valgisierung des Sprungbeines, Abflachung des Fußgewölbes und Spreizung des Mittelfußes (Knick-Senk-Spreizfuß). Abgesehen vom Kindesalter ist eine konservative Behandlung nur bei Beschwerden und eine operative Behandlung nur in seltenen Fällen erforderlich.

Muskulär *kontrakter „Lehrlingsplattfuß"*: Bei plötzlicher Änderung der Belastungsverhältnisse kommt es in Verbindung mit der Überdehnung der Bänder und Gelenkkapseln sowie der Überlastung der Muskeln und Sehnen bei zunehmender Knick-Senk-Spreizfuß-Entwicklung zu einem entzündlichen Reizzustand, der unter entsprechender Behandlung (Ruhe) sich zurückbildet und unter trainingsmäßigen Bedingungen (langsam steigernde Belastung, Teilentlastung durch Einlagen) sich vermeiden läßt.

Kniebohrergang. Bewußtes Bemühen um eine Schrittspurverschmälerung bei X-Beinträgern, durch Voreinanderherführen (statt Nebeneinander) der Beine.

Knochenspan. Als Anschlagsperre zur Verriegelung eines Gelenkes (Hüftpfannendachplastik, operative Behandlung der habituellen Schultergelenksverrenkung), zur Ausfüllung eines Knochendefektes (nach Tumorausräumung) zur Kallusanregung und Stabilisation (bei verzögerter Bruchheilung).

Als Eigenspan *(autolog)* oder als vorbereiteter sterilisierter und enteiweißter Fremdspan (Knochenbank), in bestimmten Lösungen oder durch Tiefkühlung konserviert von Artgenossen *(homoiolog)* oder von Tieren *(heterolog)*.

Knochenzyste. *Juvenil:* umschriebene Verknöcherungsstörung im Wachstumsalter im metaphysären Abschnitt von Röhrenknochen.

Degenerativ: bei fortgeschrittener Arthrose kommt es zu subchondralen Einbrüchen mit Ausbildung von Detrituszysten.

Knöchelgabel. Teil des oberen Sprunggelenkes: die distalen Enden von Tibia und Fibula umgreifen den Talus.

Knochennekrosen, aseptische. Siehe aseptische Knochennekrose.

Koalitio. Anlagebedingte Verschmelzung symmetrisch angelegter Organe (Hufeisenniere). Auch Bezeichnung für angeborene Synostosen von Fußwurzelknochen, insbesondere zwischen Fußkahnbein und Fersenbein bzw. Fußkahnbein und Sprungbein. Bedingt erhebliche Funktionsstörungen.

Köhler-Krankheit. Köhler I: aseptische Knochennekrose des Fußkahnbeins. Köhler II: aseptische Knochennekrose der Mittelfußköpfchen 2 oder 3.

Kokzygodynie. Hartnäckiger Schmerzzustand in der Steißbeingegend aus verschiedenen Ursachen.

Kolumnotomie. Operative Korrektur einer Wirbelsäulenfehlstellung (Kyphose) durch Entnahme eines Knochenkeiles aus Wirbelbogen (und Wirbelkörper).

Kompressionsverband. Abnehmbare (elastische) Wickelung oder Dauerverband (Stützverband, Klebeverband), der durch Einengung der Venenlumina und Erhöhung des Muskeldruckes zur Zunahme der Strömungsgeschwindigkeit in den Venen führt (Thrombose- und Ödemprophylaxe, gleichzeitig Bewegungsbegrenzung eines Gelenkes). Unterstützung der Kompression und gleichmäßigere Verteilung derselben durch Schaumstoffe, bei Kniegelenksergüssen durch Filzkreuz (mit Aussparung für die Kniescheibe).

Kontraktur. Angeborene oder erworbene Bewegungseinschränkung eines Gelenkes in einer oder mehreren Richtungen ohne Einschränkung der entgegengesetzten Bewegung. Angeboren als multiple angeborene Kontrakturen meist symmetrisch, oft mit familiärer Belastung (Klumpfuß) aufgrund von Weichteilentwicklungsstörungen. Erworben durch verschiedene Ursachen: dermatogen nach Hautverletzungen infolge Narbenkontrakturen; faszienbedingt infolge von

Schrumpfung; kapsulär, ligamentär, arthrogen nach Verletzungen, Entzündungen, Ruhigstellungen; neurogen durch Antagonistenüberwiegen.

Kopfnekrose. Siehe Hüftkopfnekrose.

Korsett. Orthopädischer (Stütz-, Entlastungs-) Apparat für den Rumpf.

Krallenhand. Siehe Klauenhand.

Krallenzehen. Zehendeformität mit Beugung im End- und Mittelgelenk bei Überstreckung im Grundgelenk. Häufige Komplikation des Senk-Spreizfußes.

Kreuzbandplastik. Siehe Bandverletzung. Verhinderung der Schubladenbeweglichkeit z. B. durch Einziehung einer Kniebeugesehne in einen vorher entsprechend dem Kreuzbandverlauf geschaffenen Tunnel durch die kniegelenksnahen Gelenkenden.

Kreuzschmerz. *Lumbago:* Kreuzschmerz ohne Irritation der Ischiaswurzeln. Entweder *akut* (Hexenschuß) bei plötzlicher körperlicher Überbeanspruchung, abrupter Bewegung oder *chronisch-rezidivierend* als *Ermüdungsschmerz* (Überforderung der Rückenmuskulatur durch äußere Faktoren — Schwerarbeit, Zwangshaltung — oder innere Faktoren — abnorme Beweglichkeit im Zwischenwirbelsegment bei zunehmendem Turgorverlust der Bandscheibe: Spondylose — führt zur schmerzhaften Verspannung der Rückenmuskulatur) oder *Organschmerz* der Wirbelsäule (durch Reizung der Nervenendigung in Bändern und Gelenkkapseln wird — bei degenerativen, traumatischen und entzündlichen Affektionen — vor allem über den Nervus sinu-vertebralis, der das hintere Längsband versorgt, eine Reflexkontraktur der autochthonen Rückenmuskulatur hervorgerufen).

Koxitis. Unspezifische oder spezifische akute oder chronische Arthritis des Hüftgelenkes. Schmerzhafte Bewegungseinschränkung im Hüftgelenk und Entwicklung einer Beugeadduktionskontraktur sind die ersten Hinweise. In seltenen Frühfällen kann Heilung durch Behandlung des Grundleidens und absolute Ruhigstellung erreicht werden. Sonst resultiert eine Defektheilung (Präarthrose), in ausgeprägten Fällen eine Destruktionsluxation (nach entzündlicher Resorption von Teilen des Hüftkopfes und der Hüftpfanne).

Kyphose. Fixierter Rundrücken mit Verstärkung der physiologischen Kyphose der Brustwirbelsäule. Kongenital (Wirbelmißbildungen), rachitisch (Knochenerweichung mit Sitzbuckel), juvenil (Adoleszentenkyphose Scheuermann), senil (hochsitzender Altersrundrücken bei Osteoporose der Wirbelsäule).

Lagerung. Oft ist richtige oder falsche Lagerung maßgebend für die Vermeidung von Fehlformen.

Lähmungen — Lasègueches Phänomen

1. Die Lagerung während längerer Liegezeit muß so gestaltet werden, daß auch ohne Mitarbeit des Kranken Weichteilkontrakturen, Überdehnungen etc. vermieden werden. Dabei soll die *günstige Gebrauchsstellung* eines Körperanteiles bevorzugt werden, die oft (Ellenbogen, oberes Sprunggelenk) mit der mittleren Funktionsstellung (Mittelstellung für Antagonisten und Agonisten) übereinstimmt. Vermeidung einer Spitzfußstellung durch Bettdeckendruck (Fußkasten!). Vermeidung einer Hüftbeugekontraktur (Brett unter die Matratze, um ein Einsinken des Beckens zu vermeiden, keine Rolle unter die Kniegelenke, häufiger Lagewechsel). Vor allem für Hand, Fuß und Wirbelsäule hat sich für längere Ruhigstellung die Versorgung mit abnehmbaren *Liegeschalen* bewährt.

2. Zur Behandlung muß die geeignete Ausgangslagerung günstige Vorbedingungen schaffen, indem sie *unerwünschte Muskelspannungen* aufhebt, das Eigengewicht auf das erforderliche Maß reduziert und Bewegungsbahnen verkürzt (z. B. Ausgleich der Lendenlordose in Bauchlage für Kreuzbehandlungen; Kniebeugelagerung von 45° für Arbeit des M. biceps femoris; Schräglagerung des Oberkörpers für Bauchmuskelarbeit).

3. Ungekehrt kann die Lagerung auch die *Spannung* antagonistischer Muskelgruppen *erhöhen*, die Bewegungsbahn bis zum Maximum vergrößern, den Widerstand des Körpergewichtes einschalten und damit vom Kranken höhere Leistung fordern (Trizepsarbeit am in der Schulter hocherhobenen, innenrotierten Arm; Quadrizepsarbeit bei gestreckter Hüfte und gebeugtem Knie).

4. Durch Lagerung kann eine *passive Dehnung* von kontrakten Weichteilen erreicht werden, wenn die Eigenschwere des Körperanteiles ausgenutzt wird (Dehnung einer Hüftabduktionskontraktur durch Lagerung auf der gesunden Seite, so daß das freie Bein absinken muß).

Lähmungen. Paralyse = dauernde, völlige Lähmung; Parese = teilweise Lähmung; Paraplegie = Lähmung der unteren Körperhälfte; Tetraplegie = Halsmarklähmung mit Beteiligung aller 4 Gliedmaßen; Diplegie = (spastische) Lähmung aller 4 Gliedmaßen, wobei eine (meist die obere) Körperhälfte stärker betroffen ist. Hemiplegie = Halbseitenlähmung.

Trifft ein Schaden das zentrale (erste) Neuron, so ergibt sich eine spastische Lähmung (Hirn- und Rückenmarkschäden). Wird das periphere (zweite) Neuron erfaßt, ist die Lähmung bei Schädigung eines motorischen Nerven schlaff.

Lasègueches Phänomen. Bei Hüftbeugung des im Kniegelenk gestreckten Beines kommt es zu einer Dehnung des Ischiasnerven, die bei Reizzuständen des Nerven als sehr schmerzhaft empfunden wird, so daß passives Anheben des Beines nicht um mehr als 80 ° gelingt.

Leibbinde. Nach Maß gearbeitete, die Bauchwand fest umschließende Bandage, die bei richtigem Sitz den unteren Teil der Bauchwand gegen die obere Lendenwirbelsäule anhebt, die Bauchdeckenmuskulatur unterstützt und die Lendenlordose abflacht.

Lendenstrecksteife. Hüftlendenstrecksteife: fixierte Lendenlordose (Brettsymptom). Infolge reflektorischer Anspannung sind Bewegungen des Beckens und der Lendenwirbelsäule nur unter Schmerzen möglich. Die Ursache dieser vorwiegend im Kindesalter auftretenden Erkrankung sind vieldeutig. In erster Linie müssen Beeinträchtigungen des Lendenmarks (kindlicher Bandscheibenschaden) ausgeschlossen werden.

Lendenwulst. Die mit jeder Skoliose verbundene Torsion der Wirbelkörper führt zu einer einseitigen Dorsalverlagerung der Lendenmuskulatur, die deshalb (nach dem gleichen Prinzip wie ein Rippenbuckel) dorsal prominent wird. Auch Bezeichnung für (reflektorischen) Hartspann der Lendenstreckmuskulatur (Lendenstrecksteife, Bandscheibenvorfall).

Little-Erkrankung. Siehe Diplegie, spastische.

Lordose. *Physiologisch:* ventralkonvexe Schwingung der Hals- und Lendenwirbelsäule. Während sich die Halslordose schon beim Aufrichten des Säuglings formt, bildet sich die Lendenlordose erst bis zum 6. Lebensjahr aus.

Krankhaft *vermehrte Lordose* vor allem im Lendenwirbelsäulenbereich: infolge statisch-orthoptischer Kompensation bei Beckenneigung, Bauchdeckeninsuffizienz, Stellungsanomalien des Kreuzbeines, Hüftbeugekontrakturen, Hüftgelenksverrenkung (siehe auch Hohlrundrücken, Rundrücken).

Lumbago, Lumbalsyndrom. Siehe Kreuzschmerzen, Hexenschuß.

Lumbalisation. Entwicklungsstörung der Wirbelsäule im Sinne einer Kranialverschiebung der Abschnittsgrenzen (der erste Kreuzbeinwirbel ist z. B. wie ein Lendenwirbel ausgebildet und beweglich).

Den umgekehrten Vorgang nennt man *Sakralisation.* Im allgemeinen ruft ein symmetrisch ausgebildeter Übergangswirbel weniger Unannehmlichkeiten hervor als eine halbseitige Kranial- oder Kaudalvariation.

Luxation. Vollständige Trennung der ein Gelenk bildenden Gelenkenden (der Gelenkkopf verläßt die Gelenkpfanne). Die akute einseitige *(traumatische)* Luxation ist immer mit einer Kapselverletzung, heftigen Schmerzen und Bewegungsunfähigkeit verbunden. Heilt die Kapselverletzung infolge zu kurzer Ruhigstellung nicht, entwickelt sich infolge Instabilität eine *rezidivierende* Luxation.

Habituelle Luxation: Rezidivierende Luxation infolge primärer Gelenkinstabilität, also ohne erhebliche Gewalteinwirkung bei der Erstluxation.

Angeborene Luxation: a) *teratologische Luxation:* seltene Mißbildung; Luxation besteht bei Geburt; infolge ausgedehnter Mißbildungen haben sich Kopf und Pfanne unabhängig voneinander entwickelt. b) *sogenannte angeborene Luxation:* häufige (Hüft-)Luxation infolge primärer Instabilität des dysplastischen Gelenkes.

Madelung Deformität. Angeborene Wachstumsstörung der handgelenksnahen Speiche, durch welche die Hand nach volar-ulnar abgelenkt wird und die Handwurzelknochen deformiert werden. Versuch der Wuchslenkung im Wachstumsalter, später operative Korrektur.

Mahnbandage. Gurtbandage, bestehend aus 2 Armringen (und 2 Schenkelringen), die über in aufrechter Haltung leicht gespannte Gummizüge am Rücken miteinander verbunden sind. Beim kyphotischen Haltungsverfall entsteht so ein lästiger Druck in der Achselhöhle, der zur aufrechten Haltung durch Anspannung der Bauch- und Rückenmuskulatur erziehen soll. Siehe auch Geradehalter.

Malum coxae senile. Arthrosis deformans des Hüftgelenkes, Koxarthrose. Aufgrund vielfältiger Ursachen (Präarthrosen) wie Hüftdysplasie, Hüftepiphysenlösung, Hüftkopfnekrose, enchondrale Dysostose oder auch als Alterserkrankung durch den unphysiologischen Betrieb des Gelenkes. Im Gegensatz zum Röntgenbefund treten Beschwerden in der Regel erst im 5. Lebensjahrzehnt auf bei schmerzhafter Bewegungseinschränkung bis zur Beuge-Adduktions-Außendrehkontraktur.

Behandlung durch entlastende Maßnahmen (Extension, Stockstütze, Gewichtsverminderung, Kreppsohlen), krankengymnastische Übungen unter weitgehender Entlastung. Ggf. apparative Bewegungsbegrenzung oder operative Behandlung (Druckänderung im Hüftgelenk, versteifende oder plastische Operationen).

Marschgeschwulst. Sonderform der Metatarsalgie mit Schwellung des Fußrückens durch Ermüdungsbrüche einer oder mehrerer Metatarsaldiaphysen (bei Spreizfuß durch Fehlstatik und Überlastung) mit Kugelkallus ausheilend.

Medianuslähmung. Siehe auch Affenhand und Karpaltunnelsyndrom. Der Ausfall des N. medianus wird oft übersehen, vor allem wenn der

N. ulnaris intakt ist, weil die Innervationsgebiete sich zum Teil decken. (Siehe Innervation, atypische). Im Vordergrund steht der Ausfall des M. flexor carpi radialis, sowie der Fingerbeuger 1 und 2.

Meningozele. Siehe Spina bifida.

Meniskusschädigung, Meniskusverletzung. Meniskus*verletzungen* entstehen bei Rotationsbewegungen des belasteten gebeugten Kniegelenkes oder im Gefolge anderer Kniebinnenverletzungen, insbesondere des medialen Seitenbandes.

Als Meniskus*schäden* bezeichnet man Verschleißerscheinungen der Menisken, hervorgerufen durch Überbeanspruchung (z. B. Tätigkeiten in der Hocke) oder durch häufige (nahezu unbemerkte Mikro-) Traumen. Innenmeniskussymptomatik: Überstreck- und Anspreizschmerz am inneren Kniegelenkspalt, Einklemmungserscheinungen. Außenmeniskussymptomatik: Überstreck- und Abspreizschmerz am äußeren Kniegelenkspalt, Einklemmungserscheinungen.

Im Vordergrund der krankengymnastischen Behandlung steht die Wiedergewinnung der vollen Streckkraft (Quadrizepstraining) und die Kräftigung des medialen Gelenkschlusses über ein Training der Muskeln des Pes anserinus.

Metatarsalgie. Schmerzzustand im Bereich der Mittelfußknochen bei Fußinsuffizienz durch zunehmende plantare Weichteildehnung bei fortschreitender Fußsenkung und -spreizung, bei aseptischen Nekrosen der Mittelfußköpfchen (Köhler II), bei Ermüdungsbrüchen (Marschfraktur) oder als plötzlich auftretende stichartige Schmerzen bei Druck der Mittelfußköpfchen gegen die Nn. plantares (Morton Neuralgie).

Mieder. Nach Maß gearbeitete von der Leistengegend bis zum oberen Brustkorb unterhalb der Achselhöhlen reichende eng anliegende meist schnürbare oder straff elastische die genannten Rumpfteile einhüllende orthopädische Bandage, die Weichteilvorwölbungen zurückhält, durch Anhebung der Bauchdecken und Aufrichtung des Beckens zur Abflachung der Lendenlordhose beiträgt und — durch Pelotten oder Aluminiumschienen stabilisiert — zur Stützung und Bewegungsbegrenzung geeignet ist. Siehe auch Leibbinde.

Milwaukee-Korsett, Blount-Korsett. Extensionskorsett mit Kinn- und Hinterhauptabstützung, die auf einem Beckenkorb verstellbar angebracht ist. Das Korsett soll nicht als Redressionskorsett zur gewaltsamen Extension benutzt werden (Zahnschäden, Kieferdeformitäten), sondern in Verbindung mit regelmäßigen krankengymnastischen Übungen nur so weit extendiert werden, daß es als Mahnung (siehe Mahnbandage) zu weiterer Aufrichtung anregt.

Mitella. Ein Dreiecktuch zur Armruhigstellung schließt die Gefahr einer Adduktionskontraktur des Schultergelenkes ein. Es darf deshalb ohne Schulterbewegungsübungen nur für einige Tage getragen werden.

Morton-Neuralgie. Plötzlicher Schmerz durch Druck der Mittelfußköpfchen auf die Nn. plantares oder durch Einklemmung derselben zwischen 2 Mittelfußknochen beim Spreizfuß. Behandlung des Spreizfußes: sofortige Quergewölbeverbesserung durch elastischen Pflasterverband mit Anwickeln eines Metatarsalpolsters (Watte, Tupfer) an die Fußsohle fersenwärts der Metatarsalköpfchen. Siehe auch Metatarsalgie.

Muskeldystrophie, progressive. Erbliche Störung des Muskelstoffwechsels unbekannter Ursache. Entweder mit vorwiegender Beteiligung der Schultergürtel- und Oberarmmuskulatur oder mit vorwiegender Beteiligung der Beckengürtel- und Oberschenkelmuskulatur. Es sind verschiedene Untergruppen mit sehr unterschiedlicher Prognose bekannt. Die krankengymnastische Behandlung soll dazu anleiten, die noch vorhandene Muskelkraft möglichst sinnvoll auszunutzen (Selbsthilfetraining) und Kontrakturen zu verhüten.

Muskelfunktionsprüfung. Die Messung der Muskelkraft ist die Grundlage für eine quantitative Funktionsbewertung. Sie ist angezeigt zur Bewertung neurologischer und muskulärer Ausfälle, zur Beurteilung von Arbeitsplatzanforderungen und Invalidität und dient in ihrer Wiederholung als Maß (und Ansporn) der Rehabilitationsbemühungen. Unter klinischen Bedingungen ist derzeit eine objektive Bestimmung der maximalen Muskelkraft nicht möglich. *Semiobjektive Meßmethoden* erfordern komplizierte Apparaturen. Der Apparat ersetzt aber nur die Unsicherheit der subjektiven Beurteilung, er teilt die Nachteile des Erfordernisses gutwilliger Mitarbeit des Untersuchten und der großen Standardabweichung einer Einzeluntersuchung. Die Meßgeräte sind aufgebaut nach dem Federwagenprinzip, als Drucksystem (Manometer), nach dem Dehnungsmeßstreifenprinzip oder bedienen sich der Akzelerometrie. Unter den subjektiven Meßmethoden hat die Benotung der Muskelkraft nach den Vorschlägen des Medical Research Council besondere Bedeutung. Die „Eichung" des subjektiven Beurteilungsmaßstabes ist durch Übung soweit möglich, daß z. B. ein Postschalterbeamter durchaus „im Griff hat", ob ein Brief 20 oder 21 g wiegt. Nach Erfahrungen in großen Untersuchungsreihen ist bei geschulten Untersuchern eine Übereinstimmung der Benotung in $2/3-3/4$ zu erwarten. Nachfolgend das Benotungssystem, wie es von DANIELS 1946 wiedergegeben wurde:

Punkte	Note	Kraft %	Kriterium
5	normal	100	Voller Bewegungsausschlag gegen die Schwere und maximaler Widerstand
4	gut	75	Voller Bewegungsausschlag gegen die Schwere und etwas Widerstand
3	ausreichend	50	Voller Bewegungsausschlag gegen die Schwere
2	schwach	25	Voller Bewegungsausschlag unter Abnahme der Eigenschwere
1	Muskelzuckung	10	Zeichen geringer Kontraktion, ohne Bewegungsausschlag
0	keine		Keine Kontraktion
S	keine		Spasmus
K	keine		Kontraktur

Muskelhärten. Muskelhärten im engeren Sinne (Myogelosen) sind auch in Narkose bleibende parallel zum Muskelfaserverlauf angeordnete dattelkerngroße Verhärtungen. Lang anhaltende Muskelaktion (Hartspann) führt zur Anhäufung saurer Stoffwechselprodukte, die die Membranen der Muskelzelle beeinträchtigen, so daß die Zelle verquillt. Wesentliche Mitursache sind also schlechte Durchblutung (Kälte, mangelnde Aufwärmung), Dauerbeanspruchung und Verkrampfung. Mögliche Ursache sind auch die Verletzungen im zellulären Bereich (ohne äußerlich erkennbare Blutung) und plötzlicher ungesteuerter Kraftablauf einer Körperbewegung, wenn die Beanspruchung die physiologische Dehnbarkeit des Gewebes übersteigt.

Muskelkater. Muskelschmerzen nach Überanstrengung (Ermüdung oder ungenügendes Training), möglicherweise auch als Folge von Muskelzerrungen. Durch Anhäufung von Histaminsubstanzen kommt es zum Verschluß kleiner Arteriolen und zu bleibender Füllung von Kapillaren. Durch dosierte Anstrengung wird die Durchblutung gefördert und einer Säurestarre des Muskels entgegengewirkt, so daß die Beschwerden innerhalb von 3 Tagen abklingen.

Muskelriß. Indirekte Muskelrisse sind selten, kommen aber bei unkontrollierten Bewegungen (reflektorisch, Starkstromverletzungen) vor. Meist auf degenerativer Grundlage (Quadrizepsriß). Siehe auch Sehnenruptur.

Myatonia congenita. Angeborene schlaffe Lähmung mit erloschener elektrischer Erregbarkeit und fehlenden Reflexen vor allem an den unteren Gliedmaßen.

Myelomeningozele. Siehe Spina bifida.

Myogelosen. Siehe Muskelhärten.

Myositis ossificans. Myosisits ossificans *circumscripta*: örtlich begrenzte Knochenbildung im Muskel durch häufige Traumen oder Verkalkung von Hämatomen, auch durch zu frühe Übungsbehandlung und Massage, vor allem im Ellenbogenbereich. Deshalb ist jedenfalls bei Kindern mit Massage und passiven Bewegungsübungen größte Vorsicht geboten! Vermindert sich im Verlauf einer Ellenbogenbehandlung die erreichte Beweglichkeit wieder oder treten unerklärliche Schmerzen auf, besteht Verdacht auf Muskelverknöcherungen, die im „Früh"-stadium nur röntgenologisch erkennbar sind.

Myositis ossificans *progressiva*: Angeborene fortschreitende Verknöcherung der gesamten quergestreiften Muskulatur mit zunehmendem Verlust jeglicher Beweglichkeit, häufig verbunden mit einer Fehlbildung der Großzehe.

Parartikuläre Ossifikationen: Verknöcherungen gelenknaher Weichteile finden sich besonders häufig im Rahmen dystrophischer Veränderungen bei zentralnervösen Störungen, (Schädel-Hirntrauma, Querschnittslähmung, Tabes).

Myotonie. Muskelstarre aufgrund vermehrter Übererregbarkeit der Muskelfasern, also langanhaltender Nacherregung. Nur bei den ersten Bewegungen besteht bei den meisten Erkrankungsformen der Myotonie diese deutliche Behinderung. Sie läßt nach dem „Warmwerden" nach. Die Muskulatur ist physiologisch in einem besonders guten Trainingszustand. Aufgrund der Nacherregung ist die Muskulatur besonders gut entwickelt, die Patienten ähneln „Schaubudenathleten".

Nachtschiene. Siehe Lagerung und Klumpfußnachtschiene.

Narbenadhäsion. Narbige Verklebungen mit der Unterlage bedürfen nur der Behandlung, wenn sie stören. Bei der Narbenmassage wird nie die Narbe selbst sondern nur deren Umgebung angegangen (Verschiebung nach allen Richtungen, Abheben von der Unterlage, Dehnung und Faltung der Haut). Die Behandlung muß sofort aussetzen, wenn es zu Schmerz, Rötung und Schwellung im Narbenbereich kommt (Narbeninfiltrat, Narbenabszeß!).

Narbenskoliose. Zikatrizielle Skoliose durch einseitige Schrumpfungsprozesse vor allem während des Wachstumsalters z. B. nach Lungen- oder Nierenoperationen, nach Verbrühungen oder Verbrennungen und bei Pleuraschwarten.

Neurom. Knotige Verdickung eines Nerven. Jede Nervendurchtrennung führt zur Neurombildung, also auch die operative Neuromentfernung. Bei Stumpf-Neurombeschwerden (plötzlich einschießender Schmerz bei Druck auf eine unter der Haut verschiebliche Knotenbildung) kommt es also darauf an, das Nervenende tief in einen Muskel oder Knochen zu verlagern, daß äußerer Druck weitgehend vermieden wird.

Nucleus-pulposus-Prolaps. Siehe Bandscheibenvorfall.

O-Bein. Siehe Crus varum, Genu varum.

Orthese. Orthopädisches Hilfsmittel zur Schienung oder Unterstützung eines Körperabschnittes (Orthopädischer Apparat, Mieder, Korsett).

Opponensschiene. Einfacher orthopädischer Apparat, mit dem der Daumen bei Opponenslähmung den anderen Fingern gegenübergestellt wird, so daß die erhaltene Beugbarkeit zum Greifen benutzt werden kann.

Osteochondrose. Siehe Spondylose.

Osteochondrosis dissecans. Aseptische Nekrose eines knorpeligen oder subchondral gelegenen Epiphysenanteiles, wobei es zur völligen oder teilweisen Abstoßung in den Gelenkraum (Gelenkmausbildung) kommen kann. Vor Abstoßung ist bei Kindern durch längere Entlastung Spontanheilung beobachtet worden. Sonst Schonung des Gelenkes unter dem Gesichtspunkt der Praearthrose. Bei Abstoßung operative Entfernung.

Osteogenesis imperfecta. Glasknochenkrankheit. Störung der periostalen Knochenbildung mit Neigung zu häufigen — aber normal heilenden — Knochenbrüchen, blauen Skleren und Innenohrschwerhörigkeit. Gefürchtet sind die Knochenverbiegungen, die vor allem während des Wachstumsalters auftreten. Deshalb intramedulläre Knochenschienung (Marknagelung).

Osteoklase. Brechen eines Knochens ohne Eröffnung der Haut (siehe auch Osteotomie). Angezeigt zur Deformitätenkorrektur bei weichem Knochen (bei Rachitis *vor* Beginn der Vitamin-D-Behandlung).

Osteotomie. Operative Durchtrennung eines Knochens durch breite Freilegung oder mittels eines Meißels, der durch einen schmalen Hautschnitt vorgeschoben wird (subkutane Osteotomie). Meist zur Stellungskorrektur, z. B. unter Keilentnahme (Keilosteotomie) oder als Pendelosteotomie bzw. Bohrosteoklasie (Kombination von Osteotomie und Osteoklasie, um eine gute Verzahnung und nicht glatte Knochenschnittflächen zu erhalten).

Osteomyelitis. Fast immer eitrige *Knochenmarksentzündung* nach bakterieller Infektion. Meist akut auftretend nach Keimverschleppung auf dem Blutweg, bei Kindern und Jugendlichen vor allem in der Nähe von Wachstumsfugen der langen Röhrenknochen.

Aber auch durch Infektion von außen (bei Verletzungen oder als Operationskomplikation, insbesondere bei Osteosynthesen). Kommt es im *akuten* Stadium (unter Ruhigstellung und antibiotischer Behandlung) nicht zur Heilung, geht die Krankheit in das *chronische* oft über Jahrzehnte hinziehende oder rezidivierende Stadium über.

Da es im Rahmen der Eiterung zum Verschluß der Knochenmarksgefäße kommt, und die äußere Blutzufuhr durch die eiterbedingte Periostabhebung unterbrochen wird, besteht die Gefahr der Knochennekrose und sind der medikamentösen Behandlung (über den Blutweg) Grenzen gesetzt.

Deshalb operative Behandlung der chronischen Osteomyelitis und bei größeren Defekten und sprödem Knochen Versorgung mit Stützapparat. In Anbetracht der langen Ruhigstellung steht im Vordergrund die Kontrakturverhütung der angrenzenden Gelenke.

Osteomalazie. Mineralisations-(verkalkungs-)störung der im Zuge der Wachstums- und Regenerationsvorgänge normal gebildeten Knochengrundsubstanz. Die Folge ist eine pathologische Anhäufung unverkalkter Knochengrundsubstanz an umschriebenen Stellen mit Verbiegung des (weichen) Knochens in diesem Bereich und dem Auftreten von Umbauzonen.

Osteoporose. Verdünnung und Auflockerung der Knochenstruktur infolge verminderten Anbaus oder vermehrten Abbaues, so daß das vorhandene (normale) Knochengewebe im Verhältnis zur Markraumgröße mehr oder weniger spärlich erscheint. Damit ist auch eine erhöhte Knochenbrüchigkeit bedingt.

Osteosynthese. Übungsstabile meist nicht belastungsstabile Fixierung von Frakturen und Osteotomien, z. B. durch Platten und Schrauben (als Druckosteosynthese) oder durch interne Fixation mit einem schlüssig sitzenden querelastischen Markraumnagel.

Os tibiale externum. Formvarianten in der Gegend des Fußkahnbeines (Anlage eines zusätzlichen Sesambeines in der Endsehne des m. tibialis posterior; hornartiges Ausladen des Fußkahnbeins — Navikulare cornutum — und Verschmelzung mit angrenzenden Knochen — Coalitio) führen zu erheblicher Bewegungsbehinderung und/oder zum Schuhkonflikt.

Ostitis fibrosa (Osteodystrophia fibrosa). Ostitis fibrosa lokalisata: siehe solitäre *juvenile Knochenzyste*. Ostitis fibrosa generalisata: (Recklinghausen): Systemerkrankung die auf einer Überfunktion der Nebenschilddrüse beruht und mit Störung des Mineralstoffwechsels und Auftreten multipler Knochenzysten verbunden ist. Unter dem Einfluß des Nebenschilddrüsenhormones verwandelt sich das Knochenmark in ein Keimgewebe. Ein unregelmäßiger Auf- und Abbau (Umbau) des Knochengewebes resultiert, wobei mehr oder weniger reichlich, statisch jedoch völlig ungeordnet primitiver Knochen gebildet wird.

Osteodystrophia deformans. Paget-Erkrankung: Herdförmig beginnender schubweise fortschreitender Knochenumbau mit exzessiver Steigerung der normalen Ab- und Anbauvorgänge am Knochen, wobei es zu einem Verlust der regelrechten Struktur kommt. Ursache unbekannt. Auftreten nach dem 40. Lebensjahr. Befall aller Knochen einzeln (monostisch) oder gemeinsam (polyostisch) möglich.

Palliative Behandlung. „Bemäntelnde" bewußt nur lindernde, nicht heilende Behandlung. (Z. B. nicht-radikale Entfernung einer primären Krebsgeschwulst oder Resektion des koxalen Femurendes bei Hüftkopfnekrose)

Parästhesien. Empfindungsstörung im Sinne der Überempfindlichkeit (Hyperästhesie) oder Unterempfindlichkeit bis Unempfindlichkeit (Hypästhesie) als Reaktion der Schädigung eines Nerven bzw. einer Nervenwurzel.

Paraplegie. Siehe Lähmungen.

Patellaluxation. Kniescheibenluxation. Häufiger als die *traumatische* oder die nach ungenügender Ruhigstellung daraus resultierende *rezidivierende* Kniegelenksluxation ist die *habituelle* Patellaluxation: Aufgrund konstitutioneller Besonderheiten (Bindegewebsschwäche, Patellahochstand, Formveränderungen der Kniescheibe und ihres Gleitlagers), kommt es durch ein unverhältnismäßig leichtes Trauma zur ersten Kniescheibenverrenkung (ein- oder doppelseitig) nach lateral. Bei der ersten Luxation nach Reposition Gipsruhigstellung. Bei rezidivierenden Luxationen operative Behandlung (mediale Raffung der vorderen Kniegelenkskapsel, mediale Verlagerung der Tuberositas tibiae mit dem Ansatz des Kniescheibenbandes, mediale Fesselung durch eine Kniebeugesehne).

Patellartanzen. Läßt sich die Kniescheibe bei gestrecktem Kniegelenk (durch leichten Fingerdruck) gegen den Oberschenkel bewegen (liegt also nicht voll auf), ist als Ursache der Abhebung der Kniescheibe in erster Linie ein Kniegelenkserguß zu vermuten.

Patellektomie. Operative Entfernung der Kniescheibe (z. B. nach Trümmerbruch) unter gleichzeitiger plastischer Überbrückung des so entstehenden Defektes. Im Vordergrund der postoperativen Behandlung steht zunächst die Wiedererlangung der vollen Streckung (Quadrizepstraining).

Pektoralisverkürzung. Kontraktur der Brustmuskulatur (beim Haltungsverfall). Behandlung durch Haltungsschulung, Geradehalter, Mahnbandage, Dehnung der Brustmuskulatur und Training der dorsalen Schultergürtelmuskulatur (M. trapezius, M. rhomboideus).

Pelotte. Festes Polster oder gepolsterte Schiene zum Verschluß einer Bruchpforte, als Gegenhalt oder als Überträger eines Druckes gegen ein Körperteil.

Periarthritis humero-scapularis. Schmerzhafte Schulter-(Teil)-Steife als Ruheschaden (Adduktionskontraktur nach unzweckmäßig anhaltender Ruhigstellung), bei degenerativen Prozessen im paraartikulären Gleitgewebe (Supraspinatussehne: Oberarmabduktion zwischen 70 und 110 Grad schmerzhaft; lange Bizepssehne: Druckschmerz im Bizepssehnenkanal, schmerzhafte Bewegungseinschränkung beim Kreuzgriff; kurze Bizepssehne: Druckschmerz am Rabenschnabelfortsatz; Kalkeinlagerungen in Schleimbeutel und Sehnen).

Peromelie. Sogenannte angeborene Amputation. Angeborene Defektbildung (als Folge amniotischer Abschnürung), häufig mit Stummel- oder Bürzelbildung an der „Stumpf"-Kuppe.

Peronäuslähmung. Lähmung des N. fibularis (Druckschädigung unterhalb des Wadenbeinköpfchens, Teil einer Lähmung des N. ischiadicus) mit Lähmung der insbesondere vom N. peronaeus [fibularis] profundus innervierten Fuß- und Zehenheber.

Orthopädische Hilfsmittel zur Kompensation des aus der Peronäuslähmung resultierenden Fallfußes bzw. Stepperganges: *Peronäuszug* (an Einlage oder Schuh befestigter vom Vorfuß zum Unterschenkel reichender — doppelter kreuzweiser — Gummizug); *Peronäusschiene* (siehe Heidelberger Winkel); *Peronäusfeder* (Heidelberger Winkel, bei dem durch Verwendung von Federstahl statt Schiene der Anschlagdruck verringert wird); *finnische Peronäusfeder* (seitlich von einer Einlage am Unterschenkel hochgeführte und diesen mit einer Schelle umfassende Blattfederkonstruktion).

Perthes-Erkrankung. Siehe Hüftkopfnekrose, jugendliche.

Pes adductus. Sichelfuß. Adduktion der Mittelfußknochen und Zehenstrahlen unter Bildung eines lateral-konvexen Bogens, meist angeboren oder als Klumpfußkomponente.

Pes calcaneus. Siehe Hackenfuß.

Pes equinus. Siehe Spitzfuß.

Pes equino-varus. Siehe Klumpfuß.

Pes excavatus. Siehe Hohlfuß.

Pes plano-valgus. Siehe Knick-Senkfuß, Knick-Senk-Spreizfuß, Plattfuß.

Pes transverso-planus. Siehe Spreizfuß.

Pes valgus. Siehe Knickfuß.

Pfannendachplastik. Operative Formverbesserung einer Gelenkpfanne, z. B. Vertiefung der Hüftgelenkspfanne (bei sogenannter angeborener Hüftgelenksverrenkung) durch Herunterhebeln des Pfannenerkers oder durch Beckenosteotomie mit anschließender Verlagerung (Lateralisation) des Darmbeins oberhalb der Pfanne.

Phalangisation. Metakarpolyse: Vertiefung der Zwischenfingerfalten bei Daumenverlust zur Ermöglichung eines Zangengriffes.

Phokomelie. Robbengliedrigkeit: Angeborene Rückbildungs-Mißbildung einer Gliedmaße, mit völligem Fehlen der 3 langen Röhrenknochen, so daß Hand oder Fuß (unverbildet) ohne Zwischenstück an Schulter oder Hüfte ansetzen. (S. a. Dysmelie.)

Phlebitis. Oft zur Thrombose (Thrombophlebitis) führende Entzündung der Venenwand.

Plantigrad. Mittelstellung (Neutralstellung) der Fußsohle zwischen Inversion und Eversion.

Plattfuß. Angeborene oder als Mißverhältnis zwischen Tragfähigkeit und Belastungsfähigkeit erworbene Fußdeformität, die sich nicht nur in einer Abflachung des Längsgewölbes äußert, sondern auch mit einer Abflachung des Quergewölbes *(Spreizfuß)* und mit einer Valgusabknickung der Ferse *(Knickfuß)* einhergeht. Siehe Knick-Senk-Spreizfuß.

Plexuslähmung. Lähmung durch Schädigung des Armnervengeflechtes. Siehe Entbindungslähmung, Erb-Lähmung (obere Plexuslähmung); Klumpke-Lähmung (untere Plexuslähmung).

Poelchen-Behandlung. (Abnehmbare Gips-)Verbandanordnung zur funktionellen Behandlung von Oberarmkopf- und -halsbrüchen. Während der Bettruhe wird der Arm auf einer schiefen Ebene in 40 Grad Abduktion und 30 Grad Vorhalte des Schultergelenkes unter Extension über Rollenzug und Mastisolstreifen-Extension gelagert. In den ersten Tagen wird ausschließlich aktiv in der Sagittalebene, später bei gebeugtem Oberkörper auch in der Frontalebene mit Pendelbewegungen geübt und schließlich Kreiselbewegungen und — nach Abnahme der Gipsschale — Übungen der übrigen Armgelenke angefügt.

Poliomyelitis anterior acuta. Siehe Kinderlähmung, spinale.

Polyarthritis rheumatica. Entzündliche aber nicht ansteckende Allgemeinerkrankung aufgrund allergisch-hyperergischer Reaktion unbekannter (infektiös-toxischer, immun-pathologischer) Ursachen.

Akut als *rheumatisches Fieber* mit den Zeichen erheblicher Allgemeinerkrankung vor allem Kinder und junge Erwachsene betreffend. Bei der chronisch-progredienten Form (pcP: *progredient chronische Polyarthritis)* steht im Mittelpunkt die entzündliche Schädigung des Binde- und Stützgewebes, hauptsächlich an der Synovialmembran der Gelenke, an Schleimbeuteln, Knochenhaut, Knorpel und Knochen. Die pcP tritt meist zwischen 35 bis 45 Jahren auf und befällt vorwiegend Frauen. Im fortgeschrittenen Stadium kommt es zu Schwellungen der Fingermittel- und -grundgelenke, zu ellenseitiger Abweichung der Finger, zur Überdehnung von Kapsel und Bändern, schließlich zur Destruktion von Knorpel, Knochen und Bändern und dann zur fibrösen Versteifung des Gelenkes mit gelegentlichem Übergang in ossäre Ankylosen.

Präarthrose. Bezeichnung für den Befund, der mit statistischer Wahrscheinlichkeit im Laufe der Zeit bei einer derzeit gesunden Person zur Arthrosis deformans (s. dort) führen wird.

Pronation. Bewegung der Speiche um die Elle herum, so daß am hängenden Arm bei Rechtwinkelbeugung im Ellenbogen die Hohlhand nach distal weist.

Pronatio dolorosa. Schmerzlähmung des Armes bei kleinen Kindern: Beim Hochreißen des fallenden Kindes kommt es durch Extension zu einer Subluxation des Speichenköpfchens aus dem Ringband mit anschließender schmerzhafter Behinderung der Ellenbogen- und Unterarmumwendebewegungen.

Prothese. Ersatz eines Körperanteiles (Kunstauge, Zahnprothese) insbesondere von körperfernen Gliedmaßenanteilen. Siehe auch Endoprothese.

Prothesenkraftquellen. Prothesen können betätigt werden durch eigene Kraft oder durch Fremdkraft (elektrisch, pneumatisch, hydraulisch) mit Steuerung nach Art eines Servo-Motors durch kleine Eigenkräfte (Muskelhubventil, myoelektrische Steuerung durch Muskelinnervationspotentiale). Als Eigenkraft kann über Kraftzüge (Schulterzugbandage) die Prothese mit irgendeiner Gelenkbewegung gekoppelt oder durch Kinematisation direkt an Bewegungen der (Stumpf-) muskulatur angeschlossen werden.

Für Beinprothesen wird auf aktive Steuerung und Bewegung der Prothesengelenke verzichtet.

Protrusio acetabuli. Abnorme Vertiefung der Hüftpfanne, anlagebedingt oder erworben (Nachgeben des Pfannenbodens unter dem Druck des Hüftkopfes) führt häufig über entzündliche und deformierende Veränderungen zum weitgehenden Bewegungsverlust des Hüftgelenkes.

Pseudarthrose. Falschgelenksbildung. Ausbleiben knöcherner Heilung nach Kontinuitätstrennung (Fraktur, Osteotomie) von Knochen.

Psoasabszeß. Senkungsabszeß: bei eitrigen Sponylitiden (vor allem bei langsam ablaufenden chronischen spezifisch tuberkulösen Entzündungen, die nur zu geringen — kalter Abszeß — lokalen und Allgemein-Symptomen führen) breitet sich der Eiter entlang dem M. psoas bis zur Leiste aus.

Quadrizepsplastik

a) nach Arthrolysen des Kniegelenkes und Patellektomie erforderliche plastische Verstärkung (und Verlängerung) der Quadrizepssehne.

b) Ersatz des gelähmten M. quadriceps durch Verlagerung des Ansatzes eines oder mehrerer Kniebeuger auf die Kniestrecksehne.

Quengel. Vorrichtung zur Mobilisation von Gelenken bzw. Dehnung von Weichteilen bei Gelenkkontrakturen durch kleinste leicht dosierbare Dauerzüge. Im Gegensatz dazu: Mobilisierung mit großen Kräften: Brisement forcé.

(Quengeln: zunehmende Verwringung eines Fadens oder einer Schlinge, so daß zwangsläufig eine Annäherung der Faden-(Schlingen-)enden resultiert).

Querschnittlähmung. Schädigung (Trauma, Entzündung, Systemerkrankung) des Rückenmarks-Querschnittes mit motorischen, sensiblen (Oberflächen- und Tiefensensibilität) und vegetativen (Blase, Enddarm, Gefäßtonus, Thermoregulation, männliche Sexualfunktion) Lähmungen.

Motorische Lähmung anfangs *schlaff* (spinaler Schock), später nur bei ausgedehnten Rückenmarkszerstörungen, bei Konus- und Caudaschäden. Sonst nach Abklingen des spinalen Schockes bei erhaltenem spinalen Reflexbogen *spastische* Lähmung. Komplette Lähmung (Plegie) oder inkomplette Lähmung (Parese) des Hals-, Brust- oder Lendenmarks. Sorgfältige Lagerung (Dekubitusprophylaxe), Kontrakturenverhütung, Elektrogymnastik, Kreislauftraining, Einübung eines Blasenautomatismus oder einer Blasenautonomie.

Rachitis. Störung der Knochengewebsmineralisation, vor allem durch Vitamin-D-Mangel. Damit verbunden Nachgiebigkeit des weichen leicht verformbaren Skeletts. Während des Kindesalters treten an den Wachstumsfugen durch vermehrte Knorpelwucherung tast- und sichtbare Verdickungen auf (Becherform, Zwiewuchs). Typische rachitische Skelettveränderungen: Kraniotabes, abnorme Weichheit des Schädeldachknochen, verzögerter Fontanellenschluß, Brustkorbdeformierung, rachitischer Rosenkranz (Anschwellung der Knorpelknochengrenze jeder Rippe), Kyphose (Sitzbuckel), O-Beine.

Radialislähmung. Schlaflähmung, „Tiergarten"-lähmung: Der Speichennerv liegt dem oberen Drittel des Oberarmknochens nahe und kann hier (bei Oberarmbrüchen bzw. durch Kantendruck vor allem im Schlaf) geschädigt werden. Es kommt zum Ausfall von Handgelenks- und Fingerstreckern: Fallhand.

Radialisschiene. Orthopädischer Apparat, der bei Fallhand die Ausnutzbarkeit (Faustschluß) der Fingerbeuger durch Stabilisierung des Handgelenkes in leichter Dorsalflexion steigert. Siehe auch Flexion.

Raffnaht. Sehnenraffnaht zur Verkürzung.

Randwulst. Knöcherne Anbauvorgänge an den Randzonen der Gelenkflächen bei Arthrosis deformans.

Redressement. Brisement forcé: kurzfristige manuelle oder mechanische Korrektur von Kontrakturen. (Siehe auch Osteoklase, Quengel.)

Reklination. Rückwärtsneigung der Wirbelsäule, insbesondere Aufrichtung der Brustkyphose. Ein reklinierendes Korsett entlastet die Wirbelkörper, da die Druckübertragung dann nicht mehr über die vorderen Wirbelkörperkanten sondern vorwiegend über die Reihe der kleinen Wirbelgelenke erfolgt.

Rektusdiastase. Faszienschwäche zwischen beiden Mm. recti abdominis.

Reposition. Wiederherstellung der normalen Gelenkbeziehung nach einer Luxation bzw. der normalen achsengerechten Stellung von Knochenanteilen nach Fraktur oder Osteomie.

Retention. Aufrechterhalten einer Reposition (bis zur Heilung).

Rheumatismus. Siehe Polyarthritis.

Rippenbuckel. Dorsales (einseitiges) Vortreten der Rippen. Meist als Symptom der Wirbelsäulentorsion bei Skoliose.

Im Säuglingsalter (Schräglagedeformität) durch Lagerung auf dem Buckel zu verringern. Später evtl. Rippenbuckelresektion (Entfernung eines Rippenanteiles unter Verkürzung und damit Abflachung des Rippenbuckels).

Röntgentiefenbestrahlung. Behandlung mit Röntgenstrahlen. U. a. bei Schmerz- und Reizzuständen an Gelenken als „Entzündungsbestrahlung".

Rucksackverband. Wattegepolsterter Schlauchbindenverband als Achtertour rückwärts geknotet, beide Schultergelenke verbindend, vor allem zur Behandlung von Schlüsselbeinbrüchen, führt zur Reposition durch Dauerextension des vorderen Schultergürtels. Deshalb sind anfangs sehr häufige (tägliche) ärztliche Kontrollen unter Nachspannen des Verbandes erforderlich.

Rumpfarmgipsverband. Ruhigstellung im Schultergelenk erfordert nicht nur den Einschluß des Unterarmes in gewinkelter Stellung zum Ausschluß von Drehbewegungen des Oberarmes sondern auch die Fixierung des Schultergürtels (soweit als möglich) durch einen Rumpfgips.

Rundrücken. Siehe Kyphose, Haltung.

Sacrum acutum. Beträgt der Lenden-Kreuzbeinwinkel (nach hinten offener stumpfer Winkel, in dem die verlängerten Achsen des 5. Lenden- und 1. Kreuzbeinwirbelkörpers zusammentreffen) weniger als 143°, d. h. nähert er sich dem rechten Winkel, wird das Promonturium spitzwinkliger und die Abstützung des 5. Lendenwirbelkörpers wird schlechter, die 5. Lendenbandscheibe stärker belastet. Siehe auch Bandscheibenschaden.

Sacrum arcuatum. Vermehrung der physiologischen Kreuzbeinkyphose.

Säbelbein. Verbiegung von Ober- und Unterschenkel in gleicher Richtung (Varus, Rekurvation).

Sagittalebene. Alle Ebenen, die die Frontalebene (Stirnebene) senkrecht schneiden, insbesondere die Mittelebene.

Sakralisation. (Teilweise) Verschmelzung des 5. Lendenwirbels mit dem Kreuzbein. Siehe auch Lumbalisation, Übergangswirbel.

Säuglingsskoliose. Angeborene (kongenitale) Mißbildungs-Skoliose oder erworbene (Schräglagedeformität, Hüftkontraktur, Schiefhals) c-förmige Einfach-Seitausbiegung (Totalskoliose) der Wirbelsäule ohne Gegenkrümmungen (wegen des Fehlens statisch-orthoptischer Kompensation), erkennbar an Brustkorbasymmetrie und Einschränkung der passiven Lateralflexion der Wirbelsäule zur Seite der Konvexität.

Schanz-Verband. Siehe Halskrawatte.

Scheibenmeniskus. Anlagebedingte vorwiegend lateral vorkommende Hemmungsmißbildung von Kniegelenksmenisken. Bei maximaler Streckung kommt es durch die zentral nicht ausgehöhlte Scheibe des Meniskus zu einer Distension des Gelenkes, die durch lautes Knurpsen fühl- bzw. hörbar ist. Siehe auch Meniskusschaden.

Schenkelhalsbruch. Vor allem beim medialen (kopfnahen) Schenkelhalsbruch besteht die Gefahr der Hüftkopfnekrose (siehe dort) bei einem Drittel der Verletzten. Deshalb und wegen der früheren Belastungsfähigkeit ist bei zunehmendem Alter und Gebrechlichkeit statt der Schenkelhalsnagelung das operative Einsetzen einer Hüftkopfendoprothese in Erwägung zu ziehen.

Scheuermann-Erkrankung. Siehe Adoleszenten-Kyphose.

Schiefhals. Dauernde Kopffehlhaltung.

Sogenannter angeborener Schiefhals: (nach Geburtstrauma) entwickelt sich in den ersten beiden Lebenswochen eine knotige Verdickung im Kopfnickermuskel. Es folgen Strangbildung und Kontraktur des Kopfnickermuskels mit Neigung des Gesichts zur kranken Seite und Drehung zur gesunden Seite. Behandlung durch Lagerung und redressierende Übungen in den ersten Lebenswochen, später operativ.

Angeborener Schiefhals: angeborene Dysplasie des Kopfnickermuskels, möglicherweise als Folge einer Fehlhaltung in utero. Mißbildung der Halswirbelsäule (Klippel-Feil-Syndrom).

Erworbener Schiefhals: durch Weichteilkontrakturen (Narben), Innervationsstörungen (Torsionsdystonie), durch Störung des beidäugigen Sehens, nach Mandeloperationen, bei Wirbelkörperprozessen und (als sogenannter rheumatischer Schiefhals) nach plötzlichen Bewegungen durch Blockierung der kleinen Wirbelgelenke mit anschließender reflektorischer Muskelverspannung.

Schienenhülsenapparat. Siehe Apparat, orthopädischer.

Schipper-Krankheit. Ermüdungsbrüche von Dornfortsätzen am Hals-Brust-Übergang bei besonderer Beanspruchung des M. trapecius.

Schlatter-Erkrankung. Aseptische Nekrose der Schienbeinapophyse, des Ansatzes des Ligamentum patellae, vor allem bei Jungen im Schulalter. Heilung unter Teilentlastung (Kniegipshülse).

Schleimbeutelentzündung. Siehe Bursitis.

Schlottergelenk. Allseitige Instabilität eines Gelenkes durch konstitutionelle allgemeine Gelenklockerung (Arthrochalasis), nach Verletzungen des Kapselbandapparates und vor allem durch fortwährende Überdehnung bei Lähmungen (motorisch, Tabes dorsalis). Behandlung durch allseitige Muskelkräftigung, orthopädischen Apparat oder operativ (Bandplastik, Arthrodese).

Schmerzhinken. Gangstörung zur Schonung des schmerzenden Beines durch Verlagerung des Körpergewichtes auf das gesunde Bein und Verkürzung der krankseitigen Standbeinphase.

Schnappende Hüfte. Siehe Hüfte, schnappende.

Schonhaltung. Schmerzbedingter Haltungsfehler.

Schräglagedeformität. Bei halbschräger Rückenlage des Säuglings wird durch den Auflagedruck auf die stärker belasteten Brustkorbhälfte diese abgeflacht und eine Rippenbuckelbildung und damit Konvexität der Wirbelsäule zur nicht belasteten Brustkorbhälfte gefördert. Ursachen: gleichförmige Säuglingslagerung: eintönige Bettung, Daumenlutschen, Hüftdysplasie, Schiefhals. Siehe Säuglingsskoliose.

Schreibhilfe. Bei Greifbehinderung oder rascher Ermüdung (Schreibkrampf) ist eine Verbreiterung der Greifdistanz anzustreben durch Verbreiterung des Griffes am Schreibgerät oder durch ein Zwischenstück, in welches das Schreibgerät eingesetzt werden kann und welches der Form entspricht, die die Hand ohne größere Anstrengung leicht umschließen kann. Bei stärkeren Behinderungen der Finger- und Daumenbeweglichkeit ist die passive Fixierung des Schreibgerätes am Zeigefinger oder an der Handaußenkante (z. B. durch Klettenverschluß) oder gegen einen Dreiring möglich, mit dem Daumen, Zeige- und Mittelfinger in der üblichen Schreibhaltung fixiert werden.

Schreibkrampf. Siehe Beschäftigungsneurose, Schreibhilfe.

Schubladenphänomen. Abnorme Beweglichkeit des im Knie gebeugten Unterschenkels gegenüber dem Oberschenkel nach ventral bzw. dorsal als Ausdruck einer Insuffizienz des vorderen bzw. hinteren Kreuzbandes.

Schritt. Abstand beider Füße beim Gehen.

Schrittwinkel. Winkel zwischen Fußachse und der sagittalen Medianebene (bzw. Gangebene).

Schulterabduktionsschiene. Orthopädischer Apparat zur Lagerung eines Armes in Vor- und Seithebung im Schultergelenk um ca. 40 Grad, um die durch Kapselverklebung drohende Schultersteife zu vermeiden.

Die Schiene wird gegen den Rumpf oder das Becken fixiert. Weniger behindernd ist ein nach Art einer Briefträgertasche mit Gurten über die gegenseitige Schulter getragenes leichtes Kissen, das den gleichen Zweck erfüllt.

Siehe auch Rumpf-Arm-Gips.

Schulter-Arm-Syndrom. Siehe auch Zervikalsyndrom, Periarthritis humero-scapularis, Halsrippen-Syndrom, Skalenus-Syndrom. Schmerzen im Schulterarmbereich verschiedenster Ursache. Gefahr der Schultersteife.

Schulterblatthochstand. Erworben bei Skoliose und verschiedenen Haltungsfehlern. Angeboren (Sprengel-Deformität) als Mißbildungssyndrom von Schulterblatt, Schultergürtelmuskulatur und Wirbelsäule.

Schultereckgelenkssprengung. Die konservative Behandlung (Rucksackverband plus Desault-Verband) der vollständigen Zerreißung der akromio-klavikularen Bandverbindung ist umstritten. Bei frisch Verletzten mit erheblicher körperlicher Beanspruchung ist deshalb die operative Versorgung und Stabilisierung zu erwägen.

Bei leichteren Tätigkeiten behindert die bleibende Sprengung (erkennbar am Klaviertastenphänomen bei belastetem Arm) kaum.

Schulterluxation. Die *traumatische* bedarf nach Reposition einer Ruhigstellung von ca. 3 Wochen bis zur Heilung des Kapselbandapparates. Sonst droht eine *rezidivierende* Luxation. Letztere unterscheidet sich klinisch nicht von der *habituellen* Luxation, bei der die erste Verrenkung ohne adäquates Trauma bereits auf dem Boden einer konstitutionellen Instabilität zustande kam. Vermeidung der Schulterabduktion und Außenrotation. Bei häufigen Luxationen operative Behandlung. Beginn mit der Übungsbehandlung nach Ablauf der dritten Woche nach der Operation.

Sehnenplastik

a) (z-förmige) Verlängerung einer (kontrakten) Sehne.
b) Überbrückung eines Sehnendefektes unter Verwendung einer funktionell weniger bedeutsamen Sehne (z. B. des M. palmaris

longus oder M. plantaris) — oder anderen autologen (Faszie) oder homoiologen (Dura) Gewebes. Siehe auch Knochenspan.

Sehnentransposition. Ersatz der Funktion eines ausgefallenen Muskels durch Ursprungs- oder Ansatzverlagerung eines anderen Muskels, z. B. Verlagerung von Handgelenksbeugern auf die gelähmten Handgelenksstrecker bei Fallhand.

Sehnenruptur. Die Zerreißung einer Sehne durch planmäßige Willkürinnervation ist nur unter der Voraussetzung einer mechanischen oder pathologischen Sehnenvorschädigung möglich. Es können aber plötzliche passive Bewegungen (z. B. beim Ski-Sturz mit im Schuh festgestelltem Sprunggelenk), stumpfe Verletzungen (Schlag auf die angespannte Sehne) und überphysiologische Muskelkontraktionen (unkoordinierte Reflexbewegungen) sowie kinetische Energie (Beschleunigungseinwirkung in Abhängigkeit von der an der Sehne hebelnden Masse) plötzlich durch einmalige Ereignisse auch zum Zerreißen einer gesunden Sehne führen. Schließlich kann eine gesunde Sehne durch unphysiologische Dauerbeanspruchung (insbesondere Reibungskräfte nach Degeneration oder posttraumatischer Veränderung des Sehnengleitlagers) bis zur Ruptur geschädigt werden. Der Begriff (subkutane) Sehnenruptur wird nur für Sehnenschäden ohne offene Verletzung (Durchtrennung der Haut) verwendet.

Sehnenscheidenentzündung. Siehe Tendovaginitis.

Senkungsabszeß. Siehe Psoas-Abszeß.

Serratus-Lähmung. Durch Schädigung des N. thoracius longus (Plexusverletzungen, rheumatische Erkrankung) kommt es zur Lähmung des M. serratus lateralis, der das Schulterblatt gegen den Brustkorb fixiert und den unteren Schulterblattwinkel nach lateral unten verzieht: der untere Schulterblattwinkel steht ab und die Oberarmhebung über die Horizontale fällt aus.

Sichelfuß. Siehe Pes adductus.

Sitzbuckel. Verstärkung der im Säuglingsalter zunächst physiologischen Totalkyphose der Wirbelsäule durch Überbelastung (verfrühtes langes Sitzen). Es entwickelt sich (mit Wirbeldeformierungen) eine Fixierung der dorso-lumbalen Kyphose, die — im Kindesalter nicht mehr aufgerichtet — den Keim für Haltungsfehler im Erwachsenenalter abgibt.

Skalenus-Syndrom. Schulter-Arm-Syndrom durch Kompression des Gefäßnervenbündels in der Skalenus-Lücke (bei maximaler Reklination des Kopfes oder Hypertrophie der M. scaleni kommt es zur Verkleinerung der Lücke).

Skoliose. Fixierte, passiv nicht ausgleichbare Seitausbiegung der Wirbelsäule, die aus mechanischen Gründen zwangsläufig mit einer Verdrehung der Wirbel*körper* zur konvexen Seite und damit der Wirbel*dornfortsätze* zur konkaven Seite einhergeht. Die Verdrehung ist unterschiedlich, am stärksten im Skolioscheitel und wird in ihrer unterschiedlichen Gesamtheit als *Torsion* eines Wirbelsäulenabschnittes bezeichnet.

Im Wachstumsalter entwickelt sich so (s. auch Belastungsdeformität) eine unterschiedliche Torsionsdeformität jedes einzelnen Wirbelkörpers. Man unterscheidet nach der Form einfache und zusammengesetzte, nach der Mobilität relativ lockere und stark fixierte Skoliosen.

Säuglingsskoliose. Siehe dort.

Kongenitale Skoliose: Angeborene (Mißbildungs-)Skoliose: siehe Säuglingsskoliose. Bedarf regelmäßiger Überwachung bis zum Abschluß des Wachstumsalters.

Idiopathische Skoliose: Die puerile Skoliose entwickelt sich zwischen dem 2. und 12. Lebensjahr. Ihre Ursache ist unbekannt. Vor allem in der Pubertät ist eine erhebliche Progredienz zu erwarten. Außerdem ist die Verschlimmerungsgefahr um so größer, je früher die Wirbelsäulenverbiegung auftritt.

Adoleszenten-Skoliose: wird im Rahmen der zum M. Scheuermann zu rechnenden Wirbelkörperasymmetrien häufig beobachtet. Es handelt sich vorwiegend um leichte Formen der Wirbelsäulenseitverbiegung ohne wesentliche Progredienz.

Sekundäre Skoliosen durch Lähmung, Narbenbildung, bestrahlungsbedingte Wachstumsstörung, erworbene Wirbelkörper- und Bandscheibenveränderungen (Trauma, Osteoporose, Rachitis) und bei Systemerkrankungen (Neurofibromatose). Vermeidbar sind sekundäre Skoliosen durch *Zwangshaltung:* hysterisch; statisch (Beinlängendifferenz, Arm- und Beinamputationen); Reflexkontraktur (Schmerz, Ischias), bei entsprechender orthopädischer Behandlung und Versorgung.

Die *Progredienz* der Skoliose ist bei sekundären Skoliosen ätiologieabhängig, bei primären Skoliosen sind während des Wachstums (Schiefwuchs) laufend Verschlechterungen zu befürchten. Mit zunehmender Wirbelsäulenverbiegung kommt es zur Einschränkung der Lebenserwartung durch Störung der Lungenfunktion (Rechtsherzinsuffizienz durch Minderung des Brustkorbvolumens und Brustkorbwandstarre).

Ab dem 5. Lebensjahr ist eine Normalisierung der Wirbelkörperfehlform auch durch dauernde Redression nicht mehr zu erreichen, also nur noch Besserung möglich. Redressierende Maßnahmen erfordern eine mehrjährige konstante Anwendung, wenn sie zu einer Anpassung des Skelettes führen sollen (Milwaukee-Korsett); kurzfristig angewendet erleichtern sie die Lockerung der Kontraktur (Extensionskorsett und -Gips, Extensionsquengelkorsett, Ducroquet-Korsett) und dienen der Operationsvorbereitung. Ohne Operation führen kurzfristig angewendete redressierende Maßnahmen zum Haltungsverfall.

Die operative Behandlung besteht in dorsaler Versteifung der Wirbelsäule (Spondylodese) nach ausreichender Korrektur unter gleichzeitiger Verödung der kleinen Wirbelgelenke. Siehe auch Harrington-Behandlungsmethode.

Sofortversorgung. Sofortiges zirkuläres Eingipsen von Amputationsstümpfen verhindert (im Verein mit Saugdrainage und entzündungswidriger abschwellender medikamentöser Behandlung) eine starke postoperative Schwellung, die der prothetischen Frühversorgung hinderlich ist und erlaubt nach Anwickeln von Behelfsprothesen an den Gipsköcher die funktionsgerechte Beanspruchung des Stumpfes am Tage nach der Amputation und die endgültige Prothesenversorgung nach Ablauf eines Monats. Sofortversorgung in der beschriebenen Form ist nicht geeignet, zur Behandlung von Amputationen bei arteriellen Durchblutungsstörungen. Siehe auch Behelfsprothese.

Spalthand, Spaltfuß. Die Hand ist infolge Keimfehlers in schweren Formen bis zur Handwurzel gespalten. Meist sind gleichzeitig auch (einzelne) Mittelhandknochen mit den dazu gehörigen Fingern nicht angelegt. Die Behandlung muß sich bemühen, einen primitiven Greifschluß (evt. operativ) zu erreichen. Bei den analogen Veränderungen am Fuß (Spaltfuß) ist fast immer die Versorgung mit orthopädischem Maßschuh ausreichend.

Spina bifida. Auch ein äußerlich unauffälliger unvollständiger Bogenschluß am Lenden-/Kreuzbeinübergang bzw. in der Halswirbelsäule (Spina bifida occulta), wie er bei 20 % Erwachsener als harmlose Entwicklungsstörung beobachtet wird, ist nicht selten mit Anlagestörungen der nervösen Substanz (Myelodysplasie) verbunden. Die neurologische Symptomatik ist gekennzeichnet durch Ausfallserscheinungen an den unteren Gliedmaßen, insbesondere trophische Störungen. Deformitäten der Füße werden durch sie unterhalten oder treten als koordinierte Mißbildungen auf. Als äußere Kennzeichen gelten grübchenförmige Hauteinziehungen oder dichter Haarwuchs.

Aus größeren Wirbelbogendefekten können sich Teile des Rückenmarks (Myelozele) oder Aussackungen seiner Häute (Meningozele) oder häufiger Kombinationen von beiden (Meningomyelozele) vorwölben.

Bei schwersten Entwicklungsstörungen, wenn die Medullarrinne sich nicht zum Medullarrohr geschlossen hat, spricht man von Rhachischisis. Durch die Rückenmarksschädigung sind muskuläre Ausfälle bedingt, die im Wachstumsalter zu Imbalanz-Deformitäten führen und neben der regelmäßigen Übungsbehandlung operativer oder apparativer Versorgung bedürfen.

Spitzfuß. Gegensatz zum Fallfuß: Fixierte Plantarflexion des Fußes im oberen Sprunggelenk durch Fußheberschwäche oder Kontraktur der Wadenmuskulatur. Erfordert (wegen funktioneller Beinverlängerung) die Versorgung mit orthopädischen Schuhen oder operative Behandlung.

Spondylarthrose. Arthrosis deformans der kleinen Wirbelgelenke. Siehe auch Spondylose.

Spondylitis. Entzündliche Erkrankung der Wirbelkörper. Häufig tuberkulös. Entlastung des befallenen Wirbelkörpers durch Reklination z. B. im Spondylitiskorsett (siehe Reklinationskorsett).

Spondylarthritis ankylopoetica. Siehe Bechterew-Erkrankung.

Spondylodese. Operative Versteifung von Wirbelsäulenabschnitten entweder von vorn nach partieller oder totaler Ausräumung der Bandscheibe (ventrale Spondylodese) oder von hinten unter Überbrückung der Wirbelbögen durch Spananlagerung und Arthrodese der kleinen Wirbelgelenke (dorsale Spondylodese).

Spondylolisthesis, -lyse. (Anlagebedingte) Unterbrechung des Zwischengelenkstückes des Wirbelbogens (Interartikularportion) evt. auf dem Boden einer Dysplasie. Wirbelkörper und ventrale Bogenhälfte lösen sich und gleiten nach ventral, während der dorsale Bogenanteil mit Dornfortsatz in alter typischer Lage verbleiben. Kommt es durch den Gleitvorgang (Olisthesis) zu einer Beeinträchtigung von Rückenmark und Nervenwurzeln, ist die operative Stabilisierung (Spondylodese) angezeigt. Die Spondylolyse führt nicht immer zur Spondylolisthesis aber zu einer vermehrten Beanspruchung der Bandscheibe des Lendenkreuzbeinüberganges und der Lendenstreckmuskulatur.

Spondylose. Deformierende Veränderungen in den Zwischensegmenten der Wirbelsäule. Mit zunehmender Alterung der Bandscheibe und Turgorverlust kommt es zunächst zur Höhenminderung des Zwischenwirbelraumes (Spondylochondrose) und später dann durch die mit dem Turgorverlust der Bandscheibe verbundene allseitige Bewegungsvermehrung im Zwischensegment zur knöchernen Reaktion am Ansatz des Anulus fibrosus bzw. an den Bandansätzen der Wirbelkörper (Spondylose) und zu Verschleißerscheinungen an den kleinen Wirbelgelenken (Spondylarthrose).

Spreizfuß. Pes transversoplanus. Sowohl beim Hohl-(Spreiz-)fuß als auch beim Knick-Senk-(Spreiz-)fuß kommt es als Belastungsdeformität zur Abflachung des Quergewölbes und damit zu einer Verbreiterung des Vorfußes. Den tiefsten Punkt der Fußsohle bilden dann das 2., mitunter auch das 3. Mittelfußköpfchen, und es findet sich hier eine derbe Schwielenbildung. Weitere Komplikationen sind Hallux valgus, Krallenzehen, Metatarsalgie. Behandlung des Grundleidens unsicher, weshalb man sich meist mit der Behandlung der Komplikationen begnügt. Bei Schmerzen passive Stützung des Quergewölbes durch Metatarsalbuckel an Einlage, Fußbett oder Spreizfußbandage. Letztere hat den Nachteil, zirkulär schnürend zu wirken.

Sprengel-Deformität. Siehe Schulterblatthochstand.

Statische Muskelarbeit. Siehe isometrische Muskelarbeit.

Stieda-Schatten. Parossale Verknöcherung am kranialen Rand der Femurkondylen als Hinweis auf eine abgelaufene Schädigung des Ansatzes der Adduktoren oder des Ursprunges der Knieseitenbänder.

Streckverband. Für die *Dauerextension* wird der unmittelbare Kraftangriff am Knochen *(Skelettzug)* bevorzugt, da damit weniger Weichteilschäden (und geringere Infektionsgefahr) verbunden sind. Die Extension greift an einem Nagel an oder an einem Stahldraht, der durch einen Spannbügel fixiert wird, oder an einer Crutchfield-Klammer. *Weichteilzug* wird bevorzugt zur intermittierenden (Lagerung, Gelenkentlastung) und *kurzfristigen* (Reposition) Extension, z.B. über Walkledermanschetten, Glisson-Schlinge, Mädchen- oder Bauernfänger. Bei länger dauernder Extension ist möglichst gleichmäßige Beanspruchung eines möglichst großen Hautbezirkes (einer halben Gliedmaße) anzustreben durch (zirkuläre) Fixation des Verbandes, über den die Extension angreifen soll mittels Pflaster, Zinkleim oder hautverträglichen Klebestoffes.

Stützapparat. Apparat, orthopädischer (siehe dort), der nur der äußeren Führung bzw. Bewegungsbegrenzung dient. Der Belastungsdruck wird dagegen in physiologischer Weise durch den geschienten Knochen übertragen, im Gegensatz zum Entlastungsapparat (siehe dort).

Stützkorsett. Korsett, welches nicht entlastet (Reklinationskorsett, Spondylitiskorsett) oder extendiert (Extensionskorsett, Milwaukee-Korsett), sondern nur stützt (siehe Stützapparat).

Stützmieder. Verstärktes Mieder. Siehe dort.

Subluxation. Siehe Luxation.

Sudeck-Syndrom. Dystrophie aller Gewebe eines Gliedmaßenabschnittes bei vegetativer Entgleisung infolge verschiedener exogener (meist traumatischer), endogener, peripherer oder zentraler Ursachen und konstitutioneller Bereitschaft.

Erstes Stadium: Hautrötung und Weichteilschwellung, Bewegungsschmerz, Haare und Nägel wachsen schneller. Fleckige Knochenatrophie als Ausdruck reaktiven Umbaus. (Differentialdiagnose: alle Frühstadien chronischer Knochen- und Gelenkentzündungen).

Zweites Stadium: Zyanose, Glanzhaut, Temperaturerniedrigung. Trophische Störungen an Hautanhangsgebilden, Haut und Muskulatur. Diffuse Knochenatrophie, vor allem in Gelenknähe und im Bereich der ehemaligen Wachstumsfugen.

Drittes (End-)Stadium: Defektheilung unter Verschmächtigung der Gliedmaße (Hautatrophie, Muskelminderung), erheblicher Bewegungsbehinderung der Gelenke. Berührungs-, Belastungs- und Temperaturempfindlichkeit.

Im zweiten Stadium kommt es zu Gelenkkontrakturen durch Bindegewebsproliferation. Die medikamentöse und physikalische Therapie hat sich nach den Stadien bzw. den individuellen Ansprüchen des Patienten zu richten. Eine allzulang durchgeführte absolute Ruhigstellung führt ebenso häufig zu einer Verschlimmerung wie eine allzu intensiv durchgeführte Massage- und Bewegungsbehandlung. Im ersten Stadium steht die Ruhigstellung im Vordergrund, im zweiten Stadium aktive Krankengymnastische Behandlung *bis* zur Schmerzgrenze, erst im dritten Stadium auch zunehmende passive Kontrakturen-Behandlung.

Supination. Der Pronation entgegengesetzte Bewegung der Speiche um die Elle.

Supinationskeil. Innenranderhöhung an Schuh, Fußbett oder Einlage in Fersennähe zur Korrektur einer Valgusstellung der Ferse beim Knickfuß.

Suspensionskorsett. Siehe Ducroquet-Korsett.

Symphysenruptur. Traumatische oder geburtstraumatische Sprengung der Schoßfuge. Behandlung durch mehrwöchige Kompression (Schwebelagerung in einer sich vorn überkreuzenden Bandage). Operative Maßnahmen sind umstritten. Bei anhaltenden Beschwerden orthopädische Hilfsmittel (siehe Beckengurtspange).

Syndaktylie. Angeborene Differentierungstörung von Fingern oder Zehen, die nicht oder nur unvollständig getrennt sind. Verschieden schwere Ausprägung von der Schwimmhautbildung bis zur Löffelhand. Behandlung operativ.

Syringomyelie. Entwicklungsstörung des Rückenmarkes mit fortschreitender Höhlenbildung in diesem und entsprechend fortschreitenden neurologischen Ausfällen.

Tendovaginitis. Entzündung (bakteriell, allergisch-rheumatisch, mechanisch) von Sehnenscheiden. Charakteristisch ist das spürbare Reiben und Knirschen im befallenen Gebiet (Tendovaginitis crepitans). Durch zunehmende Schwellung von Sehne und Sehnenscheide kommt es zur Bewegungsstörung (Tendovaginitis stenosans). Siehe Finger, schnellender.

Tennisellenbogen. Siehe Epicondylitis humeri.

Tenodese. Operative Begrenzung einer Gelenkbewegung, vor allem nach Lähmungen durch Fixierung der Sehnen in Mittelstellung (z. B. Verhinderung der Fußsenkung — Fallfuß — durch Fixation der Fuß- und Zehenhebersehnen am Knochen, so daß sie nur eine Senkung bis 100 Grad zulassen).

Tenotomie. Durchschneidung einer Sehne. Siehe Sehnenplastik.

Tensor-fasciae-Kontraktur. Abspreizkontraktur im Hüftgelenk, vor allem nach Spreizgips-Behandlung.

Tetraplegie. Lähmung aller 4 Gliedmaßen. Siehe Lähmung, Querschnittlähmung.

Thomas-Schiene. Einfacher entlastender Schienenschellenapparat mit Tubersitz. Siehe Entlastungsapparat.

Thrombose. Zum Verschluß führende Venenerkrankung.

Thrombophlebitis: Primär entzündliche Erkrankung oberflächlicher Venen, ohne Ödem, ohne Emboliegefahr.

Phlebothrombose: Erkrankung tiefer Beinvenen, meist nicht primär entzündlich, sondern auf dem Boden einer Gerinnungs- oder Zirkulationsstörung. Gefahr der Embolie und des postthrombotischen Syndromes.

Postthrombotisches Syndrom: Fast immer werden die Venen nach Phlebothrombose rekanalisiert, doch ist die Wiedereröffnung der Strombahn häufig unvollständig, die Klappen sind zerstört und insuffizient, die Venenwand sklerosiert. Der Füllungszustand des venösen Systems kann nicht mehr aktiv reguliert werden, der Blutrückfluß ist verzögert, das venöse System der unteren Extremitäten unterliegt einer chronisch-hydrostatischen und hämodynamischen Druckbelastung.

Ödem, venöses: Übersteigt der Filtrationsdruck (hydrostatischer Druck, im Knöchelbereich 85 mm Hg) den Gewebsdruck (10 mm Hg) und den kolloidosmotischen (onkotischen, 25 mm Hg) Druck, kommt es zur Filtration ins Gewebe. Umgekehrt muß der therapeutische Kompressionsdruck (z. B. durch elastische Wickelung oder Gummistrumpf) etwas stärker sein als der hydrostatische Druck und muß von distal nach proximal abnehmen.

Tibialislähmung. Siehe Hängefuß, Fallfuß.

Torsionseinlage. Schuheinlage, die der Detorsionsdeformität (Knick-Senk-Spreizfuß) entgegenwirkt und den Rückfuß in Supination, den Vorfuß in Pronation verwringt und dadurch das physiologische Gewölbe wieder aufrichtet.

Torsionsdystonie. Siehe Schiefhals, spastischer.

Tortikollis. Siehe Schiefhals.

Transformationsgesetz. Lebendes Gewebe verändert sich unter Belastung. *Muskeln* und *Sehnen* deren Ursprung und Ansatz dauernd einander genähert sind, verkürzen sich bzw. werden überdehnt bei überphysiologischer Entfernung von Ursprung und Ansatz. Der *Knochen* paßt sich veränderten Belastungsbedingungen an: vermehrte Druckbeanspruchung an der Innenseite eines Oberschenkelknochens nach in O-Fehlstellung verheilter Fraktur führt zum Knochenanbau hier und zum Knochenabbau an der lateralen Seite: der Knochen unterstellt sich der Belastung, gradet sich aus. *Wachstumsfugen* reagieren auf starken Druck und auf fehlende Beanspruchung mit Wachstumsminderung.

Trapeziuslähmung. Die Schädigung des N. accessorius (Verletzungen, rheumatische Entzündung) führt zur einseitigen Lähmung des Kapuzenmuskels. Die Schulter hängt mit dem Schultergürtel nach unten herab, das Schulterblatt steht mit seinem medialen Teil vom Rumpf ab, durch Herabhängen der Schulter kommt es zum Schulter-Arm-Syndrom. Der Arm kann trotz gut funktionierendem Deltamuskel nicht bis zur Horizontalen erhoben werden.

Trendelenburg-Zeichen. Durch Insuffizienz der kleinen Glutäen (pelvitrochantere Muskulatur) kommt es beim Einbeinstand zum Absinken der spielbeinseitigen Beckenhälfte, da die standbeinseitige Beckenhälfte nicht genügend gegen den Oberschenkel fixiert wird. Ursachen: Lähmung der pelvitrochanteren Muskulatur, Annäherung von Ursprung und Ansatz (Coxa vara, Hüftluxation). Kompensation durch Duchenne-Zeichen (s. dort).

Trichterbrust. Siehe Brustkorbdeformierung. Durch die trichterförmige Einziehung von Brustbein und benachbarten Rippen kommt es zur Beeinträchtigung der Herz-Kreislauffunktion (wie bei einer Skoliose). Durch Atemgymnastik läßt sich die Brustkorbbeweglichkeit bessern bzw. erhalten. In schweren Fällen operative Behandlung im frühen Schulalter.

Trochanterhochstand. Der große Rollhügel eines Oberschenkels wird dem Beckenkamm angenähert bei Coxa vara und Hüftluxation.

Trophische Störung. (Mit Sensibilitätsausfällen gekoppelte) Störung der Gewebsernährung insbesondere der Gefäßnerven. Siehe auch Gangrän.

Tuberkulose der Gelenke. Siehe Gelenktuberkulose.

Tuberkulose der Knochen. Siehe Osteomyelitis.

Tubersitz. Pelottenartige Verbreiterung des oberen Randes einer Oberschenkelprothese oder eines entlastenden Beinapparates zur

Druckübertragung auf die Weichteile im Bereich des Sitzbeinknorrens (Tuber ossis ischii). Siehe Entlastungsapparat.

Überbein. Siehe Ganglion.

Übergangswirbel. Oberbegriff für Wirbelformen, die aus einer Verschiebung der Abschnittsgrenzen (im Sinne der Kranial- und Kaudalvariation) resultieren. Siehe Lumbalisation, Sakralisation.

Überhang. Durch statisch-orthoptische Kompensation sind Wirbelsäulenseitausbiegungen meist durch Gegenschwingungen so weit kompensiert, daß der Kopf sich wieder senkrecht über dem Körperschwerpunkt befindet, und die Augen mühelos horizontal gehalten werden können. Bei einer unausgeglichenen Skoliose hängt der Brustkorb gegenüber dem Becken zur Seite über. Der Überhang ist meßbar durch die Seitabweichung des Lotes aus dem 7. Halswirbeldornfortsatz, das in diesen Fällen nicht auf sondern neben den Dornfortsatz des ersten Kreuzwirbels fällt.

Überkorrektur. Verkehrung einer Deformität in ihr Gegenteil durch Überbehandlung.

Überlastungsschaden. Folgen vermehrter Abnutzung oder Überbeanspruchung. Überbeanspruchung einer Gliedmaße resultiert häufig aus einer Schonung der anderen Gliedmaße.

Umkrümmungsgips. Siehe Extensions-Quengel-Gips.

Ulnarislähmung. Siehe Krallenhand.

Varikose. Krampfaderleiden.

Primäre oder genuine Varizen: Anlagemäßige und konstitutionell bedingte oft familiär auftretende Insuffizienz der Venenwand und -klappen, meist ohne Beinschwellung.

Sekundäre Varizen: Meist Folge überstandener Phlebothrombose und dadurch bedingter Klappeninsuffizienz, häufig mit Beinödemen.

Valgusdeformität. Winklige Abbiegung eines peripheren Körperabschnittes von der Körpermittelebene weg. X-Fehlstellung. Siehe Coxa valga, Genu valgum, Hallux valgus, Cubitus valgus.

Varusdeformität. Winklige Abbiegung eines peripheren Körperabschnittes zur Körpermittelebene hin. O-Verbiegung. Siehe Coxa vara, Genu varum, Crus varum, Sichelfuß.

Verkürzungshinken. Durch Beinverkürzung bedingte erhebliche Rumpfverlagerung und Beckenbewegung beim Gehen: die normale Kontraktion der pelvitrochanteren Muskulatur (siehe auch Trendelenburg-Hinken) reicht während der Standphase auf dem kürzeren Bein nicht aus, dem längeren Spielbein das Durchschwingen zu ermöglichen. Individuell unterschiedliche Anpassung der Wirbelsäule durch Ausbildung einer *statischen Skoliose* konkordant (Konvexität in der Lendenwirbelsäule zur Seite der Beinverkürzung) oder diskordant (Konvexität in der Lendenwirbelsäule konvex zur Seite des längeren Beines), die sich im Laufe der Jahre fixiert. Behandlung durch apparativen (Schuh) oder operativen Verkürzungsausgleich.

Verkürzungsosteotomie. Operative Verkürzung eines Knochens, insbesondere der Röhrenknochen am Bein zur Behandlung einer Beinverlängerung.

Verlängerungsosteotomie. Operative Verlängerung eines Knochens, insbesondere der Ober- oder Unterschenkelknochen zum Ausgleich einer Beinverkürzung, evtl. in Kombination mit Verkürzungsosteotomie auf der anderen Seite. Die Verlängerung wird entweder durch begrenzte Umfangsverminderung (z-förmige Osteotomie oder Schrägosteotomie) oder durch Zwischenschaltung von Knochentransplantaten erreicht.

Vorfußverband. Siehe Metatarsalgie.

Wärmebehandlung. *Trockene* Wärme: Heißluft, Glühlicht, Heizkissen, Wärmflasche, Rotlicht, Infrarotlicht, erhitzter Sand, Kleie, Körner. Siehe auch Heißluft.

Feuchte Wärme: Feuchtwarme Packungen unter Verwendung schlechter Wärmeleiter: Schlamm, Lehm, Heublumen, Leinsamen, Kamillen, Kartoffeln, Paraffin. Oder feuchte Umschläge.

Watschelgang. Erhebliches Beckenschaukeln durch doppelseitiges Trendelenburg-Hinken (bei doppelseitiger Hüftluxation).

Widerstandsübungen. Siehe isometrische Muskelarbeit.

Wirbelgleiten. Siehe Spondylolisthesis.

X-Deformität. Siehe Valgusdeformität.

Zentrifugalkraft. Vom Zentrum zur Peripherie wirkende Schwungkraft.

Zentripetalkraft. Der Zentrifugalkraft entgegengesetzte, von außen zum Mittelpunkt strebende Anziehungskraft.

Zerebralparese, infantile. Motorische Störung in Form von spastischen Lähmungen, Athetosen und choreatischen Bewegungsstörungen, Rigidität und Ataxien, die entweder alle Gliedmaßen (Tetraplegie, Diplegie) befallen oder nur eine Seite (Hemiplegie) bzw. die unteren Extremitäten (Paraplegie) und in vielen Fällen mit Sprach-, Hör-, Seh- und Verhaltensstörungen mit und ohne Intelligenzdefekt bzw. mit Krampfanfällen kombiniert sind. Folgen einer Gehirnreifungsstörung vor der Geburt (Schwangerschaftstoxikosen, Blutgruppenunverträglichkeit, Infektionen), während der Geburt (Frühgeburt, Übertragung, verlängerte Entbindung) oder nach der Geburt (Asphyxie, Atemstörungen, Krampfanfälle, Infektionen, Unfälle und Erkrankungen).

Wichtig sind Früherkennung und frühzeitige sachgemäße Betreuung, weil die motorische Entwicklung eng verbunden ist mit der geistig-seelischen Entwicklung des Kindes. Spastizität, abnorme Reflexe und Bewegungen ungeregelter Art erschweren die statisch-motorische Entwicklung und die Stellreaktionen. Zur Detonisierung der Spastik ist oft auf Medikamente, Muskel- und Sehnenverlängerungen nicht zu verzichten.

Zervikalsyndrom. Oberbegriff für alle Erkrankungen, bei denen Befunde an der Halswirbelsäule eine besondere Rolle spielen.

Oberes Zervikalsyndrom: Entwicklungsstörungen des Hals-Kopf-Überganges (basiläre Impression) und Fehlstellungen im Atlas-Axis-gelenk können zu einer Behinderung der Kopfnickbewegungen, Hirnsymptomen und Okzipitalneuralgie führen. *Mittleres* Zervikalsyndrom: Innervationsstörungen von Mund, Rachen, Schlund, Herz und Zwerchfell sind möglich. *Unteres* Zervikalsyndrom: Durch formverbildende Veränderungen an der Halswirbelsäule und Zervikalarthrose kommt es nicht nur zur Gefügestörung im Zwischensegment, sondern auch über Irritationen der Nervenwurzeln in den Zwischenwirbellöchern zu Hartspann, sensiblen und seltener motorischen Ausfällen, zur Irritation der arteria vertebralis (zerebrale Mangeldurchblutung) und über das Nervengeflecht der A. vertebralis zur Irritation des n. sympathicus (Quadranten-Syndrom).

Zikatrizielle Skoliose. Siehe Narbenskoliose.

Zinkleimverband. Langsam (in 3 bis 6 Stunden) erhärtender, sehr gut hautverträglicher Dauer-Bindenverband zur Stützung und Kompression. Beim Anlegen ist genau darauf zu achten, daß die Binde auf ihrer ganzen Länge den gleichen Druck ausübt, also keine Kante einschneidet. Vor dem Anlegen des Zinkleimverbandes Entstauung der Gliedmaße durch Hochlagerung. Wärmeanwendung (Heißluftkasten) führt — im Gegensatz zum Gipsverband — zur Trocknungsverzögerung.

Zirkulationsstörungen. Siehe arterielle Durchblutungsstörungen, Varizen, Gefäßgymnastik.

Zwangshaltung. Theorie der Mißbildungsentstehung durch Zwangshaltung von Körperanteilen im Uterus. Da der Embryo in einer Fruchtblase schwimmt, muß eine hydrostatische gleichmäßige Druckverteilung angenommen werden, so daß eine umschriebene Druckschädigung von außen unwahrscheinlich ist. Zur Zwangshaltung mit Einhalten einer gleichbleibenden Stellung kommt es erst kurz vor der Geburt.

Zwergwuchs. Menschen von sehr kleiner Körperhöhe (anthropologisch: unter 115 cm; medizinisch: deutlich signifikante Unterlänge — deutsche Männer unter 160, Frauen unter 151 cm). Entweder als wohlproportionierter anlagebedingter Zwergwuchs oder aufgrund von Stoffwechselstörungen (Rachitis) oder Verknöcherungsstörungen (enchondrale Dysostosen).

Krankengymnastische Befundaufnahme

Von Rita Bühler-Lohse

Wie in jedem Fachgebiet, so spielt auch in der Orthopädie die Befundaufnahme eine wichtige Rolle. Eine gezielte funktionelle und damit sinnvolle Behandlung ist ohne Befund nicht möglich.

Ausgehend von der Diagnose des Arztes und seinem Befund (auch Röntgenbild), Alter und Beruf des Patienten interessieren uns:

- die Vorgeschichte
- der allgemeine Befund:

  der allgemeine Ernährungszustand (AEZ), der allgemeine Kräftezustand (AKZ), die Beschwerden und die Übungsbereitschaft des Patienten.

- der spezielle Befund:

— sichtbar:

Haltung, Verkürzung oder Verlängerung einer Extremität, Gelenkstellung, Gelenkkontur, Deformität, Muskelrelief, Hautdurchblutung, Verletzungs- oder Operationsnarben, Trophik, Atmung, Lagerung bei bettlägerigen Patienten.

— tastbar:

Hauttemperatur, Turgor, Muskeltonus (Hartspann, Myogelosen), Konsistenz und Verbackung von Narben u. a.

— funktionell:

Gelenkfunktion (möglichst vergleichend):
    a) aktiv, b) passiv

Muskelfunktion:
    Muskelkraft (manueller Muskeltest)
    Muskelverkürzungen
    Spastik

Gangbild:
    z. B. Trendelenburgsches Zeichen

Atemfunktion:
    z. B. Skoliose

Koordination:

— meßbar:

Längen-, Umfang-, Winkelmaße (immer vergleichend), Atemmaße, Vitalkapazität.

- Hilfsmittel:

Art, Handhabung, Zustand u. a.

Krankengymnastische Befundaufnahme 67

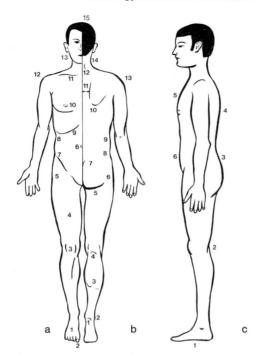

Abb. 1 a Haltungsstatus von dorsal:

1 — Fersenstand (varus/valgus)
2 — medialer Knöchelstand
3 — Wadenrelief
4 — Höhe der Kniekehlenfalte
5 — Höhe der Gesäßfalte
6 — Trochanterstand
7 — breiteste Stelle des Kreuzbeins
8 — Höhe des Beckenkamms
9 — Taillendreieck (Thorax, Becken, hängender Arm)
10 — Stand des unteren Schulterblattwinkels
11 — Abstand der medialen Seite des Schulterblattes zur Wirbelsäule
12 — Dornfortsatz des 7. HW
13 — Schulterhöhe
14 — Schulter-Nacken-Linie
15 — Kopfhaltung, Gesamthaltung

Abb. 1 b Haltungsstatus von ventral:

1 — Quergewölbe des Fußes
2 — Großzehenstand
3 — Stand der Kniescheibe
4 — Muskelrelief des Quadriceps femoris
5 — Stand des Trochanter major
6 — Nabelstand
7 — Spina iliaca anterior superior
8 — Taillendreieck
9 — unterer Brustkorbrand
10 — Stand der Mamille
11 — Stand der Klavikula
12 — Schulterhöhe
13 — Gesicht, Gesamthaltung

Krankengymnastische Befundaufnahme

Ist der Befund vollständig, so können die krankengymnastischen Ziele und Teilziele gesetzt und die Maßnahmen geplant werden.

Es hat sich bewährt, spezielle Befundbögen für häufig vorkommende Behinderungen (Zerebralparese, Querschnittlähmung) zu entwickeln. Sie bedeuten Arbeitserleichterung und somit Zeitersparnis.

Um eine weitere Möglichkeit der Befundaufnahme handelt es sich beim sog. Haltungsstatus (Abb. 1), der den Fuß- und Beinstatus enthält und unter die Rubrik „sichtbar" fällt. Der Patient steht in bequemer Haltung. Die Füße sind etwa eine Handbreit voneinander entfernt und stehen parallel. Die zu betrachtende Körperseite muß möglichst entkleidet und gut beleuchtet sein. Der Befund wird von kaudal nach kranial aufgenommen, zuerst die Dorsalseite des Patienten, dann folgen Ventral- und Lateralseite.

Sollte es sich um einen Fuß- und Beinstatus handeln, so müßte er bis zum unteren Brustkorbrand reichen.

Die Punkte sind in Form von Zahlen auf den Abb. 1 a—c angegeben und tabellarisch aufgeführt.

Abb. 1 c Haltungsstatus von lateral:

1 — Längsgewölbe des Fußes
2 — Stellung des Kniegelenkes
3 — Beckenstellung
4 — Haltung der Wirbelsäule inklusive Kopf
5 — Stellung des Sternums
6 — Spannungszustand der Bauchmuskulatur

ZWEITER TEIL

Ausgewählte Krankheitsbilder aus der Orthopädie und ihre Behandlung

1. KAPITEL

Behandlungsvorschläge für Fehlstellungen von Fuß und Bein

Am häufigsten von allen vorkommenden Fehlformen des Fußes begegnen uns die valgischen Deformitäten. Aber eine große Zahl der Erkrankten könnte sich Beschwerden und Kosten ersparen und schweren Schäden, auch allgemeiner Art, vorbeugen, wenn sie sich rechtzeitig zu aktiver Fußpflege und -gymnastik entschließen würden, die allerdings schon beim Kleinkind beginnen und als Bestandteil der *täglichen Körperpflege* durch das ganze Leben fortgesetzt werden müßte.

Kostspielige und komplizierte Kuren und Hilfsmittel später können nie die frühzeitige regelmäßige und konsequente Selbstarbeit aufwiegen.

Einen wesentlichen Teil der Aufklärung und Belehrung über dieses Kapitel wird die Krankengymnastin übernehmen müssen.

Um dieser Aufgabe gewachsen zu sein, aber auch um allen andern Fehlformen von Fuß und Bein erfolgreich entgegenarbeiten zu können, kann sie sich gar nicht oft genug Anatomie und Statik der unteren Extremität ins Gedächtnis zurückrufen.

Ein kurzer Abriß der funktionellen Verhältnisse soll dazu beitragen. Das Skelett des gesunden menschlichen Fußes stellt eine Kuppel dar. Das Gewölbe steigt *medial* vom Kalkaneus an auf, erreicht seinen Gipfel am tiefsten Punkt des Talus und liegt mit dem Köpfchen des Metatarsale I wieder der Ebene auf. Nach *lateral* ergänzen die übrigen Fußknochen das Gewölbe zur Kuppel, indem sich der äußere Fußrand dem Boden zu senkt und mit dem Köpfchen des Metatarsale V fest aufsetzt.

Die Übertragung der Körperlast auf dieses Gewölbe vollbringt der Talus, der das Gewicht vom Unterschenkel übernimmt und auf Kalkaneus, Navikulare und die davor liegenden Knochen verteilt. Das *obere* Sprunggelenk, die einachsige Talokruralverbindung, erlaubt als Scharniergelenk nur Heben und Senken des Fußes. Daß dieser auch in sich beugsam ist, bewerkstelligt das *untere* Sprunggelenk, welches sich aus zwei, allerdings nur gemeinsam funktionierenden Gelenken zusammensetzt. Eines verbindet Talus und Kalkaneus, das andere Talus und Navikulare und Kalkaneus. Durch beide zusammen wird Heben und Senken der Fußränder sowie Ab- und Adduktion des Vorfußes möglich. Aus der Kombination des oberen und unteren Sprunggelenkes ergibt sich die Wirkung eines Kugelgelenkes, wenn auch eines solchen mit besonderen Eigenschaften. Wunderbarerweise stehen wir also sicher und ausbalanciert mittels zweier Kugelgelenke auf zwei Kuppeln. Umgekehrt: das ganze Körpergewicht lastet auf den Gewölbekonstruktionen unserer beiden Fußskelette. Die Tatsache, daß diese Gefüge trotzdem ihre Form behalten, hat ihren Grund z. T. in Bau und Anordnung der einzelnen Knochen. Im wesentlichen jedoch sind Stützung und Verspannung des Gewölbes den Bändern und Muskeln anvertraut.

Von den beiden Knochen des *Rückfußes*, Kalkaneus und Talus, ist es der Talus, der die Höhe des Gewölbes bestimmt. Er stellt das Navikulare entsprechend ein, diesem müssen Keilbeine und Kuboid sich anpassen, und diesen fünf als Fußwurzel bezeichneten Knochen folgt, zwangsläufig nach ihnen ausgerichtet, der Vorfuß, bestehend aus den fünf Metatarsalia und den Phalangen.

Der Talus sitzt oben mit seiner Rolle fest in der Knöchelgabel, aus Fibula und Tibia gebildet. Die sehr massiven talokruralen kollateralen Bänder verstärken diese Bindung, und außerdem gewährleisten die vielen darüberziehenden Muskelzüge die Führung dieses Gelenkes. *Ein Band* nur, aber *kein* einziger *Muskel* setzt jedoch am Talus an, um seine untere, auf der einwärts geneigten Gelenkfläche des Kalkaneus förmlich reitende Kuppe dort direkt zu fixieren.

So scheint da, wo die Belastungslinie den höchsten Punkt des Fußgewölbes trifft, die schwächste Stelle des Skeletts zu liegen. Da jedoch genau unter diesem Punkt der M. flexor hallucis longus das Sustentaculum tali unterfängt, bestimmt dieser Muskel zusammen mit dem M. tibialialis posterior die Stellung des Talus, und beide verhindern, so wie auch das Pfannenband, sein Abgleiten. Demnach ist *dieser Beugemuskel*, der an der Endphalanx der Großzehe ansetzt und diese dadurch auf den Boden drückt, so daß wir uns beim Gehen abstoßen können, der mit seinem Tonus und jeder zehenbeugenden Kontraktion das Gewölbe spannt und erhöht und der den Talus in seiner Stellung hält, ein *wichtiger Muskel für Haltung und Gang* und der *entscheidende Gewölbespanner* überhaupt.

Nun zeigt sich der Scheitelpunkt des Gewölbes über dem Sustentakulum schließlich doch als der festeste Punkt und zugleich das Skelettmittelstück, um welches der Fuß sich verwringt: der *Rückfuß supiniert*, weil das Sustentakulum ihn innen anhebt; der *Vorfuß proniert*, um die Großzehe als Abdruckhebel verwenden zu können.

Die andern *langen* Fußmuskeln, alle zweigelenkig bis auf den M. soleus, setzen am Vorfuß an, beugen oder strecken den Fuß im oberen Sprunggelenk und bewegen außerdem das untere Sprunggelenk je nach ihrer Lage zu dessen Drehpunkt. Nur der M. soleus greift am Rückfuß an. Mehrfach umfassen je ein Strecker und ein Beuger den Mittel- und Rückfuß als Schlinge (Beispiel: M. fibularis longus — M. tibialis anterior, M. fibularis brevis — M. tibialis posterior), spannen dann das Längsgewölbe in querer Richtung und regulieren auch die Bewegungen von Kalkaneus, Kuboid und Navikulare. Diese Knochen, durch das Lig. bifurcatum zum Block verbunden, schaukeln förmlich in solchen Schlingen. Zu bemerken ist noch: Die Gruppe der Fußbeuger, die fast alle Gewölbespanner darstellen, überwiegen gegenüber den Streckern. M. gastrocnemius und M. fibularis longus kuppeln die Beugung des Fußes mit der des Kniegelenkes zusammen. Von den *kurzen* Fußmuskeln verdient nur der M. adductor hallucis als Spanner des Quergewölbes besondere Beachtung.

Soweit der Auszug aus der Anatomie des gesunden Fußes. Er zeigt uns diesen als funktionelle Einheit, und wir erkennen, daß schon eine geringfügige Abweichung von der Norm genügt, um die Gesamtfunktion zu beeinträchtigen.

Der Knickfuß ergibt sich aus dem Abrutsch des Talus nach innen. Es kommt darauf an, zu erkennen, ob dies durch Verschiebung der Belastungslinie nach innen geschehen ist (X-Bein) oder aber als Folge zu geringer Haltefestigkeit der Stützmuskeln. Dementsprechend muß sich die Aufrichtung des Talus gestalten. Ist eine Dauerpronation des Rückfußes durch Verkürzung der M. fibularis-longus- und -brevis-Sehne zustande gekommen, so kann diese der Korrektur des Talus entgegenarbeiten und muß vor der aktiven Arbeit gelöst werden.

Beim **Knicksenkfuß** folgt dem Talusabrutsch ein Tiefertreten des Navikulare; dieses setzt den Mittelfußkomplex so in Bewegung, daß er den Vorfuß in Abduktion drängt und der äußere Fußrand angehoben wird. Um aber für diesen und das Köpfchen des Metatarsale V die Unterlage wieder zu gewinnen, dreht sich der Vorfuß in Supination, so daß eine Umkehrung der normalen Verwringung eintritt: wir finden nun einen pronierten Rück- und supinierten Vorfuß. Es ist deshalb klar, daß sich die Korrektur des Knicksenkfußes gleicherweise an *Rück- und Vorfuß* wenden muß; oft ist letztere sogar über erstere zu stellen. Doch ist in noch höherem Grade als beim Knickfuß mit Widerstand durch Pronationsverkürzungen zu rechnen, die primär beseitigt werden müssen.

Nebenbei sei bemerkt: wir finden sowohl den flachen als den hochgewölbten Fußtyp. Ein flaches Längsgewölbe, das ohne Knickfußkomponente in Erscheinung tritt, braucht demnach nicht pathologisch zu sein. Es kann, konstitutionell bedingt, als voll funktionstüchtig gewertet werden und entzieht sich im übrigen auch jeder Beeinflussung. Ein ganz besonderes Erscheinungsbild in bezug auf Skelett und Weichteile weist dagegen der *angeborene Plattfuß* auf. Auch er ist mit konservativen Mitteln nicht korrigierbar. Nach der Operation, die meist das untere Sprunggelenk versteift, bedarf es keiner Nachbehandlung.

Die Behandlungsfähigkeit des *kontrakten Plattfußes* richtet sich nach Grad und Dauer des Zustandes. Besonders beim Jugendlichen kann anfangs die gleiche Art der Behandlung, die sich gegen den Knicksenkfuß wendet, evtl. in Verbindung mit lockernden und lösenden Maßnahmen, noch Erfolg haben. Verursacht die Fehlform aber plötzliche Schmerzen, so ist unsere Übungstätigkeit verfehlt. Es muß dann abgewartet werden, bis durch Ruhe, Packungen, Injektionen usw. der akute Zustand abgeklungen ist. Den für immer fix gewordenen Plattfuß können krankengymnastische Maßnahmen weder mobilisieren noch umformen, doch erweist sich als notwendig, die inaktiv gewordene Fuß- und Beinmuskulatur vor Verkrampfungszuständen zu bewahren, die Durchblutung zu kontrollieren und sekundäre Schäden zu verhüten, indem man die erhalten gebliebenen Gelenke (Zehen, oberes Sprunggelenk, Knie und Hüfte) beübt und die Belastungslinie möglichst achsengerecht einstellt.

Der Spreizfuß entsteht durch Spannungsminderung der Sehne des M. fibularis longus und des M. adductor hallucis. *Isolierte* Innervation dieser Muskeln die im korrigierenden Sinne wirken könnten, ist leider nicht möglich. Doch arbeiten sie in Gemeinschaft mit den anderen Beugern. Der eingetretenen Sprengung des Quergewölbes und dem daraus sich ergebenden Durchsinken der Mittelfußköpfchen nach unten folgt oft eine Überstreckung der Zehengrundgelenke, die Zehenkuppen heben sich vom Boden. In dem Bemühen, die Unterlage zum Abdrücken beim Gehen wieder zu gewinnen, beugen sich dann die Endglieder, und es formen sich die sog. „Krallenzehen". In diesem Fall müssen zuerst die als feste Stränge auf dem Fußrücken tast- und sichtbaren Sehnen der Zehenstrecker gedehnt und die Grundgelenke aus ihrer Überstreckungskontraktur gelöst werden, ehe die korrigierende aktive Zehenbeuge- und Greiftätigkeit anwendbar wird. Es sei noch besonders auf den Zusammenhang zwischen Spreizfuß und Myogelosen in den Wadenmuskeln hingewiesen.

Die Behandlung der *X-Zehe* fällt mit der des Spreizfußes zusammen, solange die Deformierung noch im Anfangsstadium steht. Im fortgeschrittenen Zustand ist sie dagegen für krankengymnastische Maßnahmen nicht mehr zugänglich. Nach operativer Korrektur bedarf es kaum spezieller, allenfalls allgemeiner Nachbehandlung.

Für *alle valgischen Fußdeformierungen gemeinsam* kann man folgenden Behandlungsgrundsatz aufstellen:

Behandlungsvorschläge für Fehlstellungen von Fuß und Bein

Richtig und nützlich ist nur *die Übung,* die den Fuß im Sinne der normalen Verwringung beansprucht, die also den Rückfuß supiniert, den Vorfuß proniert und das Bein so über dem Fußgewölbe aufbaut, daß die Körperlast sich den Gesetzen der Statik gemäß auf die drei Unterstützungspunkte verteilen kann. Diese den funktionellen Anlagen entsprechende Belastung muß durch die Übung möglichst oft rekonstruiert werden, weil sie im täglichen Leben nicht gewährleistet ist.

Falsch und unnütz sind *alle Übungen,* welche die Belastung nur auf den Außenrand verlegen, sich nur an den Vorfuß wenden oder gar diesen supinieren, denn auf diese Weise berauben wir den Fuß seines wichtigen inneren Unterstützungspunktes und schalten den stärksten gewölbespannenden Muskel aus, statt ihn zu trainieren.

Praktische Beispiele folgen im III. Teil.

Zur Einlagenversorgung wählt der Arzt aus der Vielzahl der Modelle das jeweils am besten geeignete aus. Selbstverständlich muß die Übungsbehandlung ergänzend im Sinne der Einlagenkorrektur wirken, nicht etwa dieser zuwider.

Der Spitzfuß. Hartnäckig und renitent setzen der hypertonische Wadenmuskel und eine stark verkürzte Achillessehne ihrer Dehnung auf konservativem Wege größten Widerstand entgegen.

Es ist deshalb so wichtig, diese schnell eintretende Kontraktur weitgehend zu verhüten.

Der bekannte Bettdeckendruck während eines Krankenlagers könnte, wenigstens bei gesunden Streckmuskeln, keinen Schaden anrichten, wenn er nur zeitweilig von den Füßen genommen würde, z. B. durch Reifenbarre, Drahtgeflechtbogen oder improvisierte Mittel (umgekehrt aufgeklappter Koffer u. a.). Bereitet sich aber schon eine Verkürzung der Sehne vor, so ist es üblich, ein Kistchen oder einen Sandsack zwischen die Fußwand des Bettes und die Fußsohlen des Patien-

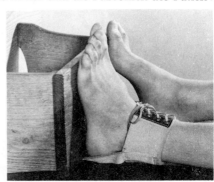

Abb. 2
Gamaschenzug nach unten

ten einzuschieben. Dieser Gegendruck nützt aber nur, wenn gleichzeitig die Ferse nach unten gezogen und damit ein Hochrutschen oder Anziehen der Unterschenkel verhindert wird. (Mittels Gamasche um den Knöchel, mit Zug nach unten, durch Anbinden oder Gewicht, Abb. 2, zu erreichen).

Die passive Dehnung der wirklich kontrakten Achillessehne stellt eine problematische Aufgabe dar. Die bekannte Dorsalbeugung des Vorfußes durch einen rechtwinkelig angreifenden belasteten Schnurzug ergibt nur eine Kompromißlösung: Sie wirkt sich zwar sicher auf die Mittelfußgelenke aus; ob aber diese Stellung des Fußes die plantaren Muskel-, Sehnen- und Faszienstränge in dem Maße strafft, daß sie fähig sind, nun ihrerseits den Kalkaneus tatsächlich sohlenwärts zu ziehen, d. h. den massiven Widerstand der kontrakten Achillessehne, die das Fersenbein gegen den Unterschenkel hält, zu überwinden, ist recht fraglich. Richtig und notwendig wäre es, den Zug nach unten am Fersenbein selbst angreifen zu lassen, doch dazu fehlt uns die Möglichkeit.

Als aktive Dehnungsübungen stehen zur Verfügung:
1. Kniebeuge — Auslage — Ausfallbewegungen, bei denen beide Fußsohlen voll belastet bleiben, das Körpergewicht aber möglichst weit vor die Unterstützungsfläche gebracht wird (Abb. 3).

Abb. 4 Druck am Vorfuß dorsalwärts, Zug an der Ferse plantarwärts

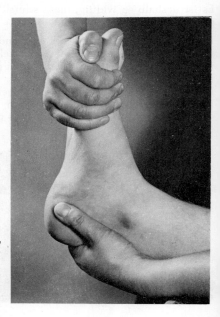

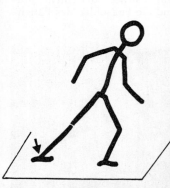

Abb. 3 Ausfallbewegung

Behandlungsvorschläge für Fehlstellungen von Fuß und Bein

2. Bergaufwärtsgehen mit gestreckten Knien (schiefe Ebene!).
3. Übungsformen, bei welchen Vor- und Mittelfuß fest aufgesetzt stehen, die Ferse aber frei bleibt, so daß sie nach unten durchgetreten werden kann (Leitersprosse, Schemel- oder Bettkante, Hochgipsverband).

Bei passiv-manueller Arbeit ergänzen sich Druck am Vorfuß dorsalwärts und Zug an der Ferse plantarwärts (Abb. 4).

Der Hohlfuß. Sowohl der konstitutionelle als auch der Hacken-, Ballen-, Lähmungs- und traumatische Hohlfuß entsteht durch eine Verkürzung der plantaren Muskeln und Faszien. Ist diese schon fortgeschritten, gelingt ihre tatsächliche Dehnung nicht mehr auf konservativem Wege. Im Anfangsstadium dagegen ist es manchmal möglich, durch manuellen Zug an Vorfuß und Ferse, der zwar gleichzeitig, aber in entgegengesetzter Richtung wirkt, das überhöhte Längsgewölbe etwas abzuflachen (am besten Patient dabei in Bauchlage mit rechtwinkelig gebeugtem Unterschenkel).

Der Sichelfuß (Pes adductus). Die übermäßige Adduktion der Mittelfuß- und Zehenstrahlen, besonders desjenigen der Großzehe, welche den Sichelfuß ausmachen, findet sich entweder isoliert oder in Verbindung mit anderen Fehlstellungen, wie Hohl- oder Klumpfuß. Die Sichelform stört mehr das Bild des Fußes als seine Funktion. Die eigenen Muskeln sind nicht imstande, die Bogenform des inneren und des äußeren Fußrandes aufzuheben. Bei lockeren Gelenken ist diese Korrektur jedoch passiv möglich, wenn auch nicht für die Dauer, und zwar durch manuelle Umkrümmung, d. h. Abduktion von Vor- und Rückfuß um das Kuboid als Drehpunkt. Patient dabei in Bauchlage mit rechtwinkelig gebeugtem Unterschenkel (Abb. 5, 6). Auch in diesem Fall ist wichtig, die passiv erreichte Dehnung durch aktive Arbeit auszunutzen. In Frage kommt allerdings nur eine Adduktionsbewegung des Vorfußes in Seitlage, auf dem Innenrand als Ausgangsstellung.

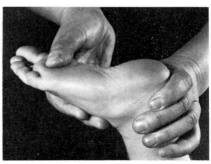

Abb. 5　Sichelfuß

Behandlungsvorschläge für Fehlstellungen von Fuß und Bein

Der Klumpfuß. Der Klumpfuß, als angeborene und schwerste Deformierung, vereint Spitzfuß, Hohlfuß, Sichelfuß und vermehrte Supination von Vor- und Rückfuß. Das Skelett zeigt den steilgestellten Kalkaneus, mit diesem noch in normaler Verbindung den Talus und in Luxationsstellung zu ihm (Chopart) die übrigen Fußwurzelknochen. Wir müssen also jede der Fehlstellungen von Vor- und Rückfuß gleich wichtig nehmen und alle sowohl einzeln als in der Kombination mit unserem passiv manuellen Redressement erfassen. Dies ist allerdings nur beim Säuglingsklumpfuß möglich und muß dann mit größter Sorgfalt und je öfter, desto besser ausgeführt werden. Wenn das Kind zu laufen beginnt oder wenn — nach Gipsverband oder Eingriff — das Gehen wieder erlernt werden soll, ist darauf zu achten, daß die drei physiologischen Auftrittspunkte des Fußes richtig belastet werden. Mit fortschreitendem Alter nimmt das Ausmaß von Kontraktur und Deformierung beim Klumpfuß in der Regel so stark zu, daß nur noch die Operation Verbesserung schaffen kann.

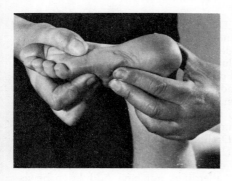

Abb. 6 Manuelle Umformung des Sichelfußes durch Abduktion von Ferse und Vorfuß

Der angeborene Klumpfuß[*]. Das Ziel der krankengymnastischen Behandlung beim angeborenen Klumpfuß ist es, ein gutes Muskelgleichgewicht herzustellen, einerseits zwischen Pronatoren und Supinatoren, andererseits zwischen Dorsalextensoren und Plantarflektoren.

Bei der *Befund*aufnahme eines Neugeborenen fällt die Spitzfußstellung im oberen Sprunggelenk, die Varusstellung des Rückfußes bzw. der Ferse, die mehr oder weniger starke Vorfußadduktion und -supination auf. Die Hohlfußkomponente, die eventuell bestehende Innenrotationsstellung des Unterschenkels und die Klumpfußwade fallen erst etwas später auf. Das obere und das untere Sprunggelenk sind im Sinne der Pronation und Dorsalextension eingeschränkt.

---

[*] Von Rita Bühler-Lohse

Behandlungsvorschläge für Fehlstellungen von Fuß und Bein

Verkürzt sind die Supinatoren und Plantarflektoren, vor allem der M. triceps surae. Überdehnt sind die Pronatoren und Dorsalextensoren.

Die krankengymnastische *konservative* Behandlung soll gleich nach der Geburt beginnen. Wird ein korrigierender Gipsverband angelegt, was meistens der Fall ist, dann setzt die Behandlung sofort nach Entfernen des Verbandes ein.

– *Passive* Maßnahmen werden angewandt, falls das obere oder untere Sprunggelenk Bewegungseinschränkungen aufweist, mit Hilfe des sog. Klumpfußgriffs:

Die Varusstellung der Ferse wird mit der einen Hand durch leichten Druck von medial bis zur Mittelstellung korrigiert, dabei wird gleichzeitig die Ferse nach kaudal gezogen. Der Vorfuß wird mit der anderen Hand ebenfalls von medial im Sinne der Abduktion-Pronation-Dorsalextension mit Druck auf das Kuboid, von unten, korrigiert. Während der Dauer der Maßnahme sollte das Knie möglichst rechtwinkelig gebeugt sein, um eine Überstreckung im Kniegelenk zu vermeiden und den Zug an der Ferse zu erleichtern.

– *Aktive* Maßnahmen kommen durch Üben „über den Reflexweg" zur Anwendung: die Pronation/Dorsalextension mit Zehenextension sollten mehrmals täglich, jeweils 10- bis 15mal geübt werden. Der laterale Fußrand, die laterale Fußsohle, sowie der Zwischenraum der 4./5. Zehe sind Stellen, an denen sich der Reflex für die Pronation/Dorsalextension auslösen läßt, die Zehenbewegung dorsal an den Zehengrundgelenken. An den genannten Stellen streicht man mit dem Finger entlang, mit einem Bürstchen oder dem Watteteil eines Q-Tip. Auch das Anbeugen von Hüft- und Kniegelenk kann die gewünschte Bewegung erreichen.

Bewußtes aktives Üben ist bei einem Teil der Kinder schon lange vor dem Stehen und Gehen möglich. Das Ausnützen des Spieltriebes und taktiler Reiz erleichtern die Arbeit, ein verdientes Lob wirkt motivierend.

Wenn das Kind den Fuß in Mittelstellung zwischen Supination und Pronation halten kann, bei freier Pronationsbewegung, dann sollte der M. triceps surae betont geübt werden.

Bei dem weiteren Aufbau der Behandlung muß das Üben in der Belastung berücksichtigt werden: das Stehen z. B. mit Stabilisations- und Gleichgewichtsübungen, das Gehen mit Fortbewegen gegen Widerstand. Bei kleinen Kindern kann man letzteres durch Schieben eines gut beladenen Puppenwagens erreichen.

Wenn der Fuß eine Tendenz zu einem abgeflachten Längsgewölbe hat, so ist folgende Übung zu empfehlen: am Ende der Bewegung von Pronation/Dorsalextension wird ein Haltewiderstand gesetzt, bei gleichzeitiger Plantarflexion der Großzehe mit oder ohne Widerstand.

Durch die Arbeit des M. flexor hallucis longus wird eine Spannung im Längsgewölbe erreicht.

Soweit isolierte Bewegungen vermeidbar sind, sollten die Übungen in die physiologischen Bewegungsabläufe des Kindes einbezogen werden.

Die *postoperative* krankengymnastische Behandlung, die je nach Art der Operation, u. U. nach mehreren Wochen der Ruhigstellung im Oberschenkelgipsverband erfolgt, sollte die gesamte Beinmuskulatur erfassen, sowie die Glutäal- und Bauchmuskulatur. Bei Kindern, die bereits belastet haben, ist dies oberstes Gebot. Sowohl bei einseitigem, als auch bei beidseitigem angeborenen Klumpfuß lassen sich auch noch nach Wochen diagonal verlaufende Muskelschwächen vom Fuß bis u. U. zur Halsmuskulatur nachweisen. Der Pezzi-Ball ist bei der Behandlung dieser Fälle ein ideales Gerät.

Wenn das Kind aufgrund einer Hüftdysplasie ein *Spreizhöschen* oder eine -schiene trägt, so bringt sie häufig den Fuß durch die erzwungene Hüft- und Kniebeugung in die gewünschte Korrekturstellung. Seltener nimmt der Fuß die Plantar/Supinationsstellung ein.

Die Kinder kommen im allgemeinen zu ambulanter Behandlung. Es ist ratsam, die Eltern oder die Mütter für die wichtigsten Übungen *anzuleiten*. Die Anzahl der Übungen muß so klein wie möglich gehalten werden. Über die Häufigkeit des Übens (z. B. mindestens 5mal pro Tag) und die Anzahl der einzelnen Übungen (z. B. 10- bis 15mal) sollten genaue Angaben gemacht werden.

Das Üben der Eltern mit ihren Kindern, kann die Arbeit der Krankengymnastin nicht ersetzen, auch nicht bei genauer Kontrolle und Korrektur. Ohne die Mitarbeit der Eltern aber ist auf die Dauer ein gutes funktionelles Ergebnis nicht zu erreichen. Auf die Verantwortung, die sie dabei haben, sollten die Eltern eindeutig hingewiesen werden.

Die *Nachtschienen* und *Einlagen* sollten von krankengymnastischer Seite hinsichtlich ihres funktionsgerechten Sitzes überwacht werden. Auch sollten die Eltern rechtzeitig daran erinnert werden, sich vom Arzt die Hilfsmittel neu verordnen zu lassen, falls sie weiterhin notwendig sein sollten.

Von krankengymnastischer Seite nicht beeinflussen läßt sich die Innendrehstellung des Unterschenkels, da es sich um eine Torsion in der Tibia handelt und daher nur operativ korrigiert werden kann. Die häufig angewandte passive krankengymnastische Korrektur verursacht nur eine Lockerung der Bänder des Kniegelenkes und beeinträchtigt dadurch die Stabilität.

Den **Lähmungs-Klumpfuß** verursacht das Überwiegen der supinierenden Kräfte gegenüber den pronierenden (Mm. tibiales anterior und posterior — Fibularisgruppe). Der Lähmungs-Klumpfuß stellt eine weniger schwere Deformierung dar als der angeborene und ist dann zu verbessern oder aufzuhalten, wenn es gelingt, das Muskelgleichgewicht wieder herzustellen.

Die Apophysitis calcanei. Die so benannte Erkrankung stellt keine Deformierung, sondern nur einen Reizzustand am Fersenbein dar, und zwar im Wachstumsalter.

Sie soll nur deshalb Erwähnung finden, weil sie sich indirekt dadurch beeinflussen läßt, daß man die Zerrung, die ein übermäßig verspannter Wadenmuskel am Ansatz seiner Sehne auslöst, durch vorsichtige aktive Dehnung mindert.

Der Hackenfuß. Diese Fehlform hängt ebenfalls von der Funktion des Wadenmuskels ab, doch ist diesmal dessen *Insuffizienz* die Entstehungsursache. *Um* die Hackenfußstellung zu verbessern, muß also der M. gastrocnemius trainiert werden. Will man den Muskel, in Zusammenhang mit der Beugerkette, am *belasteten* Bein zur Arbeit zwingen, so kommt *Gehen* mit angehobenen Fersen, Fußspitzenstand auf dem kranken Bein oder Abwärtsgehen auf schiefer, mindestens um 30 Grad geneigter Ebene mit vollbelasteten Vor- und Rückfüßen in Frage.

Unbelastete Übungsformen sind:

a) In Rückenlage mit gestrecktem Bein die Fußsohle gegen eine senkrechte Wand stützen. Dann die Ferse von dieser lösen, ohne das Knie zu beugen.

b) In Bauchlage mit halbrechtwinkelig gebeugtem Unterschenkel: Ferse gegen den Unterschenkel ziehen und gegen Widerstand so festhalten (Abb. 7).

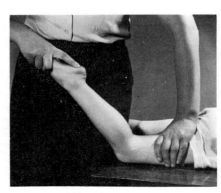

Abb. 7 Unbelastete Widerstandsübung für den M. gastrocnemius

Der angeborene Hackenfuß*. Es handelt sich dabei um eine extreme Steilstellung des Kalkaneus, die eine Einschränkung der Plantarflexion zur Folge hat. Dadurch ergibt sich unter Umständen eine Annäherung des Fußrückens an die Ventralseite des Unterschenkels. Bei den meisten Fällen ist außerdem eine Knickfußkomponente vorhanden. Es resultiert daraus eine Überdehnung aller Plantarflektoren, vor allem des M. triceps surae, sowie eine Verkürzung der Dorsalextensoren.

Der Hackenfuß tritt häufig bei einseitig angeborenem Klumpfuß auf.

Krankengymnastische Behandlung:

Passive Maßnahmen: Bei einem sehr stark ausgeprägten Hackenfuß, der mit korrigierenden Gipsschalen behandelt wird, kann folgender passiver Griff die ärztliche Maßnahme unterstützen: Man versucht mit den Fingern oder der Hand so nahe wie möglich am oberen Sprunggelenk den Fuß von der extremen Dorsalextension in die Plantarflexion zu bringen. Es ist zu spüren, wie unter dem leichten Druck der Hand das Füßchen langsam nachgibt. Keinesfalls darf nur am Vorfuß oder an den Zehen gezogen werden.

Aktive Maßnahmen: Zuerst wird über den *Reflexweg* geübt: man streicht mit der Dorsalfläche einer der Finger über die gesamte Fußsohle von den Zehengrundgelenken bis zur Ferse. Es wird dadurch die Plantarflexion ausgelöst, vor allem zur Kräftigung des M. triceps surae. Bei leichten Fällen ist der taktile Reiz an der Plantarseite der Zehen ausreichend. Günstige Ausgangsstellungen sind die Rücken- und die Bauchlage.

Wichtig ist, daß das Kind so früh wie möglich *aktiv* übt, genau wie beim angeborenen Klumpfuß. Da der Hackenfuß häufig eine Knickfußkomponente aufweist, muß betont die Plantarflexion/Supination geübt werden. Dadurch soll die Fersenstellung korrigiert und die Spannung im Längsgewölbe erhöht werden. Es ist günstig, die Zehenarbeit mit kleinen Übungsgeräten und Gegenständen zu unterstützen, sowie Übungen für den Fuß und die Zehen gegen Widerstand und Haltewiderstand ausführen zu lassen.

Wenn das muskuläre Gleichgewicht des Fußes mit Beginn der Belastungsphase noch nicht vorhanden ist, braucht das Kind in den meisten Fällen Einlagen. Es belastet den Fuß nicht gern und häufig nur kurz. Sollte es sich bei dem anderen Fuß zusätzlich um einen angeborenen Klumpfuß handeln, dann kann der Hackenfuß zum größeren funktionellen Problem werden und für das Kind zu einem Unsicherheitsfaktor. Durch Üben des Zehenstandes und Gehen im Zehenstand kann Abhilfe geschaffen werden.

---

* Von RITA BÜHLER-LOHSE

Da es sich im allgemeinen um ambulante Patienten handelt, ist es ratsam, die Eltern oder die Mütter anzuleiten. Es sollte sich um 3—4 Übungen handeln, die mindestens 5mal/Tag je 10- bis 15mal sorgfältig geübt werden müssen. Die regelmäßige Kontrolle und Korrektur von krankengymnastischer Seite versteht sich von selbst.

Muskelhärten in den Wadenmuskeln. Der Zusammenhang zwischen Wadenmuskelhärten und vielerlei Fußbeschwerden stellt einen Circulus vitiosus dar.

Wenn nämlich die schwieligen Waden besonders bei Dehnung schmerzen, wie dies oft der Fall ist, entspannt sie der Patient durch hohe Absätze und leicht gebeugte Knie. Daraus resultieren nun Spreizfuß- und andere Fuß- und Kniebeschwerden. Die *Myogelosen verursachen* also *Fußschäden*.

Umgekehrt versucht der Fußkranke seine Beschwerden in den Gelenken dadurch zu mindern, daß er unteres und oberes Sprunggelenk und Knie möglichst gering belastet; er hebt dazu den Rückfuß an. Langdauernde Annäherung von Ursprung und Ansatz der Beugemuskeln erzeugen dann ständige Überkontraktion, welche schließlich ihrerseits die normale Fußbelastung gar nicht mehr zuläßt und zur Entstehung von Myogelosen führt. So *rufen* wiederum *Fußschäden die Wadenmuskelhärten hervor*.

Deshalb müssen mit den Wadenmuskelschwielen, ob sie nun Ursache oder Wirkung der sonstigen Beschwerden sind, immer die Fuß- und Kniegelenke behandelt werden, wie umgekehrt bei Bearbeitung von Fuß- und Knieveränderungen stets die Mm. gastrocnemii Beachtung finden sollten.

Massage und Wärme allein können nicht den Zweck erfüllen. Bewegungen von Knie und Fuß, von diesem noch besonders der Ferse, dienen zur Dehnung und Verkürzung der betroffenen Muskeln (siehe Spitz- und Hackenfußübungen). Passiv und aktiv ausgeführt versetzen sie diese wieder in ihren normalen Spannungszustand, befähigen sie wieder zu dynamischem Wechsel von Kontraktion und Erschlaffung und bringen auf diese Weise Myogelosen zum Verschwinden.

Das X-Bein. Für die aktive Bekämpfung des Kleinkinder-X-Beines finden vor allem spielerische Übungen Verwendung. Sie erfassen aber immer die Valgität von Bein und Fuß zugleich. Erweisen sich zusätzlich passive Maßnahmen als nötig, so stehen für diesen Zweck 2 Formen zur Wahl:

1. Die korrigierende Wickelung. Kleines quadratisches Polster von entsprechender Dicke zwischen den Knien (Oberschenkel und Patellae nicht nach außen gedreht!). Wickeln beider Beine zusammen mit elastischer Binde vom Vorfuß bis zur Hüfte. Evtl. wenn nötig mit Sandsack beschweren.

2. **Der korrigierende Dauerzug.** Einige Achtertouren mit elastischer Binde um beide Füße und Knöchel. Um jedes Knie einzeln eine etwa handbreite Gamasche legen, an der ein Schnurzug befestigt ist. Diese Züge laufen beiderseits nach außen, werden mit Gewichten belastet und ziehen so die Knie auseinander. Gewicht = etwa 1—3 kg, Dauer 30—60 Minuten. Auch in diesem Fall Kniescheiben nicht verdrehen, Sandsack wenn nötig.

Übungsvorschläge:

1. Wechsel zwischen Lang- und Schneidersitz, fortlaufend, ohne mit den Beinchen den Boden zu streifen.
2. Mit über Kreuz gestellten Füßen hinsetzen auf den Boden und aufstehen.
3. Laufen auf einer geraden Linie.
4. Mit den Zehen des einen Fußes am Schienbein der anderen Seite auf- und abstreichen.
5. Eine Großzehe muß die andere Kniescheibe antippen.
6. Mit überkreuzten Beinen vorwärts und rückwärts hüpfen.
7. Im Sitzen auf dem Boden mit angezogenen Beinen und aufliegenden Fußaußenrändern. Einen Ball mit Zehen und Vorfuß umgreifen (analog den Handflächen und Fingern) und ihn werfen, rollen, heben, halten.

Zu beobachten ist übrigens, daß sich X-Bein-Kinder beim Spiel am Boden gern aus dem Kniestand zwischen ihre auseinandergelegten Unterschenkel setzen und so verbleiben. Diese Beinhaltung muß unbedingt vermieden werden. Statt dessen entweder Schneidersitz oder vom Kniestand aus Knie öffnen, Fersen schließen und so zurücksetzen.

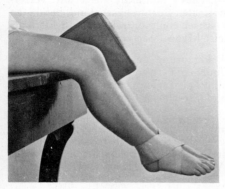

Abb. 8 Anordnung für aktive X-Bein-Übungen

Das *ältere Kind* erlernt zusätzlich auch die den Knickfuß aufrichtenden Bewegungen im Stehen (siehe III. Teil). Zur Korrektur der Beinachse bei Größeren dienen folgende Übungen:

Über den geschlossenen Knöcheln, Fersen und Vorfüßen — durch einige Bindentouren so fixiert — drängt man die gestreckten Knie durch ein kleines Polster oder dergleichen etwas auseinander, doch nur so weit, daß die Kniescheiben sich nicht verdrehen (Abb. 8).

In dieser Haltung führt das Kind im Liegen, Sitzen oder Stehen beliebige Bewegungen aus. Beispiele:

Heben — senken, rollen, seitverschieben der Beine in Rückenlage.
Beugen — strecken der Hüft-, Knie- und Fußgelenke im Liegen und Sitzen.

Hüpfen, niederknien — aufstehen, Kniebeuge aus dem Stand.

Die zuletzt beschriebenen Übungen kann auch der *Jugendliche* noch mit verwenden. Doch reichen sie in diesem Alter nicht mehr aus; spezielles Training der sog. Innenzügel (M. vastus medialis, M. sartorius, M. gracilis usw.) und bewußtes Korrigieren des belasteten Beines müssen diese ergänzen (siehe Nachbehandlung der Meniskusverletzung).

Auf gleiche Weise behandelt man auch das nach Innenbandschäden, durch Arthrosis deformans oder Überbelastung entstandene X-Bein. In diesen Fällen stehen aber oft die Druckempfindlichkeit des Pes anserinus einerseits und die kontrakt gewordene Verspannung des äußeren Gelenkspaltes der Behandlung entgegen. Beides sollte vor dem Beginn der aktiven Arbeit durch passive Korrektur beseitigt werden (siehe Arthros. def.).

Die Nachbehandlung nach X-Bein-Operation bedient sich in ansteigender Linie aller Übungsmöglichkeiten, vorweg allerdings derjenigen, die für die Sicherung des medialen Gelenkspaltes Geltung haben und die freie Gelenkbewegung wiederherstellen.

Das Genu recurvatum. Meistens entsteht diese Deformierung auf konstitutioneller Grundlage. Einige Fälle ergeben sich als Folge einer Quadrizepslähmung — die Überstreckung bildet dann ersatzweise eine mechanische Anschlagsperre für das Kniegelenk — andere nach Kreuzbandriß — also durch Ausfall der hinteren Sperre — und manche auch in Zusammenhang mit anderen Knie-, Hüft- oder Fußschäden.

Die eben aufgeführten Entstehungsursachen deuten schon darauf hin, daß unsere konservativen Behandlungsmöglichkeiten beim Genu recurvatum in engen Grenzen liegen. Es bleibt uns nur die Chance, der weiteren Überstreckung des Knies durch besonderes Training der Beugermuskelkette (Hüftbeuger, M. biceps, femoris, M. gastrocnemius) einen Widerstand entgegenzusetzen. Am besten läßt man in Bauch- oder in Seitenlage (Abb. 9) das durchwegs gebeugte Bein anheben und gegen Widerstand so in der Schwebe festhalten. Als selbsttätige Übung: Im Stand, mit dem Rücken an eine Wand gelehnt, gleichzeitig mit Zehenstand, das Gesäß, nicht aber den Rücken, von dieser entfernen. Eine angewandte Übungsform stellt das Bergaufwärtsgehen dar.

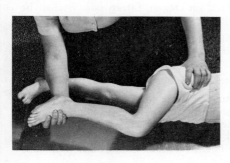

Abb. 9 Üben der Beugemuskeln beim Genu recurvatum

Für die krankengymnastische Arbeit an Fuß und Bein läßt sich zusammenfassend folgendes sagen:

Die aktive Übung der entscheidenden Muskulatur soll im Vordergrund der Behandlung stehen, passive Formen aber auch eine wichtige Rolle als Ergänzung spielen.

Die Beine sind außerdem diejenigen Körperteile, deren Durchblutung und Durchströmung der größten Belastung unterworfen ist, die aber auch die schwersten und häufigsten Störungen in dieser Richtung erfahren und deshalb die meiste Aufmerksamkeit und Sorgfalt fordern.

Das Bein stellt für sich ein Ganzes dar und ist doch wieder nur ein Teil der funktionellen Einheit des ganzen Körpers. Die nach allen Seiten ausgewogene Leistungsfähigkeit von Fuß — Unterschenkel — Knie und Oberschenkel ist von ungeheurer Wichtigkeit nicht nur für Gang und Haltung, sondern für die Gesundheit schlechthin.

Wir dürfen uns deshalb nie mit einer teilweisen Versorgung dieser großen, so wesentlichen Einheit begnügen, sondern müssen stets *das ganze Bein behandeln*.

2. KAPITEL

Die Hüfterkrankungen und ihre krankengymnastische Behandlung

Hüfterkrankungen, deren Entstehungszeit im kindlichen und jugendlichen Alter liegt, beschäftigen uns auch vorwiegend in diesen Jahren. Andere entwickeln sich langsam im Laufe des Lebens und werden meist erst in fortgeschrittenem Stadium unserer Behandlung übergeben. Können wir in diesen Fällen nur mehr mit symptomatischen Erfolgen rechnen, so ist bei jenen tatsächliche Wiederherstellung möglich. Wir dürfen wohl die Intensität unserer Arbeit nach diesen Tatsachen ausrichten.

An die Spitze dieser Betrachtung sei deshalb auch die kindliche angeborene Luxation gestellt, die uns noch immer am häufigsten begegnet. Für ein Kind, bei dem nur eine Luxationsanlage festgestellt wurde, so daß keine Reposition notwendig ist, gibt es heute „Spreizhöschen" und ähnliche Vorrichtungen, die zwar konfektionsmäßig hergestellt, aber genau angepaßt und für einige Zeit getragen werden.

In Verbindung mit diesen Hilfsmitteln ist keine Übungsbehandlung nötig.

Sowohl der Einrenkung auf unblutigem als auch der auf blutigem Wege folgt Ruhigstellung über längere Zeit, entweder im Spreizgips oder in der Spreizschiene. Das lebhafte, aufgeweckte Kind regt sich von selbst auch in dieser Periode, soweit es ihm eben möglich ist. Ein ruhiges oder phlegmatisches Kind kann und soll dazu angeregt werden. Bei Beginn der Nachbehandlung *darf das Hüftgelenk noch keinesfalls belastet werden.*

Bei entsprechender Betrachtung und Funktionsprüfung in Bauch- und Rückenlage finden wir im Falle einseitiger Erkrankung nach Abnahme des Spreizgipses bzw. der Spreizschiene:

Gewohnheitshaltung des Beines ist noch immer Spreizung und ganz geringe Beugung in der Hüfte, Mittelstellung zwischen Innen- und Außenrotation. Alle Glutäen sind atrophisch, die Leistenfalte nicht sichtbar. Lendenlordose ausgeprägt, wenn kein ausgesprochener Sitzbuckel besteht. Ober- und Unterschenkel schlecht durchblutet, ebenfalls atrophisch. Kniescheibe steht hochgezogen, Fuß etwas innenrotiert.

Die reine Abduktion im Hüftgelenk kann nicht weiter vermehrt werden, scheinbares Abspreizen geschieht mit der gesamten Becken-Bein-Einheit und einem gegenseitlichen Ausweichen des Rumpfes. Annähern der beiden Beine gelingt nur durch Täuschung, nämlich durch Hochziehen der gesundseitigen Beckenhälfte, das kranke Bein erscheint dann länger. Hochziehen der krankseitigen Beckenhälfte gegen die Rippen gelingt nicht über die Mittelstellung hinaus. Bauch- und Rückenmuskeln sind untüchtig, die Abstände zwischen Rippenbogen und Beckenkamm auf beiden Seiten ungleich. Überstreckung im Hüftgelenk ist über einige Grade möglich, dabei vergrößert sich aber der Abduktions- und Außenrotationsausschlag etwas. Der Oberschenkel kann besser nach außen als nach innen gedreht und noch kaum angebeugt werden. Aufrichten des Oberkörpers zum Sitzen erfolgt auch noch ohne echte Beugung der Hüfte. Das Knie beugt sich um einige Grade, Fußbewegungen sind frei. Umwenden des ganzen Körpers gelingt unter Beibehaltung der Hüftabduktion über die gesunde Seite. Das Ergebnis der passiven Funktionsprüfung differiert kaum von dem der aktiven. Nach doppelseitiger Luxation, also ohne Vergleichsmöglichkeit, verwischt sich obiges Bild etwas.

Bis zum Kleinkindalter von etwa 3 Jahren ist regelrechtes Üben jeder einzelnen Bewegung noch sehr schwierig. Es genügt aber meistens auch, den in der Zeit der Ruhigstellung eingedämmten Bewegungs- oder Nachahmungstrieb des kleinen Patienten wieder zu wecken und zu entwickeln, so daß das Kind, zwar unbewußt, doch selbständig und in häufiger Wiederholung all die Bewegungen ausführt, die es braucht. Bei dieser dankbaren Aufgabe ist unserer Phantasie keine Grenze gesetzt, mit allerlei Bewegungsspielerei in Bauch- und Rückenlage, mit Puppe, Hampelmann, Ball und Bauklötzen gehen wir über zum Rutschen und Krabbeln und dann *zum Laufrad*-Fahren (nicht Tretrad also, sondern Laufrad nach Prof. Schede) und Schaukeln. Im Schaukelstühlchen, auf dem Schaukeltier oder in der Hängeschaukel stellt diese Tätigkeit ein ausgezeichnetes Training für Bauch-, Gluteal- und Oberschenkelmuskeln dar.

Laufende sorgfältige Überprüfung der Fortschritte muß dafür sorgen, daß keine Muskeln bei der Arbeit zu kurz kommen. Keine Gelenkbewegung darf auf Kosten einer andern übermäßig zu- oder abnehmen, denn einmal entstandene Mißverhältnisse lassen sich schwer beseitigen. Vor allem soll die Hüftbeugung und die Kyphosierung der Wirbelsäule nicht durch das unvermeidlich viele Sitzen beim Essen, Spazierenfahren, Töpfchengeschäft überhandnehmen, sondern durch reichliche Bauchlage wieder ausgeglichen werden.

Ein auf diese Weise muskelkräftig gewordenes Kind findet, wenn endlich die Belastung der Hüfte zugelassen werden darf, leicht den Übergang dazu und braucht zum Laufenlernen kaum Hilfe, trotzdem allerdings häufige Beobachtung, um keine Bewegungs- und Belastungsfehler aufkommen zu lassen.

Das bisher Gesagte bezog sich ausgesprochen auf die im frühkindlichen Alter behandelte Hüftluxation. Das im weiteren Geschilderte gilt *für alle Hüfterkrankungen* und für jedes Alter. Gesonderte Erwähnung bedarf vielleicht die Hängehüfte insofern, als bei dieser Operation das Hüftgelenk selbst unversehrt bleibt (siehe dort).

Erfahrungsgemäß überwinden Kind und Erwachsener die begreifliche Angst und Spannung des Nachbehandlungsbeginnes dann am leichtesten, wenn sie erfahren und verstehen, worauf zu achten ist.

Folgende Aufgaben können wir unseren Patienten für die Liegezeit tagsüber auftragen:

a) Liegen im Bett stets mit gleich hohen Beckenkämmen und geradem statt seitlich verschobenem Oberkörper.

(Auf diese Weise gelingt die Adduktion des Beines allmählich von selbst, die Bauchmuskeln nehmen an Kraft zu und das Gefühl für richtige Rumpf- und Beckenhaltung kehrt wieder).

b) Häufige Wendung im Bett von Rücken- in Bauchlage und zurück in Viertel-, halben, ganzen Umdrehungen.

(Dabei arbeiten die Glutäen, die Rückenmuskeln und die Strecker der Beine. Die Drehung um die Körperlängsachse ist wesentlich für das spätere Gehen, mit oder ohne Apparat).

c) Im Sitzen auf dem Bettrand oder im Stehen auf dem gesunden Bein sollen die Unterschenkel ein Weilchen hängen, wieder hochgelegt werden und wieder hängen und dies im öfteren Wechsel (um die Durchblutung anzuregen).

Im Turnsaal achten Patient und Behandler dann auf folgendes:

Alle Übungen werden mit *beiden Beinen,* und zwar zuerst mit dem gesunden, dann mit dem kranken, evtl. sogar mit beiden gleichzeitig ausgeführt. Beim Abduzieren darf das Becken sich nicht verschieben, noch weniger beim Adduzieren (Abb. 10 a, b).

In Bauchlage überstreckt wird jedes Bein nur so weit, als dabei beide Spinae anteriores superiores der Unterlage aufliegen können und die Kniescheiben noch genau nach unten schauen (Innenrotation).

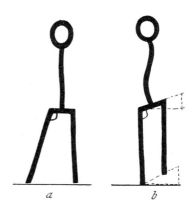

Abb. 10 Scheinbare Adduktion des linken Beines durch Beckenverschiebung

a　　　　　　*b*

In Seitlage (auf der gesunden Seite) Bein sowohl allein, d. h. ohne Becken, wie auch als Einheit mit diesem zusammen anheben lernen.

Das Beugen der Hüfte geht — besonders beim älteren Menschen — langsamer voran an andere Bewegungen. Als Vorbereitung für Sitzen, Bücken, Schuhe anziehen usw. gewinnt übrigens die Hüftbeugung erst dann Bedeutung, wenn dabei die Knie geschlossen *werden* und *bleiben* können (Innenrotation!).

Auch für das Beugen der Knie ist Beinschluß wichtig.

Jedes Bein, das gesunde und das kranke, muß fähig sein, der Unterlage angedrückt zu bleiben, wenn das Becken durch Anhocken des anderen Knies aufgerichtet wird.

In Rückenlage soll jedes Bein für sich und später evtl. beide zusammen erhoben werden können, ohne daß sich die Kniescheiben verdrehen.

Das Becken muß symmetrisch von der Mittellinie nach jeder Richtung geschoben, gezogen, gekippt und gedreht werden können.

Nach all diesen Übungen soll schließlich ohne Schwierigkeit auszuführen sein:

die „Wiege" (Schaukelbewegung mit gestreckten Armen und Beinen in Bauchlage), Aufschwingen zum Sitzen, Zusammenklappen von Armen und Beinen mit gestreckten Knien aus Rückenlage, freies Sitzen mit hängenden Unterschenkeln, knien, kriechen.

Fußgymnastik darf nicht vergessen werden. Die Vor- und Zwischenschaltung von Wärmewirkung und Massage bleibt den Erfordernissen überlassen. Das *Üben im Wasser* hat große Vorteile und bringt zusätzlich viele Möglichkeiten. Unterstützung der aktiven Arbeit durch Massage und Wärmeanwendung wird von Fall zu Fall in Betracht gezogen. Aber: Keine Anwendung von Tiefenwärme (z. B. Kurzwellen) falls fixierende Schrauben, Nägel, Drahtnähte im Bestrahlungsgebiet liegen!

Neben der abstrakten Arbeit und den Selbständigkeitsübungen machen auch bei großen Kindern und Halbwüchsigen die angewandten Formen und Spiele Spaß und fördern Kraft, Wendigkeit und Selbstvertrauen (Schnelligkeitswettbewerbe im Anziehen, Umdrehen, Umsteigen in den Selbstfahrer, außerdem Ball-, Stab-, Tennisringgymnastik in diesem und Fortbewegungswettbewerbe auf dem Laufrad).

Die Gehschule fordert von Anfang an volle Belastung des kranken Beines unter Ausnützung des physiologischen Schulter-Becken-Schwunges innerhalb der normalen Rumpfbewegung. Wer dem frisch Aufgestandenen erlaubt, zwei Stöcke oder Stützkrücken vorn aufzusetzen, dann das gesunde und das kranke Bein nachtrippeln zu lassen und schon wieder das Körpergewicht auf die vorgestellten Stöcke

Die Hüfterkrankungen und ihre krankengymnastische Behandlung

zu verlegen, der erschwert dem Patienten und sich selbst den ohnehin nicht leichten Anfang.

Richtig und deshalb letzten Endes auch leicht ist folgende Form, das Gehen zu erlernen: Wieder hilft Erklären, Mitdenken und Vorüben (im Geiste und auf allen vieren) schon vor Beginn der Praxis, noch im Bett. Der Kern der Theorie heißt: Die Fortbewegung ist eine Kombination aus Rumpf- und Beinbewegungen. Schulter - Rumpf — Hüfte beginnen den Schritt, das Bein folgt nur dem Schwung aus diesen Bewegungen.

Für die Praxis dienen nachstehende Skizzen: Abb. 11.

Manche Patienten entscheiden spontan selbst, ob sie lieber Paßgang oder Gleichschritt verwenden wollen, und werden dann dabei belassen. Für andere muß die Krankengymnastin die endgültig geeignete Gangart herausfinden, wenn sie es nicht vorzieht, immer alle vier Formen durchzuexerzieren, was dann in Reihenfolge der Aufzeichnung geschieht.

Von Anfang an können alle Rhythmen (die nur auf dem Papier kompliziert erscheinen) flott durchgegangen werden. Ob im Gehwagen, Gehbarren oder im Wasser, ob mit zwei Stützkrücken, Stöcken oder einem von diesen, auch mit Gehgips und Apparat, immer bewährt sich diese Art von Gehschule.

Das *„Problem Treppensteigen"* läßt sich wie folgt leicht überwinden: Treppe aufwärts: Das *gesunde* Bein macht den Schritt auf die höhere Stufe — das kranke wird nachgestellt.

Treppe abwärts: Das *kranke* Bein tritt zuerst auf die tiefere Stufe — das gesunde wird nachgestellt.

Dabei, zur Sicherung des Gleichgewichts, eine Hand am Geländer, in der anderen die Stockstütze.

Erscheinungsbild und Behandlungsgang bleiben erfahrungsgemäß gleich, ob es sich nun um Operationen, wie Drehosteotomie oder Pfannendachplastik, um Gabelung oder Kappenplastik handelt, oder ob Epiphysiolyse, Perthes, Coxa vara, Coxa valga luxans, Dysplasie den Anlaß zu konservativer oder operativer Versorgung gaben. Auch der Unterschied, ob junger, ob erwachsener Patient, verschiebt den Behandlungsablauf höchstens, aber stellt ihn nicht um.

Anders gestaltet sich der Behandlungsplan nur dann, wenn unbehandelte oder rückfällige Hüftdeformierungen *spät* unsere Hilfe fordern. Bei langem Bestehen gehören diese Leiden in das Kapitel der Arthrosis deformans, des Malum coxae senile oder der Kontrakturen. Doch auch bei kurzer Existenz ohne Behandlung kann eine Hüfterkrankung schon Stellungsänderungen mit sich bringen, die nicht ohne weiteres zu überwinden sind. So ist bei Coxa vara der Oberschenkel schlecht einwärts zu rotieren und bei der Luxation die Hüfte dazu kaum über-

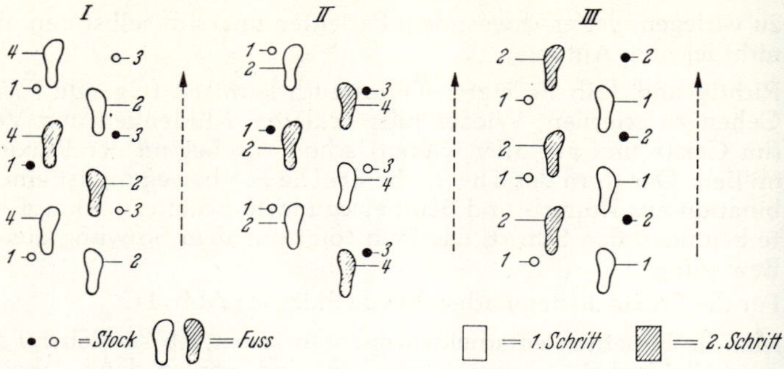

Die Hüfterkrankungen und ihre krankengymnastische Behandlung

Abb. 11

I.	II.	III.
Paßgang im Viertakt	Gleichschritt im Viertakt	Paßgang im Zweitakt

I. = Takt 1 — linker Stock vor;
Takt 2 — rechtes Bein vor, auf gleiche Höhe mit dem linken Stock;
Takt 3 — rechter Stock vor;
Takt 4 — linkes Bein vor, auf gleiche Höhe mit dem rechten Stock.

II. = Takt 1 — linker Stock vor;
Takt 2 — linkes Bein vor, in Stockhöhe;
Takt 3 — rechter Stock vor;
Takt 4 — rechtes Bein vor, in Stockhöhe.

III. = Takt 1 — linker Stock und rechtes Bein vor, gleich weit;
Takt 2 — rechter Stock und linkes Bein vor, ebenfalls gleich weit.

streckbar. Die Spreizung kann in keinem Fall bis zum Maximum ausgeführt und, bei positivem Trendelenburgschem Zeichen, das Bein ohne Becken in Seitlage nicht erhoben werden. In solchen Fällen kann die Behandlung auch fördern, sie muß aber hauptsächlich überbrücken und ausgleichen. Sehr wichtig ist es dann, Gangart und Alltagsgewohnheiten des Patienten zu studieren, für ihn zu überlegen und anzugleichen und ihm diese Hilsmittel plausibel zu machen und zu lehren.

Fast könnte nach diesem Kapitel die Behandlung der Hüftdeformationen als einförmig und schematisch erscheinen, weil so viele Krankheitsbilder mit gleichem Übungsplan und -gang erfaßt werden.

Jeder Erfahrene wird aber dieser Auffassung energisch widersprechen, denn eine Menge unaufzählbarer Kleinigkeiten verändern doch in jedem Einzelfall zwar nicht den Rahmen, aber das Bild der Übungsmöglichkeiten. Ob die aktive Hüftübungsbehandlung erfolgreich war, entscheidet schließlich das Gangbild unserer Patienten. Verantwortlich für eine gute Form desselben ist weitgehend die Kraft der kleinen Glutäen. Als deren Kriterium kennen wir die freie Abduktion des gestreckten Beines in Seitlage und negatives Trendelenburgsches Zeichen.

Erst wenn unsere Arbeit bis zu diesen Zielen gediehen ist, können wir eine Hüftübungsbehandlung — vom krankengymnastischen Standpunkt aus — als abgeschlossen betrachten.

Postoperative krankengymnastische Behandlung bei Koxarthrose

Von Rita Bühler-Lohse

Eine sehr häufige Operation bei Patienten mit dem Krankheitsbild der Koxarthrose, ist die der totalen Alloarthroplastik. Bei dieser Operation werden Hüftkopf und Hüftpfanne ersetzt. Es gibt verschiedene Prothesentypen, sie werden aus Metall oder auch Keramik hergestellt und haben auswechselbare Köpfe, sowie verschiedene Halslängen.

Der allgemeine krankengymnastische *Befund* kann *vor* der Operation folgender sein:

— *sichtbar:*

Hüftgelenk: Flexions-, Adduktions-, Außenrotationsstellung, dadurch bedingt Beckenkippung nach ventral

Kniegelenk: leichte Flexionstellung

oberes Sprunggelenk: leichte Plantarflexionstellung

— *tastbar:*

Erhöhter Muskeltonus:
— M. triceps surae
— Ischiokrurale Muskulatur
— Hüftbeuger
— Glutäalmuskulatur
— Rückenmuskulatur

Herabgesetzter Muskeltonus:
— Bauchmuskulatur

— *funktionell:*

Gelenke Lendenwirbelsäule: Flexion eingeschränkt
Hüftgelenk: entsprechend „sichtbar"
Kniegelenk: } Extension leicht
Oberes Sprunggelenk: } eingeschränkt

Muskulatur:
Kleine Fußmuskulatur
Unterschenkelmuskulatur
M. quadriceps femoris
Glutäalmuskulatur
Bauchmuskulatur
} insuffizient, d. h. je nach Muskelteststufe (1, 2, 3) und bestehenden Kontrakturen

— *meßbar:*

Winkel- und vor allem Umfangmaße helfen den Befund zu vervollständigen.

Ein Befund dieser Art kann in mehr oder weniger großem Ausmaß vorhanden sein. Er ist abhängig von den vorhandenen Schmerzen im Becken-Bein-Bereich, wobei ihre Intensität und ihr erstes Auftreten eine Rolle spielen, sowie eine Teilentlastung d. h. Gehen mit Unterarmstützen.

Ideal ist es, wenn der Patient die Möglichkeit präoperativer krankengymnastischer Behandlung hat und somit die Wartezeit auf ein Klinikbett sinnvoll ausfüllt. Auf alle Fälle sollte ihm vor der Operation gesagt werden, was ihn postoperativ von krankengymnastischer Seite erwartet. Der dann behandelnden Therapeutin sollte der präoperative funktionelle Befund bekannt sein. Sie kann damit die Behandlungsgesichtspunkte besser ermitteln und die entsprechenden Maßnahmen gezielter anwenden.

Postoperative krankengymnastische Behandlung

Die Übungsbehandlung wird nur aktiv durchgeführt. Die Adduktion, Außenrotation und Retroversion im Hüftgelenk wird während der ersten Wochen vermieden, da eventuell Luxationsgefahr bestehen kann.

— Die Behandlung beginnt am Operationstag mit postoperativer Atemtherapie und Thrombosenprophylaxe. Es muß die *Lagerung* des Beines beachtet werden, sowie die *Schnittführung*, die für die Operation notwendig war.

— In den folgenden Tagen ist außerdem ein möglichst intensives Training des *nicht operierten* Beines nötig. Damit wird eine konsensuelle Wirkung am operierten Bein in Form einer Muskelspannung erreicht. Ausgehend vom physiologischen Bewegungsablauf beim Gehen werden mit Hilfe der Muskelarbeit des sog. gesunden Beines an den insuffizienten Muskeln des operierten Beines Kontraktionsimpulse ausgelöst.

Zum Beispiel Hüftflexion am nicht operierten Bein erzeugt an der operierten Hüfte eine Spannung des M. glutaeus maximus. Abduktion am gesunden Hüftgelenk löst Kontraktionsimpulse in den Mm. glutaeus medius und minimus des operierten Beines aus.

Am operierten Bein kommen Spannungsübungen für den M. quadriceps und die Glutäalmuskulatur zur Anwendung, sowie Übungen für den Fuß und die Zehen.

— Der weitere Aufbau eines intensiven Muskeltrainings erfolgt unter Berücksichtigung des allgemeinen und funktionellen Zustandes des Patienten. Verschiedene Techniken, Schaffung aktiver Fixationen, Wechsel der Ausgangsstellungen, Gleichgewichtsschulung und Verwendung von Geräten sind je nach Muskelbefund sinnvoll. Jede ungünstige Hebelwirkung auf das Hüftgelenk ist jedoch zu vermeiden.

— Die Kräftigung der diagonal verlaufenden Bauchmuskulatur kann mit den Arm- und Rumpfmustern der Technik PNF (Propriozeptive neuromuskuläre Faszilitation) erreicht werden. Die schrägen Bauchmuskeln einer Körperseite (z. B. Mm. obliqui abdominis internus und externus rechts) müssen im allgemeinen nicht gekräftigt werden, da sie u. U. jahrelang die Hüftabduktoren kompensiert haben durch eine Seitneigung der Wirbelsäule (Becken-Bein).

— Die mittlere und kleine Glutäalmuskulatur sollte erst aus der Seitlage geübt werden, wenn diese Muskelgruppe die Muskelteststufe 3 d. h. „voller Bewegungsausschlag gegen die Schwere" erreicht hat.

— Die Arm- und Schultergürtelmuskulatur, vor allem der M. triceps brachii, müssen meist auf das Gehen mit Unterarmstützen vorbereitet werden. Auch hier ist die Technik des PNF sehr geeignet.

— Das Aufstehen, Gehen und Treppensteigen erfolgt nach Rücksprache mit dem Arzt. Je nach Muskelbefund und Zustand des Patienten wird die Gangschulung zuerst mit und später ohne Hilfsmittel aufgebaut. Dabei werden die verschiedenen Phasen der Belastung des Beines beachtet, sowie u. a. Schrittlänge, -rhythmus, Fußarbeit im Sinne des Abrollens und Beckenstellung.

Die Gangschulung als einzige postoperative krankengymnastische Behandlung kann niemals ausreichend sein.

— Sofern keine medizinische Kontraindikation besteht, ist das Bewegungsbad zwei- bis dreimal in der Woche eine gute Ergänzung der Behandlung.

Der Patient sollte mindestens bis zu einem Jahr krankengymnastisch behandelt und angeleitet werden. Die Übungen müssen regelmäßig kontrolliert und korrigiert werden. Nur so ist ein funktionell optimales Ergebnis zu erzielen. Dies bedeutet, daß die Mechanik und die Dynamik des Gelenkes weitgehend übereinstimmen und sich wieder so harmonisch wie möglich in den gesamten Bewegungsablauf des menschlichen Körpers einfügen.

3. KAPITEL

Behandlung bei degenerativen Wirbelsäulenleiden

Über die Entstehung der Osteochondrose herrschen noch viele Meinungen und manche Zweifel. Tatsache aber ist, daß die Zahl unserer Patienten, die unter dieser Diagnose laufen, ständig ansteigt. Die Krankheitsbezeichnung umfaßt eine Menge verschiedenster, manchmal sogar sich widersprechender Symptome, und die davon Betroffenen werden von den Folgen des modernen Leidens recht erheblich geplagt und behindert, ohne doch als ernstlich krank angesehen und anerkannt zu werden.

Neben der generellen Osteochondrose, also der Verkümmerung aller vorhandenen Bandscheiben, begegnet uns vor allem diejenige der Hals- und Lendenwirbelsäule. Insbesondere finden wir auch den Bandscheibenprolaps — für den ja die Osteochondrose eine Voraussetzung darstellt — vorwiegend in den genannten Abschnitten der Wirbelsäule.

Die Anfangserscheinungen der Osteochondrose im *Halsteil* fallen dem Patienten zunächst wenig auf. Geringe Einschränkung der Kopfbewegungen, Knirsch- und Reibegeräusche bei diesen, leichte Schmerzen, evtl. auch in einer Schulter, nimmt er als vermutlich rheumatisch noch nicht ernst. Sie schwinden zunächst auch wieder, um dann, schon gesteigert, wiederzukehren. Der Gang zum Arzt wird schließlich angetreten, wenn Steifigkeit in Hals und Schulter schon deutlich behindern und der Schmerz in den Gelenken der Halswirbelsäule, vielleicht sogar auch in Ellenbogen, Hand und Fingern erheblich zugenommen hat. Die im Bereich der Halswirbelsäule ausgelösten Beschwerden können ja über den Plexus brachialis den ganzen Arm treffen oder an ihm herumwandern. Parästhesien in Form von „Nadelstichen", Kribbeln, Taubheits- und Pelzigkeitsgefühl lassen Arm und Hand oft kraftlos im Gebrauch erscheinen.

In anderen Fällen treten dagegen anstelle der eben geschilderten Erscheinungen Kopfschmerzen, Neuralgien am Kopf, Übelkeit, Ohrensausen, Schwindel, Schluckbeschwerden auf. Manchmal findet sich auch eine Kombination der verschiedensten Symptome.

Die ärztliche Verordnung für die Behandlung lautet dann wohl meistens: „Extension, Massage und Bewegungsübungen."

Wir möchten aber ernstlich davor warnen, diese Maßnahmen einheitlich und schematisch in Reihenfolge und Dosierung anzuwenden. Schon rein mechanisch gesehen könnten nämlich die verspannten Weichteile die an den Anfang gestellte Extension, das unvorbereitete Ziehen also, mit reflektorischer Gegenspannung beantworten, wodurch die Wirkung auf die WS selbst verfehlt wäre. Ebenso könnte sich aber auch die anfängliche Gegenspannung der Gewebe so jäh lösen, daß der *Zug* zur *Zerrung* an den Wirbelverbindungen ausarten und so den Schmerz steigern statt mindern würde. Sogar ernste zerebrale Störungen liegen im Möglichkeitsbereich solcher unvorhergesehener Reaktionen.

Vor allem aber ist es notwendig, sich wieder einmal mit Anatomie, Funktion und Statik der ganzen Halswirbelsäule eingehend zu beschäftigen und dann in jedem Fall den Befund beim Patienten diesen Lehren gegenüberzustellen, ehe man den Behandlungsgang plant. Nicht übersehen dürfen wir dabei auch die enge Beziehung zwischen Kopf- und Körperhaltung.

Beim stehenden Menschen, der geradeaus schaut, soll sich der Kopf im labilen Gleichgewicht zwischen Vor- und Rückwärtsfallen befinden. Dann durchzieht das Körperlot den Atlas, den 7. HWK, den 12. BWK und 5. LWK. Schon eine Fehlstellung des Atlas, welche z. B. die Nickbewegung im obersten Gelenk blockiert, ändert die Balance und den Neigungswinkel des Kopfes zur Halswirbelsäule. Seine neue Haltung bewirkt, daß sich mit der Kopflast auch der Atlas gegen die Lotlinie verschiebt. Damit ändert sich weiterhin der Verlauf der HWS, so daß C7 ebenfalls die Lotlinie verläßt, wodurch wiederum automatisch die gesamte Wirbelsäule umgestellt werden muß. Wenn man außerdem bedenkt, daß einige für die Körperhaltung entscheidende Rumpfmuskeln (u. a. der M. longissimus dorsi) am Kopf ansetzen, so ist alles in allem die Abhängigkeit der Gewohnheitshaltung und der Kopfstellung voneinander bewiesen. Allerdings kann weder für den Neigungswinkel der HWS (zum Körperlot) noch für das Ausmaß ihrer Krümmung eine Norm festgelegt werden. Beides ist konstituionell bedingt und an sich kaum beeinflußbar. Umgekehrt: Der Mensch mit einer verstärkten Brustkyphose, einem vielleicht sogar versteiften Rundrücken *kann* den Kopf nicht im labilen Gleichgewicht halten, sondern muß ihn, um das Gesicht frontal stellen zu können, nach hinten beugen. Daraus ergibt sich der nach vorn konvexe Halsbogen, damit auch die verstärkte Kompression an den dorsalen Partien der HWS. Auch in diesem Fall ist es kaum möglich, Kopf- und Körperhaltung für die Dauer zu verändern, doch muß dies für die Behandlung in Betracht gezogen werden.

Die vorstehenden Erkenntnisse würden genügen, uns zu reichlichem und sinngemäßem Variieren unserer Behandlungsmittel zu veranlassen. Es gibt aber dafür noch weitere Gründe.

Normalerweise geschieht das *Nicken des Kopfes* und seine *Drehung* etwa zur Hälfte im Atlantookzipitalgelenk. Es bewegt sich der Kopf gegen den Atlas etwa um 40 Grad im Sinne des Nickens, um 40 bis 60 Grad im Drehsinne. Erst bei Bewegungen über diesen Ausschlag hinaus schalten sich Axis [Epistropheus] und übrige Halswirbelsäule ein.

Die *Seitneigung* des Kopfes dagegen findet abgesehen von einer gewissen Federung durch die Menisken zwischen Hinterhaupt und Atlas in den Gelenken von C 3 bis C 6 statt.

Wird nun durch krankhafte Veränderung im Bereich der Atlasgelenke (ossär, ligamentär, muskulär) eine Dreh- oder Nickbewegung dort behindert oder eingeschränkt, so müssen die übrigen Wirbelsäulengelenke einspringen, um die nötige Drehbarkeit, Aufrichtung und Beugung des Kopfes (Blickrichtung!) wiederherzustellen. Diese Kompensation belastet vor allem C 4, 5, 6. (Der 7. Halswirbel stemmt sich mit seinem langen Dornfortsatz am 1. BWK an und schützt sich so vor Überbeanspruchung).

Bekanntlich findet sich nun gerade an diesen Segmenten, aus denen ja auch der Plexus brachialis austritt, die Osteochondrose am häufigsten.

Grundsätzlich müssen deshalb, wenn Plexuserscheinungen vorhanden sind, diese Wirbel entlastet werden. Man muß sie von der Mitarbeit beim Nicken und Drehen des Kopfes wieder befreien und versuchen, diese Bewegungen wieder größtenteils in dei Atlantookzipitalgelenke zu verlegen.

Die Frage ist allerdings in jedem Falle, ob man diese ohne weiteres beanspruchen darf.

Treten nämlich bei dem Versuch, Kopfnicken und -drehen hauptsächlich in den Atlasgelenken ausführen zu lassen ähnliche Erscheinungen auf wie die, die wir bei anderen Patienten von vorneherein als zerebrale Symptome werten (Schwindel, Übelkeit, Kopfschmerz u. a.), so weist uns diese Tatsache in jedem Fall darauf hin, daß wir mit einer Veränderung des obersten Halswirbels zu rechnen haben.

Es ist dann folgendes zu bedenken: Der 4. Ventrikel ragt noch in den Atlasbogen hinein. Am hinteren Abschnitt desselben ist außerdem die Dura des verlängerten Marks angeheftet, welches ja die Halswirbelsäule durchzieht. Die normalen Bewegungen des Kopfes in den Atlasgelenken sind verbunden mit Stellungsänderungen des Dens axis im Medullarraum (z. B. Hebelbewegung gegen das ligamentäre Widerlager bei der Nickbewegung), die jedoch so gering sind, daß sie sich nicht bemerkbar machen. Hat sich aber die Stellung des Atlas selbst oder die des Dens verändert (vorübergehend durch statische Verschiebung oder dauernd auf ossärer Grundlage), so ist u. U. mit einer Einengung des Medullarraumes im Atlasbogen, Druck oder Zerrung am verlängerten Mark bzw. Behinderung der Liquorzirkulation zu rechnen. Die Folgen dieser veränderten Umstände sind dann eben die genannten Erscheinungen.

Kommt also ein Patient mit solchen Beschwerden zu uns oder treten ähnliche bei oder nach dem Versuch auf, die unteren HWS-Gelenke auf Kosten der obersten zu entlasten, so ist uns dies ein Zeichen dafür, daß wir in diesem Falle die Atlantookzipitalgelenke *nicht zu Bewegungen heranziehen dürfen*. Übrigens ist in solchen Fällen auch für die Beanspruchung der unteren HWS größte Vorsicht geboten.

Haben wir also mit einer Osteochondrose von C 4 bis C 6 zu tun und können die betroffenen Partien nicht, wie dies grundsätzlich geboten wäre, durch Umstellung der Gewohnheitsbewegung entlasten, so müssen wir uns darauf beschränken, die HWS zu *stabilisieren* statt zu *mobilisieren*, soll der Patient schmerzfrei werden. Es sei aber betont, daß dann besonderer Wert auf die Beweglichkeit der BWS, der LWS sowie der Arme, der Schultern, Schulterblätter und Schlüsselbeine gelegt werden muß.

Die Behandlung im allgemeinen beginnt am besten mit Massage (Streichung, weiches Kneten, Verschieben, Bindegewebstechnik), welche Rücken, Schultergürtel, Arme, Nacken, Schlüsselbeinpartie, Brustmuskeln und Hals erfassen muß. Der Patient sitzt dabei bequem, mit aufgelegten Armen und aufrechtem Kopf (evtl. mit der Stirn an einer gut verstellbaren Kopfstütze angelehnt) am Tisch. In Bauchlage zu massieren ist nicht empfehlenswert, denn die Kopfhaltung dabei kann sich ungünstig auswirken, außerdem lassen sich die vorderseitigen Muskeln dabei schwer erfassen. Vor intensiven „Friktionen" an sog. „Knoten" im oberen Trapezmuskel möchte ich warnen. Der dabei auftretende heftige Schmerz kann unvorhersehbare Reaktionen auslösen. Anschließend folgen vorsichtige aktiv passive Bewegungen unter Beachtung des vorher Gesagten. Ergänzend ist noch zu bemerken: Mit Bewegungen an der *lordosierten* HWS beanspruchen wir diese mehr in ihrer Gesamtheit. Die „kyphosierte" HWS ist stabiler (Lasten werden in dieser Haltung auf dem Kopf getragen). Um Nikken und Drehen hauptsächlich in die Atlasgelenke zu verlegen, wird deshalb zuerst die HWS aufgerichtet und damit fixiert (Kopf über dem Brustkorb nach hinten geschoben, Kinn bei waagerechter Blickrichtung an den Hals gezogen), ehe die Bewegungen des Kopfes beginnen (Abb. 12). Das Spiegelbild erweist sich als sehr wertvoll, um den Patienten selbständige Mitarbeit zu lehren.

Einschalten von Wärme vor oder zwischen den Übungen ist unter gewissen Voraussetzungen günstig. Niemals darf es jedoch zu Überwärmung der Medulla oblongata (etwa durch Kurzwellenbehandlung im Bereich der HWS) kommen.

Eine probeweise manuelle Extension mit beiden Händen hilft uns schließlich zu entscheiden, ob überhaupt, wie und mit welcher Dosierung eine mechanische Extension dem Bisherigen folgen soll. Möglichkeiten für die Durchführung derselben gibt es sowohl im Liegen als im Sitzen. Wichtig ist in jedem Fall, daß dabei der Kopf durch Lagerung oder Unterstützung in *die* für ihn zweckentsprechende Stellung gebracht und daß jeweils der geeignete Angriffspunkt für den Zug gewählt wird. Es ist zu empfehlen, mit kleinster Belastung zu beginnen und stets unterschwellig zu bleiben. Gewichtsminimum = etwa 2 kg [4 Pfund], Maximum = 5 kg [10 Pfund], Zeitdauerminimum = 8 Minuten, Maximum = 30 Minuten.

Es versteht sich von selbst, daß der Auswirkung einer HWS-Erkrankung in weiterem Sinne, z. B. der Periarthritis humeroscapularis, der Epikondylitis usw., gleichfalls größte Aufmerksamkeit zu widmen ist, wenn auch in zweiter Linie.

Ferner müssen die Alltagsgewohnheiten des Patienten studiert, revidiert und eventuell umgestellt werden.

Für die Behandlung einer erwiesenen krankhaften Veränderung im Atlantookzipitalgelenk überläßt man am besten dem Arzt die Initiative. Ist man gezwungen selbständig zu handeln, so wird man nach Kenntnis der Sachlage ohnehin größte Vorsicht walten lassen. Erscheinen auch in diesen Fällen der Grenzen der krankengymnastischen Behandlungsmöglichkeiten sehr eng gesteckt, so kann man doch manchmal verblüffenden Erfolg erzielen.

Gelegentlich werden wir auch einem zervikalen Bandscheibenvorfall gegenüberstehen.

Ein akuter Diskusprolaps im Halsbereich zeigt sich dadurch, daß es dem Patienten unmöglich ist, die plötzlich eingefahrene typische Schiefhalshaltung des Kopfes selbst wieder zu korrigieren. Schon kleine Bewegungsversuche steigern die örtlichen und ausstrahlenden Schmerzen unerträglich.

Meist gelingt es aber dem Behandler schnell, die Einklemmung zu beseitigen, wenn er den Hinterkopf mit beiden Händen zart anhebt, vorsichtig nach hinten schiebt, leicht nach der gesunden Seite beugt und ihn dann unter Zug wieder aufrichtet. Es schließt sich darauf die oben geschilderte Behandlung an, noch unterstützt durch Rotlichtbestrahlung.

In seltenen Fällen löst der zervikale Bandscheibenprolaps sogar eine Plexuslähmung aus. Diese Tatsache sollte uns mahnen, im Gebiet der Wurzelsegmente des Plexus brachialis ja nicht brüsk vorzugeben.

Wieviel Patienten mit *„Kreuzschmerz"* strömen täglich in unsern Behandlungsraum. Und wie viele Ursachen hierfür sind möglich! Gynäkologische Erkrankungen, statische Mißverhältnisse, Weichteilkontrakturen, Veränderungen an Skelett und Bandscheiben. „Kreuzschmerz und Steifigkeit beim Bücken, beim Vorbeugen und Wiederaufrichten, bei längerem Stehen, beim Sitzen und sogar nachts im

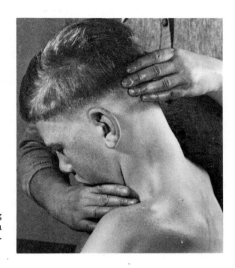

Abb. 12 Kopfnickbewegung über der in Streckung fixierten HWS, hauptsächlich im Atlantookzipitalgelenk ausgeführt

Liegen, Kreuzschmerz eng umschrieben oder weit ausstrahlend", so und ähnlich lauten stets die Klagen. Es gibt Krankheitsfälle, in denen allein die Operation Heilung bringen kann, im allgemeinen steht jedoch die konservative Versorgung und Behandlung im Vordergrunde. Osteochondrose der Lendenwirbelsäule heißt die heute am häufigsten gestellte Diagnose für alle diese Beschwerden. Verordnet wird: Heißluft, Kurzwellen, Massage und Bewegungsübungen.

Die Wärmebehandlung macht den Anfang. Dann massieren wir Rücken-, Lenden-, Gesäß- und Oberschenkelmuskeln. Sie lassen sich manchmal hart und straff oder schlaff und weich, manchmal flächig verspannt oder auch strangartig fühlen und werden mit der jeweils geeigneten Technik bearbeitet.

Danach erhebt sich die Frage: Was wollen wir mit unseren Übungen erreichen? Sollen wir *mobilisieren,* da doch die Patienten über Steifigkeit klagen und im täglichen Leben nicht vermeiden können, sich trotzdem zu bewegen? Oder müssen wir *stabilisieren,* um die minderwertig gewordenen Zwischenwirbelgelenke möglichst ruhig zu stellen, wodurch sie allerdings allmählich ganz versteifen?

Antwort auf diese Fragen gibt uns die Überlegung, daß viele der an Osteochondrose leidenden Patienten durch die Versorgung mit einem Mieder oder einer anderen Stütze schmerzfrei wieder arbeiten können. Wir müssen uns also entschließen, *die erkrankte Partie zu stabi-*

lisieren. Aber die Fixierung darf eben nur diese erfassen; die übrigen Teile der Säule müssen beweglich bleiben, wenn sie es noch sind, oder müssen wieder so werden. Der *Patient soll* lernen, *trotz seiner fixierten Lendenwirbel mobil zu sein.* Ob aber ein kyphotischer oder lordotischer Bogen stabilisiert werden muß, läßt sich nur von Fall zu Fall entscheiden und richtet sich nach der Tätigkeit und dem Empfinden des Patienten.

Sehen wir unser Übungsziel vor uns, so gilt es zunächst das auszuschalten, was unserem Bemühen entgegenwirken würde: dazu gehören vor allem Rumpfbeuge vorwärts, Rumpfdrehbeuge, Langsitz, Lastentragen und besonders Anheben von Lasten. Solche Bewegungen muß ein Patient mit Osteochondrose soviel als möglich vermeiden. Erlernen soll er hingegen:

Entweder das Becken aufzurichten und dadurch die Lendenwirbelsäule zu kyphosieren, und zwar mit Bauchmuskeln und großen Glutäen (vorne heben, hinten senken) (Abb. 13, 14). Das eventuelle Hindernis für diese Bewegung könnte ein verkürzter M. rectus femoris sein; diese Kontraktur läßt sich dann durch häufige starke Beugung des Knies in Bauchlage (ohne Ausweichbewegung des Beckens) lösen.

Oder das Becken steil zu stellen, damit die Lendenwirbelsäule zu lordosieren. Dies geschieht mit Lendenmuskeln und Kniestreckern (Abb. 15, 16) (auch in Bauchlage, Fußknöchel dick unterlegen, Anheben der Knie von der Unterlage).

Außerdem werden geübt: Verschieben des Beckens nach allen Richtungen, Drehen desselben um Längs- und Querachse in allen bekannten Ausgangsstellungen.

Diese Bewegungen sind für den Patienten nötig, damit er Zwangshaltungen selbst lösen kann.

Fuß- und Beingymnastik, Training von Bauch- und Rückenmuskeln müssen außerdem dazu beitragen, die Statik im allgemeinen zu verbessern.

Wir haben auch die Möglichkeit, die Lendenwirbelsäule kaudalwärts zu extendieren. Bei Schmerzzuständen, die anderer Behandlung nicht weichen, ist dies auch hier wie bei der Halswirbelsäule das Mittel der Wahl. Es gibt verschiedene Methoden, um starke oder schwächere Zugwirkung zu erreichen.

Schließlich bleibt uns noch zu ergründen, ob der Patient die Gewohnheiten und Notwendigkeiten seines täglichen Lebens mit unserer Behandlung in Einklang gebracht hat oder dieser noch immer — ungewollt — widerstrebt. Arbeits- und Ruhehaltung, auch Gehen, Sitzen, Tragen, Bücken usw. werden mit dem Kranken besprochen und richtig eingestellt. Ohne solche Beratung ist keine Behandlung vollständig.

Wird uns die Behandlung eines akuten Bandscheibenprolaps im Lumbalteil der Wirbelsäule aufgetragen, so überläßt uns der Arzt damit auch dessen Reponierung. Es gibt viele konservative Wege, um diese Reponierung zu erreichen. Alle beginnen mit einer Kyphosierung des

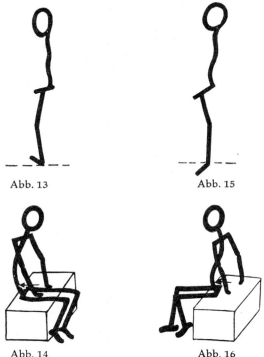

Abb. 13 Abb. 15

Abb. 14 Abb. 16

Lendenteils; manche unserer Kollegen behalten diese lange bei, andere stellen sie bald wieder zur Lordose um, manche bedienen sich mechanischer Hilfsmittel („Perlsche Schaukel"), andere verzichten darauf, manche verteilen den Vorgang auf mehrere Sitzungen, andere konzentrieren ihn auf eine.

Es ist nicht möglich und nicht richtig, eine Form der Reponierung als gut, die andere als schlecht zu beurteilen; jeder Behandelnde muß suchen, die für seinen Fall geeignete und seiner Hand gelegene Methode zu finden.

In diesem Sinn soll die nun folgende Beschreibung eine der vielen Möglichkeiten als Beispiel darstellen, allerdings eine oft erprobte und recht bewährte.

Unsere konservative Behandlung des akuten Bandscheibenprolapses fügt vier Phasen aneinander:

1. *Die Lagerung* zur Erreichung von Schmerzfreiheit und völliger Entspannung, sowie zur Kyphosierung der Lendenwirbelsäule.
2. Die passiven, durch aktive Muskelarbeit ergänzten Handgriffe zur Lösung der Einklemmung.
3. Die aktiv-passiven *Kontrollbewegungen*.
4. Die Überleitung zur physiologischen *Aufrichtung* und *Belastung*.

Die Lagerung

Im Zustand des akuten Anfallschmerzes und der damit verbundenen Ausweichverspannung der Muskulatur ist eine Reponierung des Prolapses unmöglich. Als bestes Mittel, um Schmerzfreiheit zu erreichen, hat sich die entsprechende Lagerung mit kyphosierter Lendenwirbelsäule (Stufenlagerung) bewährt, die trotz starker Beschwerden des Patienten immer ohne Schwierigkeiten durchzuführen ist.

Um diese Dauerhaltung — nach Bedarf 30—90 Minuten lang — zu bewerkstelligen, benützt man ein möglichst festes Bett, auf welches der Kranke sich rücklings legt. Es dient einerseits seiner Bequemlichkeit, andererseits unserem Zwecke, Kopf und Oberkörper durch Kissen etwa halbhoch anzuheben. Flache Horizontallage schmerzt und macht die maximale Kyphosierung unmöglich. Dann schafft man eine Unterstützung der Beine, welche für Hüft- und Kniegelenke zugleich je 90 Grad Beugung zuläßt. Ein massiver Würfel (aus hartem Schaumstoff, von etwa 66 cm Seitenlänge), im Notfall ein umgelegter Hocker, dient diesem Zweck. Die Oberschenkel des Patienten berühren mit ihrer Rückseite die senkrechte Fläche der Unterstützung, während seine Unterschenkel auf der waagerechten ruhen. Es darf nicht übersehen werden, den Patienten, obwohl er angekleidet bleiben kann, während des Liegens vor Abkühlung zu schützen. Beine und Rumpf lassen sich durch mehrere Decken warm halten, ein Heizkissen oder eine Wärmedecke unter dem Lendenbereich fördert die Entspannung besonders gut.

Patienten im akuten Stadium empfinden diese Lage sofort als Erleichterung und schlafen meistens schnell ein. Besteht der Zustand aber schon ein paar Wochen, so bereitet die Stellung erst eine Weile Schmerzen, ehe dann doch Entspannung eintritt.

Lösung der Einklemmung

Die dem Kranken nun vertraut gewordene Lagerung bietet zugleich die beste Ausgangsstellung für den folgenden Reponierungsvorgang. *Ohne die Abwinkelung der Beine zu verändern,* läßt sich ein Fuß des Patienten auf die Schulter des Krankengymnasten legen. Gleichzeitig greift man mit einer Hand unter die entsprechende Beckenhälfte des Kranken.

Nun verstärkt man die Kyphose der LWS, indem man den Oberschenkel des Patienten soweit als möglich gegen dessen Thorax beugt und dadurch sein Becken aufrichtet, um dann sofort wieder zur Ausgangsstellung zurückzukehren und dasselbe auf der Gegenseite auszuführen (Abb. 17).

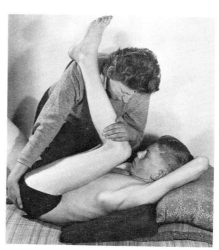

Abb. 17 Kyphosieren der Lendenwirbelsäule

Es empfiehlt sich, zuerst das schmerzhafte Bein in Angriff zu nehmen, weil eine eventuelle Ausweichbewegung die Wirbelsäule in den schon gewohnten Bogen einstellt, während gegengleiche Arbeit eine Umkrümmung desselben notwendig machen und so durch neuen Schmerz reflektorisch neue Spannung erzeugen würde.

Es bleibt der Krankengymnastin überlassen, ob sie rein passiv arbeiten will oder durch ergänzende aktive Mitarbeit ihres Patienten besser zum Ziel kommt. Weder in der einen noch in der andern Form soll die Behandlung dem Kranken wesentliche Schmerzen verursachen.

Durch häufig wiederholten Seitenwechsel darf man nun keine einseitige Muskelkontraktur mehr zustande kommen lassen und muß diesen so lange fortsetzen, bis jeweils das Maximum der Kyphosierung erreicht ist. Zusätzliche passive Innen- und Außrotation des Oberschenkels (Beckendrehung!) beschleunigt oft das Einschlüpfen des Vorfalles. Manchmal verursachen diese Bewegungen jedoch neuen Reiz und unterbleiben dann sofort.

Während der Patient weiterhin in der ursprünglichen Lagerung verbleibt, bewegt die Krankengymnastin nun mit beiden Händen dessen Becken in kleinstem Bewegungsumfang seitengleich nach drei Richtungen:

1. Man *rotiert* das Becken um die Rumpflängsachse, das heißt man hebt wechselnd eine Beckenhälfte von der Unterlage an.
2. Man konstruiert in der Frontalebene abwechselnd *Beckenhoch- und -tiefstand*, das heißt man schiebt ohne Lageveränderung eine Beckenhälfte höher und zieht die andere tiefer.
3. Man verändert die *Beckenneigung* nach beiden Richtungen, das heißt man kippt es abwechselnd nach vorn (Lordose) und hinten (Kyphose).
4. Man *verschiebt* das Becken von der Mittellinie aus nach beiden Seiten, das heißt man stellt die LWS abwechselnd in einen links- oder rechtskonvexen Bogen ein.

Im Verlauf des öfteren Wechsels gelingen diese Bewegungen immer freier und widerstandsloser.

Die Kontrolle

Nun soll der Patient *aktiv* dieselben Beckenbewegungen versuchen, zunächst noch in der alten Lagerung, dann ohne diese, dafür mit angezogenen Knien und aufgestellten Füßen, schließlich mit flach auf der Unterlage ausgestreckten Beinen. Ist ihm möglich, in dieser Lage alle Bewegungen symmetrisch auf beiden Seiten auszuführen, so beweist er damit die Beseitigung der Einklemmung.

Es muß jetzt auch mäßige Lordosierung der LWS wieder möglich sein. Sie zeigt sich bei intensiver Streckung auf der Unterlage.

Aufstehen und Belastung

Sehr wichtig ist es, das nun folgende Aufstehen des Patienten richtig zu leiten. Es darf *nicht über die Aufrichtung zum Langsitz*, sondern muß durch eine *Rollbewegung* nach der ursprünglich schmerzhaften Seite geschehen.

Im Sitzen auf der Bettkante kontrollieren die nun hinlänglich bekannten Beckenübungen, in kleinstem Umfange ausgeführt, noch einmal die Bewegungsfreiheit der Wirbelsäule. Dann wird diese im Stand auf beiden Beinen symmetrisch belastet und so gut als irgend möglich zu ihren physiologischen Biegungen ausgeschwungen.

Alle Bewegungen, besonders auch Gehen, sind nun erlaubt. Nur Vornüberbeugen geschieht zunächst noch vorsichtig, und tiefe Rumpfbeuge vorwärts, ebenso wie Rumpfdrehbeuge unterbleiben bis auf weiteres überhaupt.

Gelingt die Reponierung nicht ohne weiteres, so nützt es immer, nochmals für die Dauer von 30—60 Minuten zu lagern und danach die aktiv-passiven Manipulationen zu wiederholen. Gleich nach dem Wiederaufstehen empfindet der Patient eine teilweise Fixation seiner Lendenwirbelsäule, wie sie z. B. durch das Anlegen einer breiten elastischen Binde oder noch besser einer Elastikschaumgummibinde geschaffen werden kann, als sehr angenehm.

Die Reste der Muskelverspannungen löst man an den folgenden Tagen — sobald Bauchlage ohne Schmerzen möglich ist — mit Wärme und Massage, durch hyperämisierende Einreibemittel und evtl. durch Iontophorese. Besonders hartnäckige Stellen finden sich meistens im M. latissimus dorsi der vorherigen Konkavseite, im lumbalen M. erector trunci der Konvexseite und im M. glutaeus medius gegenüber dieser.

Oft ist es nach längerem Bestehen der Einklemmung nötig, eine sekundär entwickelte Überspannung im Verlaufe der Mm. biceps femoris und gastrocnemius durch einige aktiv-passive Übungen im Sinne der Kniestreckung und Dorsalflexion des Fußes einzuschalten.

Aktive Übungen in Form der dreifachen Beckenbewegung aus Bauch-, Rücken-, Seitlage, Vierfüßlerstand und Hockersitz schließen die Behandlung ab. Sie müssen jedoch unbedingt *stabilisierenden* und *nichtmobilisierenden* Charakter tragen.

Mußte die Wirbelsäule nach der Reponierung des Prolapses im Gipskorsett fixiert werden, so lassen sich Unannehmlichkeiten nach dessen Abnahme — Unsicherheit, Gefühl der Haltlosigkeit — vermeiden, wenn der Patient, schon während der Gips liegt, diesem gleichsinnig das heißt aufrichtend und lordosierend, seine gesamte Rumpfmuskulatur übt.

4. KAPITEL

Brustkorbdeformierungen und ihre krankengymnastische Behandlung

Brustkorbdeformierungen werden im allgemeinen recht bald *beobachtet* und relativ stark *beachtet*, so daß sie ziemlich früh in Behandlung kommen. Allerdings geschieht dies mehr im Hinblick auf ihre spätere kosmetische Auswirkung als wegen des möglichen funktionellen Schadens.

Es begegnen uns auf diesem Gebiet:

Die *Hühnerbrust*,
die *Rinnenbrust* (parasternaler Gibbus),
der *Glockenthorax* (Flankenbrust) und
die *Trichterbrust*.

Alle Formen haben einige gemeinsame Merkmale:

1. Die Zeit der Entstehung liegt für alle Veränderungen vor der Geburt oder im Kleinstkindalter; sie erfolgt ohne Einfluß äußerer Umstände und nie in späteren Jahren.
2. Durch jede Veränderung am Brustbein wird dieses in seiner normalen Funktion mehr oder weniger beeinträchtigt. Diese Funktion besteht darin, im Bereich des oberen Brustkorbes die Einwirkung von Schubkraft, Druck und Stoß aufzufangen und zu mindern.
3. Jede Brustkorbveränderung wirkt sich auf die Rumpfhaltung aus.
4. Alle Thoraxdeformierungen sind für krankengymnastische Maßnahmen therapieresistent. Verbesserung ist möglich, Beseitigung nicht.
5. Atemübungen spielen für die Behandlung nur eine ganz untergeordnete Rolle.

Im übrigen fallen alle genannten Veränderungen — vom kosmetischen Standpunkt aus gesehen — beim weiblichen Geschlecht weniger ins Gewicht als beim männlichen.

Die *Hühnerbrust* entsteht dadurch, daß die Rippen in gerader Richtung — statt mit einer Rundung — auf das Brustbein zulaufen und dieses nach vorn schieben, so wie die Spanten des Schiffes dessen Kiel (Rachitis). Wir finden also eine veränderte Stellung des Brustbeins und verkleinerte Rippenwinkel, meistens außerdem abstehende Thoraxflanken.

Behandlung: Im Interesse der Beweglichkeit zwischen Rippen und Sternum sollten wir dieses manuell modellieren. Hauptsächlich aber entwickeln wir den Brustkorb in die Breite, so daß die Rippen wieder in flacherem Winkel auf das Brustbein treffen. Vielleicht gelingt es dann, mit zunehmender Breitenausdehnung den Sternumknick nach vorn wieder etwas zurückzuziehen. Außerdem ist es notwendig, mittels Bauchmuskelstraffung die Thoraxapertur zu verengern.

Die *Rinnenbrust* (Pseudo-Trichterbrust, auch parasternaler Gibbus genannt) entsteht wahrscheinlich durch überschießendes Knorpelwachstum an den Rippen, die deshalb stark nach vorn gebogen besonders hervortreten. Jeweils einige von ihnen erscheinen übereinandergereiht als Längswulst beiderseits des Sternums. Dieses bildet eine Rinne zwischen den Wölbungen, liegt aber gerade und ist selbst nicht eingezogen. Nur Selbstausgleich kann diese Fehlform bessern, Haltungsübungen unterstützen diesen.

Beim *Glockenthorax* finden wir Brustbein und Rippenknorpel normal. Doch schnürt unterhalb des Sternums in Zwerchfellhöhe die Harrisonsche Furche den Thorax ringförmig ein und darunter stehen seine Flanken nach außen ab, weil überdehnte oder insuffiziente Bauchmuskeln diese nicht zusammenhalten. Die Veränderung kann in späteren Jahren eine funktionelle Behinderung mit sich bringen, nämlich dann, wenn die Brustatmung hinter die Flankenatmung so weit zurücktritt, daß sportliche und andere körperliche Leistungen, welche die totale Atmung fordern, nicht durchgehalten werden können.

Behandlung: Übungen, die alle ventralen Muskeln (Mm. rectus, transversus, obliquus abdominaris) beiderseits und auch die Gürtelmuskeln tatsächlich zur Kontraktion bringen, sie also verkürzen, so daß sie die unteren Rippen in gerader und diagonaler Richtung dem Beckenkamm annähern und sie zusammenziehen. So können sie Einschnürung lösen und in jedem Fall zur Korrektur des Flankenthorax dienen. Sogenanntes „Baucheinziehen", das durch Heben und Erweitern des Brustkorbs (= Vergrößern des Abstandes Thorax-Becken) zwar eine Abflachung des Reliefs erzielt, bei dem aber die Bauchmuskeln gedehnt statt verkürzt werden, ist in diesem Falle falsch und bleibt deshalb ohne Wirkung.

Es sei erwähnt, daß manchmal unrichtigerweise eine rachitische Einziehung des Processus xyphoideus, die sich in einer kurzen Vertiefung knapp unterhalb dem Brustbein zeigt, als Trichterbrust angesehen wird. Diese Veränderung gleicht sich mit zunehmender Entfaltung des Brustkorbs von selbst aus und stellt die harmloseste der Veränderungen dar.

Die *echte Trichterbrust* ist dagegen zweifellos die schwerwiegendste Form aller Thoraxdeformierungen. Die auch verwendete Bezeichnung

„Schusterbrust" ist insofern irreführend, als für die Entwicklung der Fehlform keinerlei äußere Einflüsse, nicht vor und nicht nach der Geburt, eine Rolle spielen. Die Trichterbrust ist angeboren, doch ihre eigentliche Entstehung ist unbekannt. Sie kann familiär aber mit unklarem Vererbungsfaktor auftreten.

In die Deformierung sind Brustbein und Rippen direkt einbezogen; als Nebenerscheinungen finden sich häufig betonter Rundrücken (selten Flachrücken), Pektoralesverkürzung, schlechte Kopfhaltung, insuffiziente Bauchmuskeln, tiefer schmaler oder sehr flacher Thorax, abstehende Flanken, Rektusdiastase. Die tiefste Stelle des Trichters kann sowohl dicht über dem Schwertfortsatz als auch höher liegen. Für die Prognose der krankengymnastischen Behandlung können einige Beobachtungen aufschlußreich sein: Wesentlich ist weniger die Tiefe der Einziehung als deren Sitz am Sternum und außerdem der Knickungswinkel an den Rippen.

Günstige Aussicht: Trichtertiefpunkt nahe am Schwertfortsatz (weil bessere Angriffsmöglichkeit an den Rippen), dabei Rippenwinkel groß und flach.

Schwieriger: Hochsitzende Trichterspitze und flacher Rippenansatz.

Am *ungünstigsten:* Tiefpunkt hoch oben am Sternum, nahe dem Manubrium, dazu kleiner spitzer Rippenwinkel. — So wie es in jedem Lebensalter Trichterbrust-Patienten ohne Beschwerden gibt, so können auch ganz früh schon oder später Magenbeschwerden, Kurzatmigkeit, Dekompensationserscheinungen und Beeinträchtigung des Allgemeinzustandes auftreten.

Es soll nun kurz begründet werden, warum Atemübungen für Thoraxdeformierungen, insbesondere für die Trichterbrust, nicht im korrigierenden Sinne verwendbar sein können.

1. Bei der atemrhythmischen Verengerung und Weitung des Brustkorbs verändert sich die Rippenstellung unterschiedlich. Zwar bewegen sich die Rippen 1—6 frontal und verändern so den saggitalen Thoraxdurchmesser. Dies ist für das kielförmige Sternum der Hühnerbrust ungünstig, für die Trichterbrust bleiben die obersten Rippen ohne Bedeutung. Die Rippen 7—12 aber bewegen sich in saggitaler Richtung und verändern die Thoraxbreite, so daß durch sie, die dafür zuständig wären, ein Anheben des Brustbeinknicks von innen nach außen nicht zustande kommen kann.

2. Im Brustraum herrscht — wie im Pleuraraum — gegenüber dem atmosphärischen ein Minusdruck. Im Verlauf der Einatmungsphase = Abflachung des Zwerchfells, Vergrößerung des Innenraums, fällt dieser noch mehr. Die Ausatmungsphase läßt ihn wieder ansteigen, doch bleibt immer Unterdruck bestehen. Verändert sich die Druckdifferenz schon bei ruhiger Atmung in diesem Sinne, so in gesteiger-

tem Maß bei maximaler Atembewegung. Deshalb kann in keiner der Atemphasen ein Herausdrücken des Sternumknickes vom Brustraum aus gegen den Widerstand des atmosphärischen Druckes gelingen. Im Gegenteil: Wir können beobachten, daß vertiefte Einatmung die Trichterspitze noch tiefer einzieht.

Wir müssen also für die Behandlung Kräfte finden, die an der Außenseite des Thorax liegen und einerseits am oberen Brustkorbabschnitt die Rippen heben, andererseits im unteren Teil dieselben nach unten ziehen. Alle Muskeln, die vom Sternum und den obersten Rippen zu Oberarm, Schulterblatt, Halswirbelsäule und Kopf ausgespannt sind, vermögen die erstere Aufgabe zu erfüllen.

Zum Beispiel: M. pectoralis major = mittlere Sternumfläche, obere Rippen — Oberarm.

M. serratus-anterior = 1.—9. Rippe — Schulterblatt.

Mm. serrati posterior superior und inferior = Rippen — Dornfortsätze.

Schultermuskeln.

Jene Muskeln, die vom Sternum und den unteren Rippen zum Becken ziehen, dienen der zweiten Aufgabe.

Zum Beispiel: M. rectus abdominis kommt von Rippe 5, 6, 7, dicht am Sternum.

M. obliquus externus abdominis kommt von Rippe 7 und 8.

M. obliquus internus abdominis kommt von Rippe 9, 10, 11.

M. transversu abdominis kommt von den 6 untersten Rippenknorpeln.

Unsere Chance für die Behandlung der Trichterbrust liegt darin, die beiden Muskelgruppen gleichzeitig, und zwar als Antagonisten, zur Aktion zu bringen und durch diesen doppelten, gegeneinander gerichteten Zug an den Rippen auf den Brustbeinknick im Sinne der Hebung einzuwirken.

Zum Beispiel: Die Bauchmuskeln ziehen in Rückenlage die Rippen dem Becken zu und halten sie so durch ihre Verkürzung, während beide Arme über den Kopf erhoben und stark gestreckt werden.

Die gebeugten Ellenbogen liegen neben dem Kopf auf der Unterlage und bleiben dort kräftig angedrückt, während die Bauchmuskeln den unteren Thoraxrand dem Beckenkamm nähern.

Selbstverständlich muß Training der einzelnen Muskelpartien der gegenpoligen Arbeit vorangehen.

Verursacht die Trichterbrust untragbare oder bedrohliche Funktionsstörungen, so wird der Arzt die Beseitigung der Deformierung auf chirurgischem Wege vornehmen. Während die primäre Nachbehandlung derjenigen bei anderen Thoraxeingriffen gleichkommt, muß sich die spätere jeweils der vorangegangenen Operationsmethode anpassen.

Die Brustkorbdeformierung bei der Skoliose steht in engstem Zusammenhang mit der Wirbelsäulenverbiegung und findet im diesbezüglichen Kapitel Beachtung. Kleine asymmetrische Veränderungen am Thorax sind meist Folgen von Rachitis; sie gleichen sich von selbst aus oder bleiben auch unverändert, doch ohne wirklichen Schaden anzurichten.

Mit irreparablen diffusen Erscheinungen am Brustkorb ist bei Muskeldefekten im Bereich der M. pectorales, der M. trapezii oder bei Sprengelscher Deformität z. B. zu rechnen.

Bei allen besprochenen Thoraxveränderungen darf unsere Behandlung nie mit der Arbeit am Brustkorb enden, sondern muß den ganzen Körper mit einbeziehen. Allgemein gesehen sei noch einmal betont, daß viele Brustkorbdeformierungen von den Betroffenen überbewertet und oft mit mehr Konsequenz als andere Schäden der Behandlung zugeführt werden. Leider enttäuscht der Erfolg dann doch in vielen Fällen. Völlig beseitigen lassen sich Thoraxveränderungen selten, beeinflußbar ist aber ihre funktionelle Auswirkung. Am meisten ernst zu nehmen ist die Trichterbrust.

5. KAPITEL

Schulterbehandlung

In keinem andern Gelenk des Körpers sind so viele Bewegungen möglich und notwendig wie im Schultergelenk, keines ist aber auch von so vielen Schädigungen bedroht und keines gibt uns so viele Rätsel auf.

Die Diagnose, die uns am häufigsten begegnet, heißt wohl „Periarthritis humeroscapularis".

Was finden wir dann — im Vergleich mit der gesunden Seite — meistens an der kranken Schulter vor:

Sichtbar: Am Arm Atrophie des Deltamuskels, in Ruhe nicht völlig angelegter, sondern leicht vom Körper abstehender Oberarm mit etwas gebeugtem Ellenbogen. *Schulterblatt* ein wenig zur Sagittalrichtung hin abgeglitten, untere Ecke leicht nach außen abgedreht und abgewinkelt, *Akromion* steht höher, Schlüsselbeingrube ist tiefer, Kontur vom Ohr zur Schulter verläuft gebogener; der Abstand vom Hals zur Schulterhöhe ist kürzer.

Die *aktive Funktionsprüfung* ergibt: Bei den aktiven Bewegungsversuchen des kranken Armes geht der Ellenbogen in Beugestellung, die Hand in Dorsalflexion, die Finger in Streckung. Der Kopf weicht bei jeder Bewegung mit Neigung und Drehung zu der gesunden oder der kranken Seite hin aus, Schlüsselbein und Schulterblattbewegung folgen den Armbewegungen nur träge, die Ellenbogenkehle bleibt bei allen Bewegungen dem Körper zugedreht. Heben des Armes vorwärts gelingt besser als Seitführen (dies wird durch Rumpfbeuge zur Gegenseite vorgetäuscht), Rückführen scheint möglich, ist aber nur Manöver (Rumpfbeuge vorwärts). Bei der Adduktion vor dem Körper (z. B. kranke Hand zur gesunden Schulter) legt sich vorne keine Achselfalte ein, Adduktion hinter dem Rücken fällt ganz aus. Der Innenrotationsausschlag am gestreckt hängenden Arm ist etwas größer als der der Außenrotation; mit erhobenem gebeugtem Arm kehrt sich dieses Verhältnis um. Bei Bewegungen nach vorn, wie schieben, drücken, stoßen, bleibt die normale kompensatorische Hebung des Ellenbogens und die Pronation der Hand aus.

Passive Funktionsprüfung: Es ist nicht ohne weiteres möglich, das Relief der kranken Schulter gleich dem der gesunden zu formen. Das Schulterblatt läßt sich nicht schwenken und das Akromion weder tiefer noch nach außen schieben. Vorn bleibt die Linie des Schlüsselbeines steiler, die Schulterkuppe gewölbter. Neigung des Kopfes nach der gesunden und Drehung nach der kranken Seite sind deutlich eingeschränkt. Die passive Kontrolle der Armbeweglichkeit mit freier Schulter ergibt ungefähr die gleichen Ausschläge, welche auch die aktive zeigt. Bei gleichzeitiger Fixation des Schulterblattes und kräftigem Druck von oben gehen überall noch einige Grade verloren. Am meisten *Schmerzen* verursachen: aktive Kombination von Seitheben — dann Vorführen des Armes, auch der „Griff nach dem Schürzenband", passiv die zusammengesetzte Bewegung Seitheben — Außendrehen des Oberarmes mit dem gebeugten Unterarm als Hebel — dann Strecken des Ellenbogens.

Besteht eine Periarthritis erst kurze Zeit und ohne daß es schon zur Bewegungseinschränkung kam, so können wir auf schnelle Wiederherstellung hoffen. In diesem Fall dürfen eben gar keine Kontrakturen und Sekundärerscheinungen entstehen. Finden wir aber bei Behandlungsbeginn schon Versteifungen vor, so müssen sich beide Beteiligte, Patient und Behandler, mit Geduld wappnen und auf eine langwierige Kur mit zunächst unsicherem Ausgang gefaßt machen.

Umfang und Vielfalt der Bewegungshemmungen zeigen uns, daß wir unsere Bemühungen keinesfalls auf das Oberarm-Schulter-Gelenk beschränken können. Finger-, Hand-, Unterarmmuskeln, Oberarm-, Brust-, Hals- und Nackenmuskeln und diejenigen des Schultergürtels sind von der Inaktivität einerseits, der Spannungs- und Schrumpfungsneigung andrerseits und schließlich von der Durchblutungs- und Durchströmungsstörung mit erfaßt. Wie wäre es sonst möglich, daß im Laufe der Behandlung einer Periarthritis ein Sudeck-Syndrom der Hand auftritt? (Was gar nicht selten vorkommt!)

Die Anfangsbehandlung der Schultererkrankung besteht meist in Lagerung auf einer Abduktionsschiene. Die letztere verdient unsere besondere Beachtung. Oft zeigt es sich, daß der Patient mit seitlich geneigtem Rumpf und hochgezogener Schulter die Schiene trägt, statt daß sein Arm von ihr — der Schiene — getragen wird. Meist liegt der Fehler daran, daß der Apparat — gleich welcher Ausführung — zwar an den Rumpf fixiert, nicht aber sein Gewicht abgefangen wird. Ob dies durch Zügel über die kranke oder die gesunde Schulter geschieht, hängt vom Bau der Schiene ab, ist aber unumgänglich. Weiterhin braucht die Unterstützungsfläche des Armes unsere besondere Sorgfalt. Sie muß unbedingt *vor der Stirnfront* liegen, um eine etwaige Subluxation des Schulterkopfes nach vorn auszuschließen. Kann dies Teil der Schiene verstellt werden, ist öftere Veränderung empfehlenswert. Unwichtig sind dagegen die Gurte, die den Arm darauf festhalten sollen; sie stören nur die Durchblutung und hindern die Bewegung von Hand und Unterarm. Endlich ist zu beachten, daß in der Achselhöhle kein Druck auf Gefäße, Nerven, Drüsen und Bewegungsapparat entsteht (Abb. 19 a, b).

Während der Lagerung auf einer Abduktionsschiene können wir den späteren Notwendigkeiten gut vorarbeiten, indem wir diese Zeit der Ruhigstellung des eigentlichen Herdes dazu benutzen, Finger-, Hand-, Ellenbogen-, Kopf- und Schulterblattbewegungen eifrig in allen Richtungen aktiv zu üben, unseren Patienten Muskelgefühl anzuerziehen und den entsprechenden Muskeln die beste Pflege angedeihen zu lassen. Doch Vorsicht mit Massage und Oberflächenwärme!

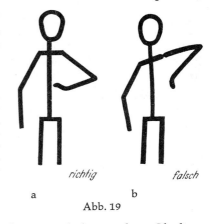

a richtig   b falsch

Abb. 19

Oft werden Injektionen intra- oder periartikulär gegeben. Ob diese für unsere krankengymnastische Behandlung ausgenutzt, d. h. ob überhaupt, und wenn, ob vor oder nach der Injektion behandelt werden soll, bestimmt der Arzt.

Wird dann die Bearbeitung des Schultergelenkes selbst erlaubt, möglich oder auch notwendig, so geschehen die ersten aktiv-passiven Bewegungen am besten von der Schiene aus oder wenigstens von einer Lagerung, die dieser entspricht. Von nun an ist größter Wert darauf zu legen, daß auf passiv-aktivem Wege die Verschieblichkeit des Schulterblattes und Bewegungsfreiheit von Schlüsselbein und Kopf erreicht werden, erhalten bleiben oder wiederkehren, wenn sie schon verlorengegangen sein sollten. Die Beweglichkeit des Schulterblattes ist notwendig, weil ohne Mitarbeit und Widerlager des M. serratus anterior (Andrücken des Schulterblattes) und M. trapezius, unterer Teil (Anziehen der Skapula zur Wirbelsäule), der M. deltoideus nur den geringsten Teil seiner Züge zum Einsatz bringen kann. Außerdem ist ohne Hilfe der genannten Muskeln nicht möglich, Schulterblatt und Gelenkpfannen so zu schwenken, daß die Armhebung frei wird. Beweglichkeit des Kopfes aber ist nötig, weil verkürzte Hals-Schlüsselbein-Muskeln die Klavikula um ihre Längsachse torquieren und so die Rotation des Armes sperren.

Der weitere Fortgang der Schulterbehandlung bleibt sich zwar im wesentlichen bei allen Fällen gleich, muß aber doch den jeweiligen Verhältnissen immer Rechnung tragen. Die allmähliche Steigerung führt über erst noch abgezirkelte, teils passive, teils aktive, teils geführte, teils schon schwungvolle Bewegungen (in allen Ebenen, um alle Achsen, mit allen Gelenken) zu den schon größeren mit Handgeräten und schließlich über Widerstands- und Partnerarbeit (Expander, Gewichtszüge, Punchingball usw.) zu allgemeinen „Freiübungen" mit Stützen, Stemmen, Hang und Wurfleistungen. Wertvoll ist, von Anfang an *beide Arme* zu verwenden, wo dies irgend angeht.

Wurde bisher die Behandlung der Periarthritis humeroscapularis beschrieben, so ist dem Gesagten kaum etwas hinzuzufügen, wenn es sich um andere Schultererkrankungen handelt.

Auch nach einer Oberarmfraktur, nach traumatischer oder arthrotischer Schulterversteifung und im Zusammenhang mit dem Zervikalsyndrom zeigt sich im wesentlichen das geschilderte Zustandsbild und geht deshalb auch die Behandlung den dargestellten Weg. Die Schulterluxation allerdings nimmt eine Sonderstellung ein. Die Nachbehandlung einer solchen, frisch oder operiert, vermeidet lange Zeit die Rotation.

Zusammenfassend sei noch einmal betont: Hier wie überall sollen aktive Übungen im Vordergrunde stehen, unterstützt von Massage, Wärme und Bestrahlung, ergänzt durch passive Maßnahmen, aber nur dann, wenn diese unvermeidlich sind.

Der Erfolg einer Schulterbehandlung hängt davon ab, daß wir nicht das erkrankte Gelenk allein, sondern *die funktionelle Einheit der oberen Extremität* beobachten, pflegen und arbeiten lassen.

Einige Übungsbeispiele, die für die selbständige Mitarbeit des Patienten verwendet werden können, finden sich im III. Teil.

Ergänzender Behandlungsvorschlag für das Schultergelenk

Von Rita Bühler-Lohse

Der bei der Schultergelenkbehandlung so wichtige Schultergürtel ist knöchern nur an einem Punkt, dem inneren Schlüsselbeingelenk, gegen das Rumpfskelett abgestützt. Seine übrigen Anteile sind in der Muskulatur schwebend aufgehängt. Dadurch erhält der Arm seine Beweglichkeit und seinen großen Bewegungsumfang.

Die Muskeln des Schultergelenkes haben ventral Verbindung zum Schlüsselbein, zum Brustbein und den Rippen, dorsal zum Schulterblatt, zu der Wirbelsäule und zum Beckenkamm. Zwischen den beiden Schultergelenken befindet sich nicht ein starrer Knochenring wie bei den Hüftgelenken das Becken. Dies alles macht die Behandlung des Schultergelenkes einerseits kompliziert, auf der anderen Seite ergeben sich dadurch viele Möglichkeiten für Behandlungsansätze.

Eine Möglichkeit ist, die Behandlung am gesunden Schultergelenk und Arm zu beginnen. Die konsensuelle Wirkung bei der Extremitätenbehandlung ist hinreichend bekannt. Bei der „schmerzhaften

Schulter" läßt sich nicht nur eine bessere Durchblutung durch die Behandlung des gesunden Armes einschließlich Schultergelenk, Schulterblatt und Wirbelsäule erreichen, sondern auch eine Entspannung der Muskulatur an der kranken Seite. Die Dosierung der Maßnahme spielt dabei eine große Rolle, vor allem wenn es sich um statische Muskelarbeit handelt d. h. die Maßnahme muß so lange durchgeführt werden, bis die Entspannung an der gewünschten Stelle sichtbar wird. Dafür ist die Rhythmische Stabilisation aus der Technik PNF (Propriozeptive neuromuskuläre Faszilation) geeignet, für die dynamische Muskelarbeit die Arm- und Schulterblattmuster.

6. KAPITEL

Der Schiefhals und seine Behandlung

Mit diesem Begriff bezeichnet man im allgemeinen die primäre Form des Schiefhalses, als dessen Ursache entweder die angeborene einseitige Verkürzung des M. sternocleidomastoideus oder Keilwirbelbildung im Bereich des Halses, ebenfalls angeboren, Gültigkeit haben.

Ein Tortikollis kann aber auch sekundär auf rheumatischer, visueller, hysterischer, entzündlicher oder rein mechanischer Basis entstehen und stellt außerdem ein Hauptsymptom des zervikalen Bandscheibenvorfalls sowie manchmal eine Begleiterscheinung der Osteochondrose der Halswirbelsäule dar.

Der angeborene Schiefhals als Primärform infolge Wirbeldefekt läßt sich weder durch aktive noch durch passive Bewegung aufheben, während bei Sekundärfällen eine Umstellung des Kopfes mit eigener oder fremder Kraft wenigstens vorübergehend möglich ist.

Verkürzung oder Verspannung des großen vorderen Halsmuskels, ob primär oder sekundär, ruft im wesentlichen folgendes Bild hervor: Der Kopf neigt sich auf seiten der Verkürzung der Schulter zu, das Kinn dreht sich über die Mittelstellung hinaus nach der entgegengesetzten Richtung hin, das Gesicht wendet sich aus der Frontalebene etwas der horizontalen zu und seine Skoliose verläuft konvex nach der gesunden Seite.

Die konservative Behandlung sieht Dehnung der Kontraktur und richtige Einstellung von Kopf und Gesicht vor.

Beim *Kleinkind* gelingt die Dehnung des verkürzten Muskels am besten, wenn es dazu auf dem Rücken liegt. Man holt es dann so weit zu sich heran, daß das Köpfchen frei über dem Bettrand schwebt. Die Hände eines Helfers müssen das Körperchen auf der Unterlage halten und zugleich beide Schultern des Kindes gegen dessen Brustkorb ziehen. Die eigenen Hände, flach angelegt, korrigieren nun unter leichtem Zug den schiefen Kopf der Reihe nach (wichtig!) mit folgenden Bewegungen: 1. Gesicht frontal einstellen, 2. Kinn über die Mittelstellung zur verkürzten Seite hin drehen, 3. Kopf in dieser Haltung der gesunden Schulter zu neigen.

Im *späteren Alter* kann man die gleiche Dehnungsmanipulation am sitzenden Kind ausführen und benutzt dann die eigenen Unterarme zum Gegendruck auf dessen Schultern (Abb. 20). Ergänzend schließen sich der passiven Korrektur aktive (spielerische) Übungen im gleichen Sinn an.

Meistens kann nicht auf chirurgische Bereinigung der angeborenen Kontraktur verzichtet werden. Sie besteht in offener oder subkutaner

Tenotomie aller oder einzelner Muskelportionen nahe ihren sehnigen Ansätzen. Der Operation folgt ein die Überkorrektur fixierender Verband für einige Zeit.

Die Nachbehandlung arbeitet wie vor dem Eingriff im dehnenden Sinne und muß außerdem dafür sorgen, daß das Kind sein verlorengeganges Formgefühl für die richtige Kopf- und Körperhaltung wiedergewinnt (Spiegelbild, Lastentragen auf dem Kopf bei Bewegung, Balanceübungen). Die Gesichtsskoliose ist nicht direkt zu beeinflussen. Sie bleibt oft noch lange Zeit nach der Operation bestehen, streckt sich aber doch allmählich.

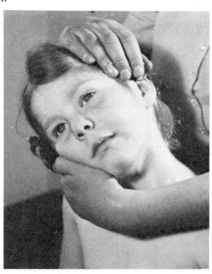

Abb. 20 Dehnung des verkürzten M. sternocleidomastoideus am sitzenden Kind

Vor Beginn der krankengymnastischen Behandlung eines *sekundär entstandenen Schiefhals* muß die auslösende Ursache schon weitgehend beseitigt worden sein (rheumatische Entzündung, Sehfehler, Schielen, Bandscheibenprolaps, narbige Verspannung, Lähmung). In diesen Fällen spielt die passive Dehnung eine weniger bedeutende Rolle, der Patient bewegt ja, sobald er dies kann, seinen Kopf selbst wieder auf gewohnte Weise und arbeitet so aktiv der Verkürzung entgegen.

Doch bleibt es fast immer der Krankengymnastin vorbehalten, den Wiederbeginn der normalen Bewegungen einzuleiten und den letzten Spannungsrest zu beseitigen. Sie darf auch nicht übersehen, die oft gestörte Koordination von Hals-, Brust-, Nacken-, Schulter- und Armmuskeln zu beachten und wiederherzustellen.

7. KAPITEL

Allgemeine und spezielle Behandlung von arthrotischen Gelenken

Kann man die Arthrosis eine der häufigsten Krankheiten in userm Behandlungsraum nennen, so zählt sie auch zu denjenigen mit den vielfältigsten Beschwerden. Doch gipfeln alle Klagen der Patienten in den drei Hauptbegriffen: *Schmerz, Unsicherheit und Steifheit* im kranken Gelenk.

Über Wesen und Entstehung der deformierenden Arthrose liegt viel Schrifttum vor. Für uns Krankengymnastinnen ist hauptsächlich von Wichtigkeit, das Wesen der Erkrankung zu kennen:

1. Die chronischen und akuten Ab- und Anbauvorgänge betreffen zunächst Knorpel und Knochen, in zweiter Linie dann auch Kapsel, Bänder und Sehnen.
2. Die Umbildungen kommen zustande über ein Mißverhältnis zwischen Beanspruchbarkeit und tatsächlicher Beanspruchung.
3. Ein arthrotisches Gelenk ist nie vollwertig.
4. Jedes arthrotische Gelenk neigt zu spezieller Schonstellung. (Knie = Valgus- oder Varus- oder Beugestellung; Hüfte = Adduktion und Beugestellung; Schulter = Adduktion + Innenrotation).

Stellt man der Lehre über Bau und Funktion des gesunden Gelenkes von Fall zu Fall die obige Betrachtung gegenüber, so läßt sich meistens der Entwicklungsgang der Arthrose rekonstruieren. Er muß uns dann rückläufig den Weg für unsere Behandlung weisen.

Wenn beispielsweise ein Patient an seinem *Knie* die ersten Schmerzen spürt und Gelenkgeräusche ihn erschrecken, so schont er dieses automatisch. Zu diesem Zeitpunkt haben sich die Knorpelüberzüge der Knochenenden schon so weit abgenutzt, daß die betroffenen Berührungsflächen inkongruent geworden sind. Damit traten Gleitwiderstände auf. Um diese zu verringern, steigert zunächst die Gelenkinnenhaut die Produktion der Synovia, die als Gleitflüssigkeit einerseits und Knorpelnährlauge andererseits gebraucht wird. Doch fortschreitende Zacken- und Randwulstbildung rauhen die Gelenkflächen noch weiter auf, entzündungsnahe Vorgänge folgen und machen die Synovia wirkungslos. Um dann wenigstens Teile der nun unelastisch und empfindlich gewordenen Berührungsflächen von Reibung und Belastungsdruck zu befreien, weicht das Gelenk in eine Fehlstellung aus, und die begonnene Deformierung nimmt ihren Lauf. Veränderungen am äußeren Weichteilmantel des Gelenkes begleiten fortlaufend das

Allgemeine und spezielle Behandlung von arthrotischen Gelenken 119

Geschehen im Inneren. Schonungsatrophie, Hartspann, Schwellung und Quellung reihen sich aneinander, bis schließlich verkürzte und geschrumpfte Gewebe ihrerseits die ursprüngliche Ausweichstellung zur Gelenkkontraktur fixieren.

So müssen bei Behandlung einer Arthrosis deformans (z. B. des Kniegelenkes) in diesem Stadium zuerst vorsichtig Spannungen gelöst und Hindernisse beseitigt werden, ehe die beteiligten Muskeln wieder zu der notwendigen aktiven Übung herangezogen werden können (Abb. 21). Wärme, Massage und sanfter Zug stehen am Anfang und

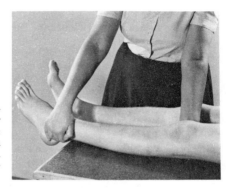

Abb. 21 Dehnung der hinderlichen Spannung auf der Außenseite des Kniegelenkes: Zug am Unterschenkel nach innen — Druck am Knie nach außen (im Sinne des O-Beines)

lassen sich, zwischengeschaltet, auch nicht entbehren. Aktive Übungsformen mit isometrischer Wirkung folgen und leiten ansteigend über zur Arbeit auf größerer bis maximaler Bewegungsbahn und schließlich zu — allerdings unbelasteter — Widerstandsübung.

Bei Arthrosen mäßigen Grades sind Kontraktur und Fehlstellung noch zu verhüten. Doch bedarf gerade diese Phase der Erkrankung besonders vorsichtig dosierter Behandlung (möglichst wenig passive Mittel!), weil Reiz- und Schmerzempfindlichkeit in diesem Stadium ja besonders groß sind.

Die Frühbehandlung der Erkrankung erlaubt die meisten Variationen. In weiser Voraussicht trainiert man vor allem diejenigen Muskeln, die imstande sind, der vom einzelnen Gelenk jeweils bevorzugten Fehlstellung wirksam vorzubeugen.

Eine *spezielle Methode* für die Behandlung der Arhrosis deformans — in allen Stadien der Erkrankung und an allen Gelenken verwendbar — ist in der *„unterbrochenen Extension"* gefunden worden. Diese Art von Zug hat grundsätzlich und praktisch nicht das geringste mit einem Dauerdehnungszug zu tun, sondern fußt vielmehr auf einer altbekannten Theorie.

Die Physiologie lehrt uns: Im Gelenkinnenraum herrscht Unterdruck gegenüber der Atmosphäre. Zieht man nun die Knochenenden voneinander und spannt dadurch die Kapsel, so vergrößert sich das „Vakuum", der Innendruck sinkt noch weiter ab. Experimente haben ergeben, daß als Folge dieses Vorgangs die Gelenkinnenhaut sofort bemüht ist, den entstandenen Druckunterschied auszugleichen, und zwar, indem sie durch Mehrproduktion von Synovia den Füllungsgrad steigert und so den Raum wieder verkleinert.

Diese Lehre führte zu folgender Überlegung: Extendiert man ein Gelenk achsengerecht und bei möglichst geringer Weichteilspannung (Lagerung in Mittelstellung, Gamaschen aus Filz oder Leder, Schnurzüge über Rollen mit Gewicht, Zugrichtung = rechtwinkelig zur Querachse, parallel zur Längsachse des Gelenkes), so tritt im Inneren eben dieses Druckgefälle auf. Die gesteigerte Synoviaproduktion kommt dem Gelenkknorpel und der Gleitfähigkeit zugute. Wird nun die Extensionsphase nach einiger Zeit abgebrochen, nach kurzer Pause aber ein zweites Mal zur Wirkung gebracht, so wiederholt sich der Reiz auf die Gelenkinnenhaut ebenfalls und diese reagiert ein zweites Mal im Laufe einer Sitzung auf die erwünschte Weise.

Setzen wir diese Theorie in die Praxis um, so kommt es darauf an, mit geringem Gewicht − um Weichteilgegenspannung und Bänderdehnung zu vermeiden − den maßgebenden achsengerechten Zug an einem oder beiden der Gelenkteile auszuüben. (Für das Kniegelenk genügen z. B. 2−3,5 kg Gewicht; als mittlere Zeitdauer gelten 10 Minuten Zug − 5 Minuten Pause − 7 Minuten Zug). Wichtig ist − um dies noch einmal zu betonen − völlig entspannte Lagerung (z. B. Knie etwa 45 Grad Beugung) und Schutz vor Abkühlung während der Extension (Abb. 22).

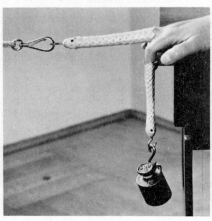

Abb. 22 „Bauernfänger" für die Extension von Finger- bzw. Zehengelenken (sowohl bei Arthrosis deformans als auch bei Kontrakturen verwendbar)

Allgemeine und spezielle Behandlung von arthrotischen Gelenken

Es sei davor gewarnt, diese zu lange auszudehnen, die Reaktionsfähigkeit des Gelenkes ist ziemlich begrenzt.

Bei Anwendung der Extensionsmethode in Verbindung mit sonstiger Behandlung sind zwei Kombinationen möglich:

1. Man beginnt mit Wärme, Massage, Übungen und endet mit dem Zug. Wenn dann noch ein paar Pendelbewegungen zum Schluß den Übergang zum Aufstehen schaffen, so kann der Patient beim Weggehen die günstig gewordenen Gelenkverhältnisse ausnützen.
2. Die Extension wird an die Spitze der Behandlung gestellt und verbessert damit die Arbeitsbereitschaft des Gelenkes, so daß ihm beim folgenden Üben relativ viel zugemutet werden darf.

Zum Schluß unserer Behandlungsvorschläge ist noch auf zwei Erfahrungstatsachen hinzuweisen:

1. Die dem arthrotischen zunächst gelegenen Gelenke haben fast immer unter den veränderten statischen Verhältnissen mitgelitten und sind — wenn auch gesund — doch nicht so ganz intakt. Man muß sie deshalb auf jeden Fall in die Behandlung mit einbeziehen. (Beispiel: Behindert eine Arthrose die volle Streckfähigkeit des Knies, stehen immer auch die Hüfte und das obere Sprunggelenk in leichter Beugung. Übersieht man dieses, so kann die beste Kniebehandlung nicht zu endgültigem Erfolg führen).
2. Die Alltagsgepflogenheiten des Patienten spielen für die Behandlung eine wichtige Rolle. Nötigenfalls sind sie zu ändern oder abzustellen und dafür (durchführbare!) Ratschläge zu geben, die auf geeignete Weise unsere Arbeit zu unterstützen vermögen.

   (Beispiel: Ein während der langen Nacht mit drei Kissen unterlegtes Knie widersteht bestimmt unseren noch so intensiven Streckbemühungen!)

Es lohnt sich also nachzufragen, zu beobachten und zu beraten, soll nicht manche Mühe vergeblich sein und mancher unerklärliche Mißerfolg uns bedrücken.

Weder Patient noch Krankengymnastin dürfen vor der Arthrosis deformans kapitulieren. Für beide soll nicht die Beseitigung der Veränderungen, sondern die Erhaltung und richtige Wertung der verbliebenen Fähigkeiten das Ziel der Arbeit sein. So brauchen beide viel Geduld, der Patient dazu noch guten Willen, die Krankengymnastin aber psychologisches Einfühlungsvermögen — und viele gute Worte.

8. KAPITEL

Kontrakturenbehandlung

Um eine Gelenkkontraktur behandeln zu können, ist es unerläßlich, sich zunächst über Wesen und Entstehung derselben zu orientieren, denn der Begriff gilt umfassend für verschiedene Formen der Versteifung. Man unterscheidet deshalb in der *Benennung:*

1. *Die Beugekontraktur.*

   Das Gelenk steht fixiert in Beugung; es fehlt die Möglichkeit, aktiv oder passiv in Streckung überzugehen.

2. *Die Strecksteife.*

   Ein bestimmter Streckungswinkel des Gelenkes ist kontrakt und läßt sich nicht durch Beugung verkleinern, weder durch eigene noch fremde Kraft.

3. *Die Fixstellung des Gelenkes.*

   Sie läßt sich wenig oder gar nicht, weder im Sinn der Beugung noch der Streckung, verändern, nicht durch Muskel- noch durch mechanische Wirkung.

Von der Seite der *Entstehung* aus gesehen lassen sich die Versteifungen in zwei Arten trennen:

Die *Primärkontraktur* entsteht entweder intraartikulär über eine Um- bzw. Neubildung an den Gelenkteilen als Folge von entzündlicher Erkrankung, Nekrose, Verlötung mit durchgehender Struktur, traumatischer Schädigung, Stellungsänderung. Oder sie bildet sich periartikulär aus, und zwar durch Entzündung, Verklebung, Verkürzung oder narbige Schrumpfung der Kapsel und ihrer Bänder.

Die *sekundäre Kontraktur* entwickelt sich unabhängig vom Geschehen am Gelenk selbst durch Weichteilverkürzungen, die sich im fixierenden Verband, während schmerzlindernder Schonhaltung oder durch Ausfall des normalen funktionellen Reizes in der Zeit der Inaktivität ausbilden.

Obwohl es leider nicht möglich ist, mit krankengymnastischen Mitteln die *Primärkontraktur* zu verhüten, so können doch wenigstens Ausmaß und Auswirkung der *sekundären* durch unsere Maßnahmen vermindert werden. Wenn man sich für die Versorgung Verletzter oder Geschädigter folgenden Leitsatz zu eigen macht: „Alle nicht fixierten Gelenke müssen in vollem Umfange frei beweglich bleiben" (Prof. BÖHLER), so entspricht man demselben dadurch, daß man so

Kontrakturenbehandlung

früh wie möglich mit Übungen beginnt und dies mit folgender Überlegung:

A. Darf nach einer Verletzung ein Gelenk (oder mehrere) keinesfalls bewegt werden, so legt der Arzt dieses im festen Verband sowieso völlig still. Es können also sowohl die übrigen nicht in diesen mit einbezogenen Körperabschnitte als auch der fixierte ohne Gefahr für die verletzte Stelle frei bewegt und leistungsfähig erhalten werden.

B. Wird aber die Ruhigstellung gar nicht für nötig befunden oder die Gelenke sind nach vollzogener Heilung wieder freigegeben, so kann die Mitverwendung des erkrankten Abschnittes im allgemeinen Bewegungsablauf nicht oder nicht mehr schaden, vorausgesetzt, daß normale Muskelverhältnisse den richtigen Bewegungsumfang der Gelenke sichern. (Bei Lähmungen z. B. nicht der Fall!)

Folgende Beispiele für die Praxis erläutern die Überlegung A:

Knöchelbruch im Unterschenkelgips kann trotzdem üben: Zehen beugen und strecken. Alle möglichen Bewegungen in Knie und Hüfte. Wechsel zwischen Hochlagerung und Hängenlassen. Treten und Stoßen gegen Widerstände in der Horizontalen.

Unterschenkelbruch, Knieverletzung (Operation) im Beingipsverband. Möglich trotzdem: Alle Bewegungen in Zehen- und Fußgelenken. Heben, Spreizen, Schließen, Rotieren der Beine ohne und mit Widerstand in Rücken-, Bauch-, Seitenlage und einseitigem Kniestand.

Oberschenkel-, Hüft- oder Beckenerkrankung mit Becken-Beingips in Spreiz- oder Mittelstellung: Im Liegen isometrische Arbeit der Glutäen. Anheben des Rumpfes zum Sitzen, Seitverlegen des Oberkörpers, Lordosieren der LWS. Wenden von Rücken- zur Bauchlage und umgekehrt über die gesunde Seite. Fuß- und Zehenübungen.

Fingerverletzung, Radiusbruch im Unterarmgips: Beugung, Streckung, Supination und Pronation im Ellenbogengelenk. Alle Schulter-, Schulterblatt- und Nackenbewegungen. Stützen, Stemmen, Ziehen, Drücken, Schwingen.

Ellenbogenverletzung im gebeugten Armgips: Faustschluß, Streckung der Finger. Daumenbewegungen. Arm im Schultergelenk vorwärts, seitwärts, rückwärts heben, außen- und innenrotieren. Schulterblätter hoch — tief, vor — zurück führen. HWS kyphosieren, lordosieren, drehen, beugen.

Oberarm-Schulter-Verletzung im Abduktionsgips oder auf der Abduktionsschiene: Finger- und Handbewegungen mit Kraftaufwand. Beugung und Streckung im Ellenbogengelenk. Alle Schulterblatt- und Kopfbewegungen. Rumpfbeugen vorwärts, rückwärts, seitlich. Rumpfdrehen. Rumpfaufrichten, Gleichgewichtsübungen.

Im Gipskorsett zur Fixation, Korrektur, Reklination der Wirbelsäule: Rückenmuskelarbeit, Bauchmuskelarbeit (Aufrichten mit und ohne Widerstand bis zu verschiedener Höhe). Alle Hüftbewegungen in Bauch-, Rücken- und Seitlage. Stützpunktverlagerung nach allen Richtungen (vorwärts, rück-

Kontrakturenbehandlung

wärts, seitlich und diagonal) im Vierfüßlerstand und Liegestütz. Hang am Gerät, Ballwürfe nach allen Seiten.

Zur Überlegung B: Erscheint es vorteilhaft, die noch empfindlichen Gelenke und unsicher arbeitenden Muskeln anfänglich zu unterstützen und zu führen, so wird diese Forderung am besten erfüllt durch die Übung im Wasser. Dem gleichen Zweck dient aber auch Partnerarbeit und die Zusammenschaltung beider Arme oder Beine (Stab, Seil, Reif, Expander, Bali-Gerät), so daß die gesunde Seite die kranke lenkt.

Vorangehende, zwischengefügte und abschließende Massage und Erwärmung erhöhen evtl. die Arbeitsbereitschaft bzw. schützen vor Übermüdung.

Ergibt sich die Notwendigkeit, Kontrakturen lösen zu müssen, so steht uns hierfür zur Verfügung:

A. Die aktive Arbeit
B. Die passiv-aktive Arbeit
C. Die Lagerung
D. Der Dauerzug und Druck

Für die Behandlung von Kontrakturen kommt in besonderem Maße die Tatsache zur Geltung, daß jede Gelenkbewegung durch die Wirkung von kettenförmig zusammengeschalteten Muskelgruppen zustande kommt. Nur dadurch, daß wir diese in ihrer Ganzheit zur Arbeit bringen, nutzen wir den Vorteil des langen Kraftarms, der in dieser Ordnung liegt, in vollem Umfang aus.

A. Die aktive Dehnung

Für eine Mobilisation der Kontraktur auf aktivem Wege ist jeweils die antagonistische Muskelgruppe zuständig. So lösen die Strecker mit zunehmender Kraft allmählich eine Beugefixation, die Beuger verringern ebenso eine Streckstelle, Adduktoren ziehen an der fest abgespreizten Extremität und die abführende Kräftegruppe an dem in Adduktion verankerten Arm oder Bein. Bei totaler Kontraktur wechseln die beteiligten Gruppen in der Arbeit ab.

Beispiel 1: Gegen eine Kniebeugekontraktur arbeitet die Muskelkette aus Bauchmuskeln — M. iliopsoas — M. rectus femoris — M. tibialis anterior. Gedehnt müssen werden: M. erector trunci — Glutäen — M. biceps femoris und M. gastrocnemius.

Übungen: Rückenlage. Zügel um beide Vorfüße, von beiden Händen in Spannung gehalten. Aufschwingen zum Langsitz — Verkürzen der Zügel und Rumpfbeuge vorwärts, evtl. Anheben der Fersen von der Unterlage.

Oder: Im Stand auf dem gesunden Bein, krankes Bein vorne auf einen Schemel stellen, dabei Fußsohle an senkrechter Fläche anstemmen. Hände gefaltet dem Oberschenkel auflegen. Rumpfbeuge vorwärts, Kopf den Händen nähern.

Oder: Aus dem Vierfüßlerstand Strecken der beiden Beine; Versuch, beide Fersen zu belasten, allmählich Abstand zwischen Händen und Füßen verringern.

Kontrakturenbehandlung 125

Beispiel 2: Einer Kniestrecksteife arbeiten entgegen die Lumbalmuskeln — Glutäen — M. biceps femoris — M. triceps surae — Zehenbeuger. Sie dehnen dabei die Hüftbeuger, den M. quadriceps femoris, die Extensoren des Fußes.

Übungen: Rückenlage, Füße unten anstützen. Becken durch die Kraft der Arme kniewärts schieben.

Oder: Kniestand auf gesundem Bein, steifes Bein zurückgestellt. Rumpfbeuge rückwärts.

Oder: Bauchlage. Zügel um beide Füße, diese über die Schultern nach vorne geführt und von den Händen gespannt. „Tintenlöscher"-Bewegung mit Armen, Rumpf und Beinen.

Oder: Sitzen auf großem Ball oder niedrigem Schemel. Nach rückwärts abrutschen, begonnene Kniebeugung passiv nachfedern.

Beispiel 3: Eine totale Kontraktur des Ellenbogens *beugen* die Fingerflexoren — M. brachioradialis — M. biceps humeri — M. coracobrachialis und Mm. pectorales. Es *strecken* sie M. trapezius — rückwärtiger Teil des M. deltoideus — M. triceps brachii — ulnare Unterarmmuskeln und Fingerextensoren.

Übungen: *Beugung.* Stand mit gesunder Seite zur Sprossenwand. Hand des steifen Armes greift über den Kopf, gesunde Hand unten neben dem Körper eine Sprosse. Untere Hand stemmt den Rumpf von der Wand ab.

Oder: Sitz mit angezogenen Beinen auf einer Ebene. Beide Hände um die Knie verschränkt. Rumpf den Oberschenkeln nähern.

Oder: Entsprechend großen Ball vor der Brust mit beiden Händen an den Körper drücken.

Streckung: Sitz auf Stuhl, beide Hände hinter dem Körper der Sitzfläche aufstützen, Finger nach vorn richten. Ellenbogen dem Körper nähern.

Oder: Finger hinterm Rücken verschränken, Schulterblätter zusammen- und nach unten ziehen.

Oder: Rückenlage, Fäuste über dem Kopf gegen eine Wand stützen, Oberarme dabei auf der Unterlage. Rumpf von der Wand abdrücken.

B. *Die passiv-aktive Dehnung*

Die Lösung von Kontrakturen durch Zusammenarbeit der eigenen (persönlichen) und fremden Kraft (Behandler) kann mehrere Wege gehen:

1. Die fremde Kraft *extrahiert* das Gelenk und entlastet dadurch seine Gleitflächen. Die eigene Kraft arbeitet dann gegen die Versteifung, und zwar unter günstigsten Umständen.

   Beispiel: Zehenstrecksteife.

   Passiver Zug am Großzehengrundgelenk — gleichzeitig aktives Beugen desselben.

   Oder: Behinderte Ellenbogenbeugung.

   Passiver Zug am Handgelenk des erhobenen Armes. Gleichzeitig aktives Heranziehen des Oberarmes an den Körper.

Kontrakturenbehandlung

2. Die fremde Kraft überwindet als Vorspann ganz oder teilweise den Widerstand, die eigene führt die nun möglich gewordene Bewegung vollends aus.

   Beispiel: Spastischer Spitzfuß.
   Passiv — Lösung des Krampfes.
   Aktiv — Dorsalbeugung des Fußes.
   Oder: M. tensor-fasciae-latae-Kontraktur.
   Passiv — Beseitigung von Beuge und Außenrotation im Hüftgelenk.
   Aktiv — Adduzieren des Beines.

3. Die eigene Kraft arbeitet in dehnendem Sinne. Fremde Kraft fordert diese mit ihrem exzentrischen Widerstand zur äußersten Leistung heraus — jäh gibt sie ihn dann auf —, die eigene geballte Kraft überwindet nun ruckartig die Hemmung.

   Beispiel: Behinderte Kniebeugung.

   In Bauchlage aktiv Kniebeugung bis zur Bewegungsgrenze. Dort äußerste Kraftentfaltung, um dem passiven nach unten wirkenden Druck Gegenhalt zu bieten. — Widerstand schwindet ganz plötzlich — Beugergruppe zieht durch die maximale Kontraktion in diesem Augenblick ruckhaft den Unterschenkel über die Bewegungs- und Schmerzgrenze hinweg.

C. Die Dehnungslagerung

Die Dauerlagerung zum Zwecke der Dehnung von Verkürzungen stellt eine Anfangsstufe der passiven Mobilisierung dar. Sobald ein Drittel des normalerweise im Gelenk möglichen Bewegungsausschlages erreicht ist, verliert die Methode ihre Bedeutung.

Die Dauerlagerung bewirkt den Dehnungseffekt, indem sie das Eigengewicht und seine Schwerkraft wirksam werden läßt. In der Praxis ergibt diese Aussage folgendes Bild: Von den beiden im kontrakten Gelenk verbundenen Körperteilen wird einer fest mit der Auflagefläche verbunden, dem andern aber die Unterstützung teilweise oder völlig entzogen.

Beispiel: Kniestreckkontraktur.

Rückenlage: Der *Oberschenkel* bleibt (samt dem Rumpf) auf dem Bett liegen. Durch fixierenden mechanischen Druck wird Abheben von diesem unmöglich gemacht. Der *Unterschenkel* dagegen hängt frei über dem Bettrand. Sein Gewicht strebt dem Boden zu — der Beugungswinkel vergrößert sich — der Streckmuskelapparat wird gedehnt.

Oder: Innenrotationsbehinderung der Schulter.

Der Oberarm des auf dem Rücken liegenden Patienten bleibt fest mit dem Bett in Verbindung. Der im Ellenbogen gebeugte Unterarm steht erst frei über dem Rand, sinkt aber allmählich nach vorn um und leitet so die Innendrehung im Schultergelenk ein.

Die Dehnungslagerung darf relativ lange dauern, ohne daß eine Reizung des kontrakten Gelenkes befürchtet werden muß, hat doch der Patient die Möglichkeit, die Fallwirkung mit seinen Muskeln abzubremsen.

D. *Der Dauerzug*

Eine für die orthopädische Krankengymnastik besonders typische Anwendung ist der Dauerzug und Dauerdruck. Er setzt die Wirkung der Dehnungslagerung fort, steigert sie und stellt sozusagen den Eckstein der konservativen Kontrakturbehandlung dar. Deshalb bedarf diese Maßnahme sehr sorgfältiger Dosierung, die von Fall zu Fall fast rechnerisch gesucht werden sollte. Vom Gesetz der Mechanik ausgehend sind Drehmoment, Angriffspunkt, Zugrichtung, Reibungswiderstand und Hebelwirkung immer wieder in Betracht zu ziehen. Schließlich muß auch noch überlegt werden, ob federnde und damit unterschwellige oder kontinuierliche, bis zum Maximum ansteigende Wirkungsweise des Zuges zu besserem Ergebnis führen dürften.

Eine Grundregel aber gilt in jedem Fall: Zwischen dem kontrakten Gelenk und der Angriffsstelle des Dauerzuges darf kein weiteres Gelenk liegen.

Es gab und gibt differenzierte und komplizierte Vorrichtungen für die Dauerzugbehandlung. In vielen Fällen werden jedoch Massagebank, Gurte und Sandsack, einfache Rolle, Schnurzug und Gewichte genügen müssen. Wesentlich ist, daß Angriffsmanschetten und Pelotten nicht abschnüren und daß empfindliche Auflagestellen gut gepolstert oder hohlgelegt werden. Wichtig ist ferner, daß der gesamte Körper des Patienten während der Daueranwendung gut erwärmt wird und bleibt. Vermeidbare Unbequemlichkeiten müssen ausgeschaltet sein.

Weitere praktische Vorschläge für die Verwendung von Dauerzug und -druck folgen im III. Teil.

Eine Reihe von Gelenken verträgt keinen Dauerzug, deshalb wurden sie nie als Beispiel angeführt. Zu diesen gehören vor allem das Ellenbogengelenk und die Fingergelenke.

Die Rotationsbeschränkungen im Hüftgelenk widerstehen in der Regel Zug und Lagerung, es fehlt die Angriffsmöglichkeit, für welche eigentlich nur die Querachsen dieser Gelenke in Frage kämen.

Zum Schluß dieses Kapitels sollen noch einige Hinweise folgen, welche für die Kontrakturenbehandlung überhaupt und für diejenige mit Dauerzügen im besonderen Gültigkeit haben.

1. Jeder Knochen- oder Gelenkschaden zieht eine Phase des Umbaues nach sich. Folglich droht in jedem dieser Fälle die Knochendystrophie. Bei den kleinsten Anzeichen einer solchen haben sofort alle beunruhigenden Maßnahmen zu unterbleiben. Versteifungen im Gefolge einer Sudeckschen Atrophie vertragen nur sehr bedingt passive Mobilisierung.

2. Bei renitenten Gelenkkontrakturen nützt ein *öfterer Wechsel* der Behandlungsart *mehr* als fortlaufend gesteigerte Dosierung einer gleichbleibenden Form.

3. Jede Bewegungshemmung in einem Gelenk beeinflußt zugleich die Funktion der benachbarten Gelenke. Deshalb müssen diese immer in die Behandlung mit einbezogen werden.

4. Gelingt an kontrakten Gelenken auf passivem Wege eine Vergrößerung des Bewegungsausschlages, so bedeutet diese nur dann einen Fortschritt, wenn sie sich erhalten läßt. Deshalb muß die passive Mobilisation stets sofort aktiv ausgewertet, d. h. in den Ablauf großer Bewegungen eingeschaltet werden.

Die wichtigsten Requisiten für alle Kontrakturenbehandlungen sind Phantasie, mechanisches Verständnis und Gewissenhaftigkeit. Geduld und Optimismus brauchen schließlich Patient und Krankengymnastin.

9. KAPITEL

Haltung und Haltungsfehler

Die Haltung ist nicht nur ein Kriterium des körperlichen Zustandes, sondern darüber hinaus der Ausdruck der Persönlichkeit. Der Mensch formt seine Haltung mit jener körperlichen und geistigen Kraft, die auch für jeden Einzelnen entscheidet, welche Leistungen er aus seinen Anlagen herauszuholen und wie er diese den Forderungen seines Lebens anzupassen vermag.

Messen wir der Gesamthaltung solche Bedeutung bei, so drücken wir damit aus, daß wir auch für die rein körperliche Haltung nicht nur den Rumpf, sondern den ganzen Organismus mit allen seiner Gesetzmäßigkeit unterstehenden Abschnitten als entscheidend ansehen.

Um eine Haltung als „gut" oder „schlecht", „schön" oder „häßlich" zu bezeichnen, müßte man ihr ein ideales Leitbild gegenüberstellen können. Früher galten uns einfach die Plastiken der Antike als Vorbild. Heute wissen wir, daß jedes Zeitalter durch die Einflüsse der Lebensweise seinen ihm eigenen Haltungstyp prägte. Es wurde andererseits erkannt, daß neben vielem Sonstigem auch Rückenlinie und Thoraxform, Proportionen und Beweglichkeit des einzelnen Menschen weitgehend durch seine Konstitution für ihn vorbestimmt sind.

Deshalb können wir uns nicht auf eine *Normalform* der Haltung für *alle* festlegen, sondern müssen suchen, die *richtige Haltung für den Einzelnen* zu finden.

„Richtig" hält sich der Körper dann, wenn seine Haltekräfte sich so im Gleichgewicht zueinander befinden, daß sie, unabhängig vom Willen, den Körper in sich und im Raum gegen die Falltendenz aufrecht zu halten vermögen.

Bei dem einen Individuum erfüllt sich diese Forderung, weil seine Wirbelsäule kräftig geschwungen, sein Thorax breit, sein Becken recht geneigt und seine Beine gerade sind.

Beim anderen kann sie sich aber auch erfüllen, trotzdem sein Rücken gerundet, sein Thorax schmal ist, sein Becken steil steht und seine Beinachsen nicht ganz den Anforderungen der Statik entsprechen.

Wird uns die Aufgabe gestellt, Menschen zu guter Haltung zu erziehen, so beginnt unsere Arbeit bei den Kindern. Unser Ziel kann aber wiederum nicht sein, *eine* körperliche „Normhaltung" bei ihnen allen formen zu wollen; unser Weg führt in eine andere Richtung.

Wir lassen den Körperbau jedes einzelnen als für ihn anlagebedingt so gelten, sorgen aber durch unsere Erziehung dafür, daß schon das

Kind eben die seiner Konstitution entsprechende „richtige Haltung" findet und diese trotz den Anforderungen seiner Lebensweise beibehalten kann. Die Gepflogenheit seiner Umwelt und die ihm von dieser abverlangten Leistungen machen ihm dies nicht leicht.

Der lebende wachsende Organismus trägt eine sehr kräftige Tendenz zur Anpassung und zum funktionellen Ausgleich in sich. Wir wollten also dankbar die Natur walten lassen, deren Kräfte immerhin erheblich über den unseren liegen, und brauchen dann bei der Erziehung des Heranwachsenden zur „Haltung" großzügig nur *die Entwicklung des Körperganzen zu fördern.*

Unsere Zeit zwingt aber dem wachsenden Kinde eine ihm unnatürliche Lebensweise auf, man schränkt seinen Bewegungstrieb ein, beansprucht es zu einseitig und beschneidet ihm sogar noch Zeit und Raum für den gesunden Wiederausgleich, den es sonst selbständig finden würde.

So *stören* wir also dauernd nachdrücklich und grob die organischen Kräfte in ihrer aufbauenden und ausgleichenden Leistung und müssen deshalb befürchten, die natürliche Entwicklung zu hemmen, anstatt ihr Raum zu geben, und damit beschwören wir Gefahren für die Haltung — im direkten und im übertragenen Sinne — herauf, die nicht unterschätzt werden dürfen. Deshalb genügt es nun nicht mehr, daß wir bei der körperlichen Erziehung nur fördern und weiterbilden, was die Natur zu formen im Begriffe steht. Nun müssen wir versuchen, da zu lockern, dort zu spannen, hier auszurichten und, wo es nötig ist, umzustellen. Wir müssen verhüten und dem vorbeugen, daß sich aus ursprünglich konstitutioneller *Eigenart* schließen doch schadenbringende *Abart* entwickelt.

Fortschreitende Vergrößerung der schon stark angelegten oder weitere Verflachung ohnehin schwach ausgebildeter Wirbelsäulenbiegungen z. B. bedrohen die Gesamtform und leisten zudem der Entstehung von Versteifungen, Weichteilverkürzungen, Bewegungseinschränkung, Kompression, Organbehinderung u. a. m. Vorschub.

Gelingt es der Körpererziehung durch ihre Gegenarbeit, die Bedrohung herabzusetzen oder aufzuheben, so kann das Kind in der ihm von Natur aus eigenen „guten Haltung" heranwachsen (Abb. 23).

Gelingt es aber nicht, der Gefahr Herr zu werden, so entstehen zumindest sog. „Haltungsschäden", wenn sich nicht sogar „Wuchsfehler" ausbilden.

So begegnen wir immer wieder den Standardtypen:

dem *Rundrücken,* der mit verstärkter Brustkyphose und tiefem schmalen Brustkorb vornübersinkt, so daß der Kopf etwas zurückgeworfen werden muß, der Schultergürtel aber von den verkürzten Brustmuskeln vorgezogen wird (Abb. 24);

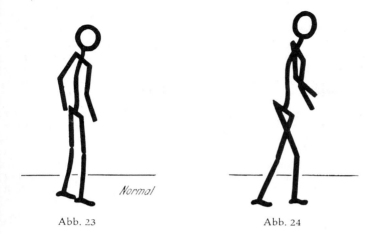

Abb. 23 Abb. 24

dem *Hohlkreuz*, der vertieften und nach oben verlängerten Lendenlordose mit der übermäßigen Beckenneigung, den überdehnten Bauchmuskeln, die den Thorax nach hinten umsinken lassen, während sich die Knie im Gleichgewichtsausgleich überstrecken (Abb. 25);

dem *Hohlrundrücken*, der das Hohlkreuz, die starke Beckenneigung und das Zurücksinken des Rumpfes mit Rundung des Brustabschnittes, mit eingezogenem Thorax und Pektoralisverkürzung vereint (Abb. 26);

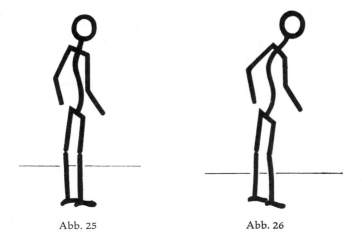

Abb. 25 Abb. 26

dem *totalrunden Rücken,* der allerdings seltener und weniger ausgeprägt in totaler Rundung den Rumpf über dem aufgerichteten Becken vorbeugt, so daß der Kopf mühsam durch übertriebene Lordosierung der Halswirbelsäule erhoben werden muß und die Schulterblätter auf dem vorne eingezogenen Brustkorb seitlich so weit abgleiten, bis die dadurch in ständiger Verkürzung verharrenden Brustmuskeln schließlich ihre Rückbewegung verhindern (Abb. 27).

In weitaus häufigerer Zahl und betonter als früher zeigt sich heute der *flache Rücken* in den verschiedensten Varianten. Am öftesten sehen wir den Flachrücken über einem rachitischen Sitzbuckel, also eine Kyphose an Stelle der Lendenlordose, und das Fragment der letzteren als kurze Einziehung am Übergang zu dem verflachten Brustabschnitt. Wir sehen die flache oder sogar überstreckte Wirbelsäule mit steiler oder verminderter Beckenneigung, mit angelegten Schulterblättern auf zusammengedrücktem Brustkorb oder als Scapulae alatae auf flachem Thorax, immer aber mit steiler Halswirbelsäule und schlecht getragenem Kopf (Abb. 28).

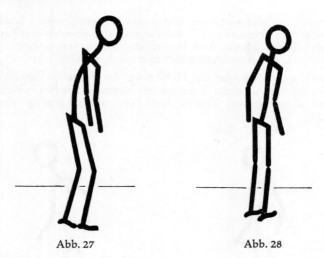

Abb. 27　　　　　　　　Abb. 28

Treten die kyphotischen Haltungsfehler als auffallend und unschön in Erscheinung, so findet der Flachrücken in dieser Beziehung kaum Beachtung. Und trotzdem zieht wahrscheinlich gerade dieser sehr erhebliche Folgen nach sich, und zwar aus folgendem Grund: Die übergerade, in sich kaum mehr gefederte Wirbelsäule unterliegt viel stärkerer Abnutzung ihrer einzelnen Elemente. Der Verschleiß trifft sowohl Wirbelkörper als auch Bandscheiben. Die Zunahme der Osteochondrosen und anderer Bandscheibenschäden läßt vermuten, daß der Flachrücken, der ja ebenso häufig auftritt, gerade die Zwischenwirbelscheiben besonders gefährdet und für den gefürchteten Prolaps prädisponiert.

Außerdem dürfte er die Ursache von vielen Abarten des statischen Kreuzschmerzes darstellen, von denen gerade jugendliche Patienten erheblich belastet werden.

Die kyphotischen Fehlhaltungen fixieren sich zum Teil schon frühzeitig durch bindegewebige, muskuläre oder ligamentäre Kontrakturen, z. T. aber auch durch sekundäre oder sogar primäre knöcherne Veränderungen. Hohlkreuz und Flachrückenformen bleiben dagegen länger relativ beweglich.

Es ist vielleicht interessant, die mutmaßliche Entwicklung des Flachrückens zu verfolgen, um rückläufig den Weg zu ihrer Verbesserung zu finden.

Die Wirbelsäule soll sich im Laufe der ersten zehn Lebensmonate so weit strecken, daß das Sitzen mit ziemlich geradem Rücken dann möglich ist. In dieser Zeit bildet sich auch die Halsbiegung normal aus. Sitzt das Kind aber zu früh, so bleibt die Lendenwirbelsäule kyphotisch, während die Halskrümmung sich übermäßig vertieft.

In der Zeit des Aufrichtens zum Stehen und Gehen verlaufen die Rippenspangen des Brustkorbes noch horizontal und die Beckenkämme enden vorne und hinten auf gleicher Höhe. Die Bauchmuskeln befinden sich in bestimmter Spannung, die der Entfernung zwischen Rippen und Becken entspricht (Abb. 29).

Allmählich bewirkt die zunehmende Schwere der Organe, daß die Rippen vorne heruntergezogen und im gleichen Zeitraum der ventrale Teil des Beckens nach unten gedrückt und dadurch die Lendenwirbelsäule, statt zum lordotischen Bogen, zu einer Kyphose gewölbt wird (Abb. 30).

Besteht aber ein rachitischer Sitzbuckel oder wird die Wirbelsäule, vielleicht durch allzu häufiges Sitzen des Kindes mit gestreckten Beinchen, immer wieder nach hinten durchgebogen, so sträubt sie sich gegen die Umformung zur Lordose, das Becken kann nicht nach vorne kippen und bleibt zu lange aufgerichtet. Dadurch verringert sich der Abstand zwischen ihm und den Rippen und die Bauchmuskeln verlieren ihren Tonus. (Die Rachitis leistet hierzu noch im besonderen ihr Teil). Nun fehlt dem Brustkorb vorn seine natürliche Verankerung nach unten, er kippt nach hinten über, überstreckt die Wirbelsäule im Brustteil und knickt sie über der steifen Lendenkrümmung ein. Damit ist dann schon beim Kleinkind die Rückenform entstanden, die wir im Schulalter und später so fürchten (Abb. 31).

Haltung und Haltungsfehler

Über der Beobachtung und Interpretation der körperlichen Haltungsfehler dürfen wir nicht den Träger derselben, das Kind selbst, übersehen. Müdigkeit, Scheu, Ängstlichkeit, Unlust, Reizbarkeit, Übererregung und vieles mehr begegnen uns sehr oft bei Haltungs- und Wuchsgeschädigten. Selten wird es uns möglich sein, die psychischen Effekte als Ursache oder Wirkung zu analysieren. Immer müssen wir aber versuchen, sie bei unserer Behandlung zu erfassen und im positiven oder negativen Sinne mit zu wandeln.

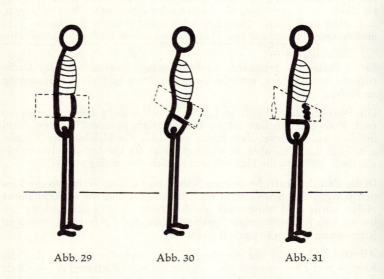

Abb. 29   Abb. 30   Abb. 31

Haltungsschäden und Wuchsfehler zu verbessern und zu beseitigen, ist Sache des orthopädischen Turnens. Früher konnte man diesen Begriff eng umreißen, eine begrenzte Zahl von Übungen mit allerhand Gerätschaften und oder auch ohne diese beherrschten den „Turnsaal" und waren fast rezeptmäßig auf die einzelnen Fehlhaltungen verteilt.

Demgegenüber verwenden wir heute für die orthopädische Gymnastik Übungsformen aus allen Gebieten der körperlichen Erziehung, sei es Körperschule, Turnen, Leichtathletik oder Spiel. Unsere Forderungen für diese Art der Behandlung sind nur mehr grundsätzlicher Art, sie erwachsen aus allen vorstehenden Überlegungen von selbst.

Es ist nicht möglich und nach unserer Auffassung auch nicht richtig, in diesem Rahmen für alle Wuchs- und Haltungsfehler Übungen aufzuzählen. Solches Verfahren könnte nie der Vielfalt begegnen, die

Haltung und Haltungsfehler

uns bei dieser Arbeit entgegentritt. Nur auf den Flachrücken soll wegen der Häufigkeit des Vorkommens kurz eingegangen werden.

Für Kinder mit Flachrücken sind zunächst alle *Aufrichte- und Streckübungen ungeeignet.* Verlangt man von ihnen Arbeit mit den — allerdings auch untüchtigen — Rückenmuskeln, so überstrecken diese durch ihre Kontraktion noch mehr die Wirbelsäule. Läßt man die Kinder sich mit erhobenen Armen strecken, so fällt der Rumpf dabei nach hinten über. Dieser hängt an den Bauchmuskeln, zieht an ihnen und jene richten das Becken immer noch mehr auf. Die Arme streben aus Gründen der Balance mehr nach vorne als nach oben, so daß die Mm. pectorales kontrahiert, die dorsalen Schultermuskeln aber außer Aktion gesetzt werden. Demnach ist in diesen Fällen nötig, zu allererst die vorderseitige Becken-Thorax-Verbindung zu straffen und damit die Stellung der beiden Körperteile — achsenrichtig übereinander — zu sichern. Es gilt also, *erst die Verspannung der Vorderseite zu verkürzen* und zu sichern, also die Bauchmuskeln zu trainieren. Aber nur solche Übungsformen bei denen Rippen und Becken sich durch die Kontraktion der Bauchmuskeln einander annähern, nützen diesem Zweck. Erst wenn Bauchmuskeln und Haltungsgefühl ausreichen, um die Rumpfachse senkrecht zu halten, kann ohne Schaden das allgemeine Muskeltraining einsetzen. Sehr wichtig ist außerdem die Haltung des Kopfes. Er soll weder nach vorne hängen noch nach hinten umgelegt werden, sondern ausbalanciert über dem Brustkorb stehen und getragen werden. Gute Kopfhaltung bringt Fehler im Bereich des Schultergürtels meist von selbst zum Schwinden. Universell als Übung ist das Schwimmen.

Auch bei der orthopädischen Gymnastik stellen wir selbstverständlich die aktive Arbeit an die Spitze, können aber nicht völlig auf Ergänzung durch die passive verzichten. Hindernde Verkürzungen, Verspannungen und Steifen müssen erst schwinden, ehe erschlaffte, überdehnte untüchtige Muskeln sich erholen und wieder leistungsfähig werden können. Das neu ausbalancierte Gleichgewicht der Muskeln genügt aber allein noch nicht, um fehlerhafte Formen zu verbessern, wenn beim Kind nicht auch das Gefühl für das „Soll" des Körpers und der Haltung mit ausgebildet wird. Allerdings ist dieses „Soll" — wie schon so oft betont — für jeden anders und eben konstitutionell bedingt. Es betrifft stets den ganzen Menschen — nicht nur seinen Rumpf —, wenn dieser auch am deutlichsten die Fehler zeigt. Von jedem Kind muß immer von neuem *seine* richtige Haltung erarbeitet werden. Der Aufbau geht von der Grundstellung der Füße aus, stellt das Becken in entsprechender Neigung über der Unterstützungsfläche und über diesem den Brustkorb richtig ein, richtet den Kopf aus und legt zuletzt die Schulterblätter dem Brustkorb an. Selbstkontrolle durch das Spiegelbild ergibt die beste Hilfe.

Haltung und Haltungsfehler

So müssen wir Klein- und Korrekturarbeit, spezielle und allgemeine Übungen, Einzel- und Gemeinschaftsgymnastik zusammensetzen, um als Ganzes das moderne orthopädische Turnen zu gestalten, mit welchem wir weder Körperformen entscheidend verändern und wandeln noch Leistungen normalisieren wollen.

Wir möchten den einzelnen Menschen dazu befähigen, mit seiner Veranlagung in seinem Milieu die von ihm geforderte Leistung in bester Form vollbringen zu können,

wir wollen ihm eine gute *„Haltung"* vermitteln.

10. KAPITEL

Skoliosenbehandlung

Mit der Skoliose beschäftigt sich kein anderes Fachgebiet, sie bleibt ausschließlich der Orthopädie überlassen und in ihrem Rahmen wieder vor allem der Krankengymnastik.

Kaum einer anderen Erkrankung wird von dieser Seite so viel Resignation entgegengebracht als der Skoliose. Ein Grund hierfür mag darin liegen, daß es für uns noch keine Möglichkeit gibt, genau und zuverlässig die Entwicklung einer Wirbelsäulenverkrümmung — möge diese positiv oder negativ sein — zu testen und zu registrieren. Eine weitere Begründung dürfte sein, daß kein konkreter methodischer Angriffspunkt für die Behandlung festzulegen ist und daß der schleppende Verlauf der Erkrankung erst nach Jahren einen tatsächlichen Erfolg oder sein Gegenteil bestätigt.

Die Kritik gegenüber den Ergebnissen der Skoliosenbehandlung ist schärfer geworden. Man hoffte einst, das Leiden dadurch zu beherrschen, daß man einerseits die Bögen der Wirbelsäule mit mehr oder weniger Kraftaufwand passiv streckte und umzukrümmen versuchte, andererseits für eine aktive Aufrichtung die langen Rückenmuskeln heranzog, und zwar die konvexseitigen im Sinne der Kontraktion, während die konkavseitigen gedehnt wurden. Auf diese Weise arbeitete man auch dem „Überhang" entgegen.

Heute weiß man, daß erstens die Skoliose eine *dreidimensionale Drehbiegung der Wirbelsäule* selbst darstellt und daß zweitens der *ganze Körper* dabei einer *Verschraubung* anheimfällt. Man verlangt deshalb mit Recht von der Behandlungsweise, daß sie *sämtliche Fehlkomponenten* erfaßt, soll ihr der angestrebte Erfolg beschieden sein.

Von der Krankengymnastin fordert die Aufgabe der Skoliosenbehandlung gute funktionell-anatomische Kenntnisse und großzügiges funktionelles Denken überhaupt. Sie darf nicht nur eine Biegung der Wirbelsäule, deren Gegenkrümmungen und ein Stück Rippenbuckel sehen, sondern muß ihr Blickfeld auf den ganzen Körper in seiner Gesamtheit ausdehnen. Es ist zu beobachten, und zwar im Liegen, Stehen und in Bewegung, wie das Becken über der Unterstützungsfläche und über diesem der Thorax sich aufbaut, wie an ihm der Schultergürtel und darüber der Kopf steht, und schließlich die Stütze des Rumpfes, die Wirbelsäule. Leider kennen wir auch für diesen krankengymnastischen Zweck keine Möglichkeit, Norm oder Abweichung darzustellen und schwarz auf weiß festzulegen.

138 Skoliosenbehandlung

Sobald wir einer Asymmetrie begegnen, gilt es zunächst, deren Wesen richtig zu erfassen. Nicht oft genug kann man sich den von MOLLIER geprägten Satz ins Gedächtnis rufen: „Das ganze statische System stellt — funktionell gesehen — eine Einheit dar. Jede Veränderung in einem Abschnitt desselben pflanzt sich gesetzmäßig auf die übrigen fort."

Bleibt dieser Grundsatz der rote Faden der Behandlungsplanung, so kann sich diese nicht mit partieller Arbeit allein oder der Korrektur *eines* Abschnittes, gar auf Kosten eines anderen, begnügen.

Seitschieben des Thorax über dem Becken nach der Konkavseite ergibt z. B. scheinbare Streckung des Wirbelsäulenbogens, vielleicht sogar Buckelabflachung. In Wirklichkeit geschieht bei dieser Bewegung ein Weiterverschrauben des Thorax im falschen Sinne, d. h. der ohnehin statt frontal schon diagonal stehende Brustkorbquerdurchmesser dreht sich noch mehr der sagittalen Richtung zu, so daß der vordere Rippenbuckel stärker in Erscheinung tritt. Oder: Die im Verlauf stets erkennbare Entwicklung von sog. Gegenkrümmungen erfolgt immer im Sinne natürlicher Kompensierung des Gleichgewichtes und der Aufdrehung. Hindert man mit allen Mitteln die Ausbildung solcher Ausgleichsbiegungen, so stört man die Selbsthilfebestrebungen des Organismus.

Es sei jedem Behandelnden empfohlen, einmal die eigenen Kenntnisse über funktionelle Anatomie und Muskelphysiologie für die kritische Überprüfung der gewohnheitsmäßig von ihm bevorzugten Behandlungsweise ins Feld zu führen.

Es gibt eine sehr große Auswahl von Übungsmöglichkeiten. Ihr stehen aber auch zahllose Abarten der Skoliose gegenüber. Deshalb unsere Devise:

Weder Schema noch Methode oder Rezept, kritiklos hingenommen, darf für die Übungswahl den Ausschlag geben, sondern für jede einzelne Skoliose muß der für diesen Fall geeignete Behandlungsweg gefunden werden.

Anhand der Aufzählung von einigen Übungsbeispielen sollen nun die grundsätzlichen Anwendungsmöglichkeiten erwogen werden. Der Übersicht halber gliedern wir diese in:

> Übungen zur *Extension*
> zur *Umkrümmung*
> zur *Aufrichtung* und
> zur *Aufdrehung*.

Daß mit diesen Formen oft und viel kombiniert werden muß, bedarf wohl keiner besonderen Erwähnung.

Die Extension

Kommentar: Die Extension bezweckt Streckung sowie Entlastung der Wirbelsäule für die Dauer ihrer Anwendung. Sie kann sich ebensogut schmerzbefreiend als schmerzerzeugend auswirken. Zu bedenken ist, ob die bei der Extension erreichte Auflockerung und Dehnung nachfolgend durch Muskeltätigkeit ausgenützt werden kann und soll oder ob dies weder möglich noch wünschenswert erscheint. — Die Extension beeinflußt Statik und Einstellung der Rumpfachse nicht. Es wird vermutet, daß die Wiederbelastung der Wirbelsäule nach intensiver Extension (bei ambulanter Behandlung!) die Zwischenwirbelscheiben stauchen und damit evtl. schädigen könnte.

Formen: Der Extension dient die Glissonsche Schwebe (siehe Register) mit Zug durch eigene Kraft verwendet:

im Stand, Griff beider Hände am Bügel;

im Sitzen, Griff beider Hände am Bügel;

im Sitzen, nur Hand der konkaven Seite am Griff (Abb. 32 a, b, c).

Mit mechanischer Wirkung

im Sitzen mit hängenden Armen, Zug durch Gewicht;

auf schiefer Ebene und kranialem Zug durch Gewicht;

in Horizontallagerung, kranialem Gewichtszug und kaudalem Gegenzug an den Beckenkämmen oder den Knöcheln.

Außerdem *Hang* an Geräten.

Im Apparat nach DuCroquet (siehe Register).

Die Umkrümmung

Kommentar: Umkrümmung, also Überkorrektur der Wirbelsäulenbiegungen kann unter bestimmten Voraussetzungen auf passivem oder aktivem Wege erreicht werden. Früher faßte man die Skoliose als Kontraktur auf und korrigierte sie ziemlich gewaltsam durch Zug und Druck mit mechanischen Mitteln oder manueller Kraft. Heute leistet Dauerlagerung mit umkrümmender Wirkung vor allem bei der Säuglings- und Kleinkinderskoliose wertvollen Dienst. Für spätere Jahre hat die Erfahrung folgende „Faustregel" bewiesen: Passive Überkorrektur von noch mobilen Krümmungen, die ohne Kraftaufwand gelingt, schadet nicht, ist aber auch nicht zu halten. An fixierten Biegungen aber verbieten sich passive und aktiv-passive Umkrümmungsversuche ohnehin von selbst.

Formen: Gipsliegeschalen in Rücken- oder Seitenlage, mit oder ohne Kopf- und Beinteile, evtl. mit zusätzlicher Extension, dienen der *Dauerwirkung*.

140 Skoliosenbehandlung

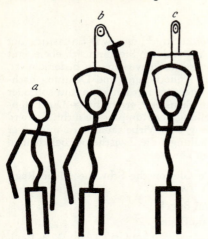

Abb. 32

Vorübergehende Lagerung auf der Seite, und zwar Konkavität der Wirbelsäulenbiegung nach unten = Durchsinken. Konvexität über Kissenrolle nach unten = Umbiegen (Abb. 33 a, b, c). Lagerung auf dem Rücken mit breiten nach den Konkavseiten strebenden Zügeln um den Rumpf oder mit konvex → konkav wirkendem Druck (Sandsäcke) (Abb. 34 a, b, c).

Zur umkrümmenden Wirkung lassen sich außerdem verwenden (Abb. 35 a, b);

Seitlicher Hangstand an Geräten.

Ausgewählte Einstellungen aus dem Klappschen Kriechen.

Aus der *Gymnastik:* einseitige Rumpfdrehbeugen, einseitige Armschwünge u. a.

Aus dem *Turnen:* Gewichtsverlagerung, wie Ausfall, einseitiger Liegestütz u. a.

Aus der *Leichtathletik:* Fechterstellungen, Wurfbewegungen mit dem konkavseitigem Arm u. a.

Die Aufrichtung

Kommentar: Soll eine Biegung sich ohne Hilfe von außen wieder strecken, so müssen eigene aktive Kräfte am Werk sein. Die Normalstellung der zusammengesetzten, in sich beweglichen Wirbelsäule wird bestimmt von der symmetrischen Funktion der ihre Länge begleitenden und sie quer verspannenden Muskelzüge. Eine Verbiegung kann durch Störungen im Gleichgewicht der Muskelpaare entstehen

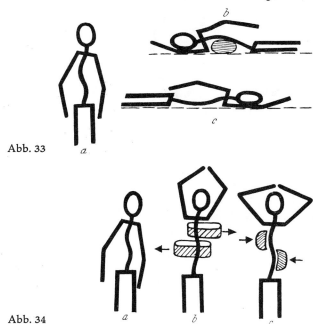

Abb. 33

Abb. 34

und kann dann auch durch Wiederherstellung desselben behoben werden. Diese Regel trifft zu, solange alle von der Verbiegung betroffenen Wirbelsäulenelemente noch in gleichen Ebenen liegen und gegeneinander beweglich bleiben. Sie verliert aber ihre Gültigkeit, sobald die Krümmung erstarrt ist und torquierende Kräfte sich eingeschaltet haben. — Ist also eine Aufrichtung anzustreben, so bieten sich 2 Wege an:

1. Wir *dehnen* den *konkavseitigen* und *verkürzen* zugleich aktiv den *konvexseitigen* Teil des M. erectortrunci, wir *drücken* also mit letzterem die Biegung zur Mitte hin durch. Dies gelingt, solange die Wirbelsäule beweglich und kein Rippenbuckel vorhanden ist (statische Skoliose, skoliotische Schonhaltung).

2. Wir lassen die *queren Muskelzüge* der *Konkavseite* von einem festen Punkt aus in der Tiefe des skoliotischen Bogens angreifen, so daß diese bei der folgenden Kontraktion die Wirbel in ihre Richtung ziehen, vorausgesetzt daß ihre Gegenmuskeln keinen Widerstand leisten. (Wie weit den Querzugmuskeln aufdrehende Wirkung zugesprochen werden kann, ist nicht erwiesen, ihr Ansatz liegt ja hinter dem Drehpunkt des Wirbels!).

142 Skoliosenbehandlung

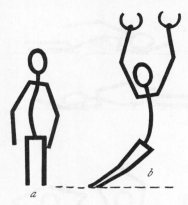

Abb. 35

Formen: Alle aktiven Übungsformen, bei welchen — in der Senkrechten — der Brustkorb über dem Becken konkavwärts oder in der Horizontalen das Becken gegen den Thorax verschoben wird, verlangen Arbeit des dorsalen Abschnittes vom M. erector trunci auf der Konvexseite (Abb. 36 a, b). Alle Bewegungen, welche die eigentlich quere Beckenachse so umstellen, daß ein Beckentiefstand auf der konkaven Seite hervorgerufen wird, beanspruchen die Lumbalpartie des konvexseitigen langen Rückenmuskels (Abb. 37 a, b). Die Skoliosenübungen nach von Niederhöffer wenden sich an die queren Rückenmuskeln der Konkavseite und trainieren diese isoliert unter Ausschaltung der konvexseitigen Antagonisten.

Die Aufdrehung

Kommentar: Erst die Tatsache, daß die gekrümmte Wirbelsäule sich selbst und auch den Thorax noch um die Längsachse dreht, stempelt die Skoliose zum schweren Krankheitsbild mit Rippenbuckel und Überhang. *Fortschreiten* der Torquierung *beschleunigt* Deformierung und Verfall, ihr *Stillstand hält* auch weitere Verbiegung *auf*. Wir kennen die Kräfte nicht, welche das Wirksamwerden der Torsion auslösen, wir können ihnen deshalb auch nicht Einhalt gebieten noch sie aufheben. — Betrachten wir unter dem Eindruck von Molliers Wort einen Patienten, so finden wir, daß das klinische Bild desselben von neuem den — schon zitierten — Satz beweist, denn die gefürchtete Verdrehung hat nicht nur seine Wirbelsäule, sondern den ganzen Körper erfaßt, sie hat diesen in sich und über der Unterstützungsfläche verwunden und verschraubt.

Sieht man den Skoliosekranken vor sich stehen, so verlangt es einem geradezu danach, seinen Thorax mit beiden Händen zu greifen und von dieser Stelle aus die ganze Figur zu korrigieren. Tritt man diesem

Skoliosenbehandlung 143

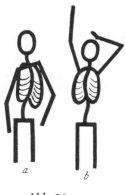
Abb. 36

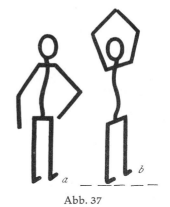
Abb. 37

spontan auftauchenden Gedanken näher, so zeigt sich, daß er sich im Prinzip verwirklichen läßt. Wir besitzen nämlich, naheliegend den entscheidenden Angriffspunkten, in den Bauchmuskeln hochwertige Wirkungskräfte, die dank ihres flächigen Ansatzes an Rippen und Hüftknochen tatsächlich Thorax und Becken gegeneinander drehen können. Besonders die sehr kräftigen Diagonalstränge der Mm. obliquii abdominis sind an sich schon imstande, die geforderte Drehbewegung hervorzurufen. In Zusammenarbeit mit den ihnen gleichsinnig funktionierenden Muskeln ist dies in verstärktem Maße der Fall. Denn aus dieser Verbindung entstehen die starken Muskelketten, die zu Paaren in gegenzügigen Schraubenwindungen den ganzen Körper umfassen. Sie bewirken und garantieren dessen gesamte *statische Symmetrie*, wenn sie gemeinsam und mit gleicher Kraft tätig sind. Dagegen tritt *Asymmetrie* auf, sobald die Muskelschrauben mit ungleicher Kraft funktionieren.

Bringen wir diese Tatsachen in Beziehung zu unserem Thema, so liegt nahe, die Verschraubung des gesamten Körpers, die eines der charakteristischen Symptome der Skoliose darstellt, als Ergebnis der asymmetrischen Funktion unserer großen Muskelketten aufzufassen. Die ungleiche Kraftentfaltung läßt sich übrigens funktionell deutlich nachweisen, und zwar im Überhandnehmen der einen sowie in der Insuffizienz der anderen Muskelgruppe.

Ziehen wir wiederum die Konsequenzen aus dieser Beobachtung, so findet sich, daß wir demnach eine Möglichkeit zur Aufdrehung gewinnen können, wenn wir die Wirkung der *verdrehenden* Muskeln hemmen und ihnen zugleich Widerpart bieten, indem wir die Kraft der Gegenmuskeln bis zum Ausgleich steigern. Die für diesen korrigierenden Zweck notwendige ungleichseitige Beanspruchung der Muskelketten läßt sich beim Üben erreichen, wenn wir die vorzüglich verwendbaren Drehbewegungen *symmetrisch* auszuführen verlangen. Auf diese sehr einfache Weise werden die bei der unerwünschten Verdrehung unterdrückten und deshalb geschwächten Muskelpartien besonders herangezogen, so daß sie durch die erzwungene Mehrleistung an Kraft zunehmen. Die Hauptakteure der vorherigen Verdrehung dagegen müssen nun Widerstände überwinden und können so ihre Kraft nicht ungehindert weiterentfalten.

Formen: Alle Übungsformen, welche Thorax und Becken, Schultergürtel und Beine, ja sogar Kopf und Füße gegeneinander drehen, beanspruchen die großen körperumgreifenden Muskelketten. Im Stehen (Grätsche), Knien, Sitzen, Kauern, Liegen und Hängen können Beine und Becken in einer Richtung festgestellt werden — danach drehen sich Rumpf, Kopf und Arme in die andere. Mit den gleichen Ausgangsstellungen läßt sich umgekehrt auch der Oberkörper fixieren — und es bewegen sich dann Becken und Beine im Drehsinne gegen diesen. — Das Klappsche Kriechen betätigt z. B. in weitem Ausmaß die Wirkung der drehenden Muskelketten.

Überblicken wir in ehrlicher Objektivität die Bilanz der Skoliosenarbeit, so müssen wir leider klar erkennen, daß die Erfolgserwartung unserer krankengymnastischen Möglichkeiten darin gipfelt, Skoliosen vor *Verschlechterung zu bewahren*. Sie wesentlich zu bessern oder gar zu beseitigen, das kann nur im Säuglingsalter gelingen, später nicht mehr. Trotzdem wäre es falsch, zu resignieren.

Gerade bei der Skoliosenbehandlung müssen Initiative und Phantasie der Krankengymnastin eigene neue Übungsformen schaffen und suchen helfen, um eine oft jahrelang erforderliche Behandlung lebendig, reizvoll und erfreulich für alle Beteiligten zu gestalten. Man kann auch bei der Skoliosenarbeit auf allgemeines Körpertraining samt Spiel und Spaß nicht verzichten.

Bis jetzt wurde noch kein Wort über die Arten der Skoliose ihrer Entstehung nach gesprochen.

Man trennt angeborene, rachitische und habituelle, statische, Lähmungs- und Schmerzskoliosen und andere mehr, ohne jedoch den Entstehungsmechanismus der einzelnen Formen genau zu kennen und rekonstruieren zu können.

Jene Skoliosen aber, die sich mit konservativen Mitteln nicht beherrschen und halten lassen, haben heute die Chance der chirurgischen Behandlung. Auf dem Weg über viele verschiedene Operationsmethoden wird im Prinzip die Aufrichtung und Stabilisierung der Verbiegung erreicht. Spannung und Abstützung werden auf der konvexen sowohl als auf der konkaven Seite oder auch beiderseits durchgeführt, die Rippenspangen sind immer in den Eingriff mit einbezogen. Längere Vorbereitung mit dem Ziel, die Wirbelsäule zu mobilisieren und zu strecken, geht der Operation voran, Gipsmieder und Stützkorsett schließen sich ihr an. Während der ganzen Dauer der chirurgischen Behandlung spielt auch die Krankengymnastik eine wichtige Rolle. Neben der allgemeinen Muskelpflege kommen ihr Sonderaufgaben zu, welche die jeweilige Operationsmethode diktiert.

Für uns Krankengymnastinnen ist es zwar wertvoll, über die Entstehung einer Skoliose Bescheid zu wissen, doch für die Behandlung ist die Unterscheidung der Ursachen nicht von ausschlaggebender Bedeutung. Wir haben uns in jedem Fall mit dem gegebenen Zustandsbild zu befassen und von allen uns zur Verfügung stehenden Möglichkeiten diejenigen einzusetzen, die uns Wissen und Verständnis, Überlegung, Erfahrung und das „Fingerspitzengefühl" als die geeigneten erscheinen lassen.

Informationen über prä- und postoperative Skoliosenbehandlung

Von RITA BÜHLER-LOHSE

Skoliosen werden *präoperativ* unter dem Gesichtspunkt der Mobilisation der Wirbelsäule, sowie der Verbesserung von Herz-, Kreislauf- und Lungenfunktion behandelt. Heute wird dazu vor allem die Halo-Extension herangezogen. Bei diesem Gerät handelt es sich um einen Metallring, der mit vier Schrauben in der äußeren Kortikalis des Schädels, in Lokalanästhesie, fixiert wird. Über diesen Ring wird ein Dauerzug auf die Wirbelsäule ausgeübt. Dabei werden Extensionsgewichte bis zu 30 kp verwendet, der Körper dient als Gegengewicht. Diese Maßnahme ist sowohl im Gehen mit dem Gehwagen, im Sitzen im Rollstuhl, als auch im Liegen im schräggestellten Bett möglich. Das Extensionsgewicht wird mittels einer Federwaage überprüft, die Schrauben werden jeden 2. Tag von der Krankengymnastin kontrolliert und nachgestellt. Die Patienten haben keine Schmerzen. Außerdem findet täglich eine Kontrolle der Vitalkapazität statt, z. T. durch die Patienten selbst. Einmal wöchentlich wird die Körperlänge gemessen.

Die *Übungsbehandlung* findet im Rollstuhl oder im Gehwagen statt (Abb. 38). Die Dauer der Behandlung beträgt ca. 30 Minuten. Die Übungen werden im Sinne der Wirbelsäulenflexion, -extension, -seitneigung und -rotation durchgeführt, mit und ohne Atemübungen. Die Bewegungen werden sowohl von den Armen, als auch von den Beinen eingeleitet. Es bedarf einiger Fantasie, um, bei den begrenzten Möglichkeiten der Ausgangsstellungen, das Übungsprogramm zu variieren. Es ist daher günstig auch in Gruppen zu arbeiten.

Die *postoperative* Behandlung hängt von der Art der Operation ab, d. h. vor allem wieviel Segmente der Wirbelsäule der Arzt versteift hat.

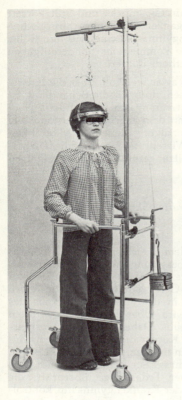 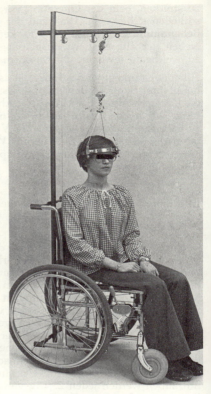

Abb. 38 a   Abb. 38 b

Ungefähr ein Jahr nach der Operation wird der Rumpfgips entfernt. Danach findet eine Art „Abschulung" von der Zeit mit dem Gipsverband statt, die meist 14tägig stationär durchgeführt wird. Es werden folgende Gesichtspunkte dabei berücksichtigt:

— *Mobilisation:* d. h. die Halswirbelsäule, die Schulter- und Hüftgelenke müssen frei beweglich sein. Mit Hilfe der Beweglichkeit dieser Gelenke werden die operativ versteiften Wirbelsäulenabschnitte kompensiert.
— *Kräftigung* der Rücken-, Schultergürtel- und Glutäalmuskulatur (Übergang LWS/Kreuzbein).
— Intensive *Atemschulung.*

Es wird nur symmetrisch geübt. Bei Versteifung der gesamten Wirbelsäule müssen die Übungen für Schulter- und Hüftgelenke so dosiert werden, daß die Bewegung weder über das Becken, noch über den Schultergürtel, Zug oder Druck auf die Wirbelsäule ausüben. Auch Übungen im Sinne der Rotation und Flexion sind im spondylisierten Teil verboten. Die tägliche Übungsbehandlung wird durch das Schwimmen unterstützt.

Nach der stationären Behandlung sollte darauf geachtet werden, daß die jungen Menschen sich weiterhin viel bewegen und auch sportlich betätigen. Es wird dabei an Schwimmen, Tischtennis, Skilaufen und auch an Ballspiele gedacht. Eine gezielte krankengymnastische Behandlung wird nach der Klinikentlassung nicht mehr für erforderlich gehalten.

DRITTER TEIL

Übungsbeispiele für die Praxis

Standardübungen für prophylaktische Fußgymnastik

1. *Schlußstellung der Füße im Stehen*

   Beugung der oberen Sprunggelenke (Hochziehen der Fersen zum Fußspitzenstand). Gleichzeitig Kniestreckung — Beckenkippen (Anheben rückwärts) — Lordosieren der Lendenwirbelsäule. Die Übung ergibt Arbeit der *beugeseitigen* Fuß-, Bein-, Hüftmuskeln (Abb. 39 a).

2. *In gleicher Ausgangsstellung*

   Streckung der oberen Sprunggelenke (Ablösen der Vorfüße zum Fersenstand). Dazu Einknicken der Knie — Beckenaufrichten (Anheben vorne) — Kyphosieren der Lendenwirbelsäule, Ergibt: Arbeit der *streckenseitigen* Fuß-, Bein-, Hüft-, Rumpfmuskeln (Abb. 39 b). Die Fußbewegungen allein sind auch ohne Belastung, im Sitzen auf einem Hocker, ausführbar.

3. *Fortlaufender Wechsel*

   von Pro- und Supination im unteren Sprunggelenk durch Kreiselbewegung des Rumpfes im Stehen, bzw. der Unterschenkel im Sitzen, über den in Schrittstellung stehenden, mit *allen* Unterstützungspunkten fest aufgesetzten Füßen. Es ergibt sich antagonistisches Muskelspiel der innen- und außenseitigen Unterschenkelmuskeln, der Adduktoren und Abduktoren der Oberschenkel, der schrägen Bauchmuskeln.

4. *Wechsel*

   zwischen Beugung und Streckung der Zehen in allen ihren Gelenken. Fassen und Anheben von Dingen verschiedener Form und Konsistenz vom Boden auf — fallen lassen derselben. Das Greifen ergibt im Wechsel Kontraktion und Entspannung der kurzen Fußmuskeln.

5. *Entspannung*

   aller Unterschenkel- und Fußmuskeln gleichzeitig durch die Bewegung, die einem Stampfen des Pferdes ähnelt: Ablösen der Fußsohle durch Anbeugen des Oberschenkels — Durchpendeln des Unterschenkels — Aufschlagen der Fußsohle — Lockerlassen des Oberschenkels.

6. *Mobilisation aller Fußgelenke*

   Außen- und Innenkreisen des Rückfußes bei aufgesetzten Zehen, desgleichen des Vorfußes bei feststehender Ferse. Einseitig ausgeführt im Stand, beidfüßig, mit- oder gegeneinander im Sitzen.

7. *Förderung der Durchblutung*

   durch Entstauung und Wiederstauung der Unterschenkelgefäße. In der Rückenlage: Bein im Knie beugen, Unterschenkel über der Faust in der Kniekehle an den Oberschenkel pressen. — Ausstrecken des Unterschenkels nach oben, Freigeben der Kniekehle. Ergibt wechselweise Kompression und Öffnung der V. und A. poplitea.

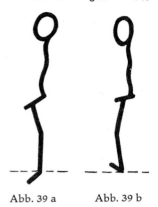

Abb. 39 a   Abb. 39 b

Vielerlei Variationen durch Wechsel der Ausgangsstellungen (Stand, Sitzen, Liegen) des Übungsrhythmus und durch Zusatzbewegungen oder Kombination sind möglich und empfehlenswert.

Knickfußübungen

Korrektur des Rückfußes

Supinieren der Ferse bei Mittelstellung des Vorfußes

1. Füße stehen in der Stellung eines kurzen bis mittellangen Schrittes. Anheben beider Fersen — Knie dabei voll strecken.

   (Wenn die Füße richtig voreinander stehen, ist die Bewegung nur durch Supinieren der Fersen möglich). Abb. 40.

2. Während im Stehen Ballen und Zehen eines Fußes am Boden fest aufgesetzt bleiben, führt dessen Ferse kreisende Bewegungen aus. (Rechter Fuß = im Sinne des Uhrzeigers — siehe Abb. —, linker Fuß in entgegengesetzter Richtung). Abb. 41.

3. Der Übende hebt durch Beugung im Knie einen Unterschenkel an und legt ihn, ebenso wie den Fuß mit der Vorder- (Schienbein-) Seite einer ebenen Fläche auf.

   Die große Zehe, ihr Grundgelenk und der zugehörige 1. Mittelfußstrahl pressen sich der Unterlage fest an, der äußere Knöchel drückt nach außen (Abb. 42).

150 Knickfußübungen

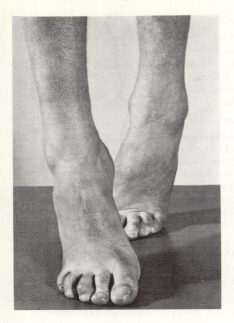

Abb. 40 Heben der Fersen zum Zehenstand, in Schrittstellung

4. Im Stehen das Körpergewicht auf einen Fuß verlegen. Diesen geradeausrichten, Groß- und Kleinzehenballen samt Ferse der Unterlage andrücken und das Knie strecken.

   Rumpf auf dieser „Säule" nach der Seite der Belastung drehen.

5. Im Sitzen mit geöffneten Knien werden die Fußsohlen und alle Zehenkuppen auseinander-, die Außenkanten von Vor- und Rückfuß auf den Boden gedrückt.

   In dieser Stellung die Fersen ein wenig anheben.

   Steht der Supination vom Rückfuß ein Widerstand entgegen, so beruht dieser meist auf Verkürzung der Peronäussehnen. Diese Kontraktur kann durch passiven Zug gelöst werden, dessen Anordnung aus der Abb. 43 ersichtlich ist.

Passive Dehnung des verkürzten Fibularis (Abb. 43 a, b, c): Am gestreckt aufliegenden Bein den Vorfuß an ein senkrecht feststehendes Brettchen (an Sprossenwand oder Stuhllehne angebracht z. B.) fixieren. Kleines Druckpolster auf Großzehe und Metatarsale I, unter dem Fixationsgurt a). Passive Supination und Adduktion der Ferse durch einen dem Unterschenkel parallel laufenden Zug, der mit dem Winkelgurt b) an der Ferse angreift und körperwärts gerichtet ist c).

Knickfußübungen

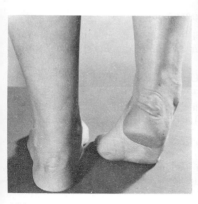

Abb. 41 Kreisen mit der Ferse, während der Vorfuß aufgesetzt bleibt

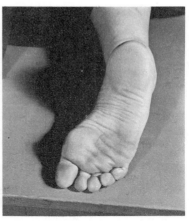

Abb. 42 Supination des Rückfußes bei horizontal liegendem Unterschenkel

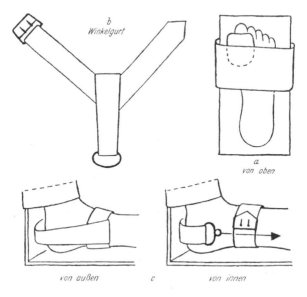

Abb. 43 (aus „Krankengymnastik" Nr. 6/53)

Senkfußübungen

Verkürzung und Spannung des Längsgewölbes

Der modellierende Handgriff bei Massage und passiver Bewegung *verwringt* den Fuß, das heißt er *supiniert* die *Ferse* und *proniert* den *Vorfuß* (Abb. 44, 45).

Ausgangsstellung: Im Sitzen die Unterschenkel etwa senkrecht hängen lassen und die Fußsohlen dem Boden aufsetzen.

1. Fersen und Zehenkuppen auf der Unterlage liegend ein wenig zueinanderziehen (Fuß verkürzen), doch *ohne* die inneren oder äußeren Fußränder anzuheben.

2. „Raupengang" a) vorwärts, b) rückwärts

   a) Fortgesetzt: Fersen anheben — den Zehen nähern — vorn wieder aufsetzen. Zehen — durch die Fersenbewegung gekrümmt worden — wieder weit nach vorne ausstrecken.

   b) Fersen nach hinten schieben — Vorfüße heben, Zehen beugen und in möglichst kurzer Entfernung von den Fersen wieder aufsetzen — Rückfuß gleitet dann weiter zurück, bis die Zehen wieder gestreckt sind.

3. a) Einen Vorfuß so am Rand einer Stuhlfläche aufstellen, daß der Rückfuß über diesen hinausragt.

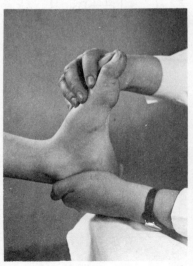

Abb. 44   Richtig

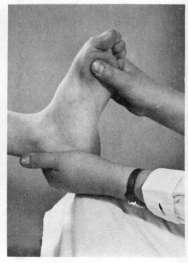

Abb. 45   Falsch

Ferse möglichst weit nach unten beugen, während die fünf Zehen gleichmäßig fest der Unterlage angedrückt bleiben.

b) Gleicherweise den Rückfuß aufstellen und den Vorfuß über den Rand hinweg nach unten beugen.

4. Erst die Fersen heben und dann mit ihnen über ein Hindernis hinweg (stärkeres oder dünneres Holzscheit, „Punktroller", quer unter die Wölbung gelegt) den Boden wieder erreichen, ohne daß die Zehen dabei diesen verlassen.

   Umgekehrt bleiben die Fersen stehen, wenn sich die Zehen heben und über das Holz hinüber wieder auf die Unterlage streben.

5. Stehen auf einem Tuch. Dieses soll unter dem Längsgewölbe quergefältelt werden, und zwar müssen sowohl die Fersen als auch die Zehen schieben.

Die Behandlung des *Knicksenkfußes* wird oft eine Kombination von Übungen nötig machen.

Gemeinsame Gymnastik für eine Gruppe von fußgeschädigten Personen

Je zwei Partner sitzen sich gegenüber auf Hockern, die gerade so hoch sind, daß die Oberschenkel etwa waagerecht aufliegen und die Unterschenkel senkrecht stehen können.

1. a) Fersen anheben — öffnen — absetzen, wieder heben — schließen — senken. Vorfüße müssen dabei voll belastet bleiben.

   b) Dasselbe mit den Vorfüßen ausführen, während die Fersen am Boden bleiben.

2. Die Großzehe eines Fußes streicht das Schienbein des gegenseitigen Unterschenkels auf und ab.

3. Partnerübung.

   In raschem Wechsel stellen die Partner einmal die linken, einmal die rechten Füße so aneinander, daß

   a) die Fersen sich mit den Innen- bzw. Außenrändern berühren, die Vorfüße jedoch erhoben sind;

   b) die Großzehenballen nebeneinander stehen, während die Fersen angehoben werden.

Zur Erholung dazwischen: Trampeln mit den Füßen, ziemlich schnell!

4. Die Zehen des rechten Fußes halten die eigene linke Großzehe am Boden fest. Die übrigen Zehen links versuchen sich abzuspreizen,

ohne aber mit ihren Kuppen den Boden zu verlassen. Ebenso muß die Ferse stehenbleiben.

Dasselbe umgekehrt.

5. Durch entsprechende Bewegung der Beine berühren beide Füße:
a) mit den Fußspitzen abwechselnd weit vor — dann unter — der Sitzfläche den Boden;

b) mit den Fersen die gleichen Punkte, ohne die beiden Großzehengrundgelenke auseinanderweichen zu lassen;

c) Variationen: Im Wechsel Fußspitzen vor, Fersen zurück, Fersen vorne und Fußspitzen hinter.

6. Partnerübung

Die Partner versuchen ihre Fußsohlen aneinander zu bringen, und zwar:

a) je die rechte gegen die linke bzw. umgekehrt;

b) je die rechte an die rechte, gleicherweise links;

c) dann beide zugleich.

Zunächst bleiben die Fersen beim Zusammenlegen der Füße am Boden. Als Steigerung werden sie danach angehoben.

Wirkung: Kniestreckung, verstärkte Dorsalflexion, Wadenmuskeldehnung.

Zur Erholung zwischengeschaltet: Beide Füße wetzen und scharren locker über die Unterlage!

Bei aller nun folgender Greifarbeit kommt es darauf an, analog dem Griff der Hände, *mit den Sohlenseiten der Vorfüße und den Zehen zuzufassen.*

Mit Keulen

7. Die frontal gerichtete, am Boden liegende Keule mit beiden Füßen möglichst weit vor und zurück rollen.

8. Keule aufstellen und wieder umwerfen.

9. Die senkrecht aufgerichtete Keule an ihrem Bauch umgreifen — anheben — abstellen (zunächst an Ort, dann vor und zurück, dann nach links und rechts).

10. Keulenhals (an seiner dünnsten Stelle dicht unterm Kopf) zwischen die erste (große) und zweite Zehe schieben, Keule anheben und baumeln lassen.

11. Einen Fuß mit dem Gewölbe auf den Bauch der horizontal liegenden Keule setzen. Abwechselnd mit den gebeugten Zehen vor, dann mit der Ferse hinter dem Gerät den Boden berühren.

Wieder einmal Trampeln zur Erholung!

Gymnastik für eine Gruppe von fußgeschädigten Personen

Mit dem dicken Seil

Bei allen Übungen mit diesem bleibt der Rückfuß stets belastet!

12. In einigem Abstand voneinander packen beide Füße das Seil und schieben dann das Stück dazwischen zur Schluppe zusammen.
13. Beide Füße fassen zu, einer gleitet vor, der andere zurück, und so spannen beide das Seil schräg zwischen sich aus.
14. Partnerübung

    Kampf um das Seil. Der eine Partner hält es auf seiner Seite mit beiden Füßen — der andere versucht es zu sich heranzuziehen.
15. Das Seil — aufliegend oder ein wenig angehoben — rundum von einer Person zur andern weiterlaufen lassen.

Zur Entspannung: Je ein Knie mit den Händen umfassen und anheben, Unterschenkel locker baumeln lassen!

Mit dem Ball

16. Beide Füße zugleich versetzen den am Boden liegenden Ball in kreiselnde Bewegung.
17. Zehen und Ballen der Füße umgreifen den Ball, heben ihn auf — lassen ihn fallen — und fassen wieder zu.
18. Partnerübung

    Die Partner tauschen die rollenden Bälle untereinander aus.
19. Einer der Partner hält den Ball sehr fest, der andere versucht ihm diesen zu entwinden.
20. Der Ball wird durch „Schnellen" mit den Zehen von einem Partner zum anderen befördert.

    (Ball liegt vor den zur „Faust" gebeugten Zehen. Rasches Ausstrecken derselben schleudert ihn zum Partner hin, der Rückfuß bleibt aber stehen).

Zum Auflockern: Vor- und Zurückschwingen je eines locker hängenden Beines im Stehen!

Übungen im Stehen mit Körperbelastung

21. In Schrittstellung: Rumpfgewicht auf das vordere Bein verlegen und dieses im Knie beugen. Gleichzeitig Ferse des hinten stehenden Fußes energisch aber ohne valgischen Knick auf den Boden drücken.
22. Schlußstellung. Einen Fuß mit ganzer Sohle, den anderen nur auf seinem Vorfuß belasten. Fortlaufender Stellungswechsel.

23. Grundstellung. Beide Fersen geschlossen anheben, ein wenig nach rechts führen und dort abstellen. Nun die Vorfüße vom Boden heben und ihrerseits etwas weiter nach rechts setzen. Durch laufende Wiederholung dieses Wechsels kommt eine Fortbewegung in Rechtsrichtung zustande.

    Dann dasselbe nach links hin ausführen.

24. Einige Schritte mit erhobenen Fersen, also auf den Zehenballen, gehen. Danach einige auf den Rückfüßen mit angehobenen und eingekrallten Zehen. Öfter wiederholter Wechsel.

25. Flottes Vorwärtsgehen mit Beachtung von federndem Abdrücken und richtigem Aufrollen der Füße.

Zum Schluß, wenn möglich, lockeres Ausschleudern und Ausstreichen der Beine in Rückenlage.

Aktive unbelastete Übungen für den Bereich der Lendenwirbelsäule

Es wird oft nötig sein, diesen Übungen einige weitere aus der Serie für Nacken und Schulter hinzuzufügen, um vollständige Entspannung und totale Arbeit zu erreichen.

Grundsätzlich: Immer nur kleine Bewegungen, aber häufiger Richtungs- und Seitenwechsel und vielfältige Formen.

In mehreren Ausgangsstellungen ohne Belastung auszuführen:

1. Abwechselnd ein Bein gestreckt nach hinten herausziehen, ohne es zu heben.
2. Abwechselnd ein Bein in kleinem Bogen über das andere, liegende kreuzen.
3. Gesäß- und Bauchmuskeln miteinander spannen und lockern.
4. Becken abwechselnd ein wenig nach links und rechts verschieben.
5. Abwechselnd einen Darmbeinkamm dem Rippenbogen nähern.
6. Abwechselnd eine Beckenhälfte samt dem gestreckten Bein etwas von der Unterlage aufrollen (Beginn des Umdrehens).

In Bauchlage:

1. Abwechselnd ein Bein von der Mitte nach außen und wieder zurück führen.
2. Fußspitzen mit stark dorsalwärts gebeugten Zehen der Unterlage aufstellen. Knie stark durchdrücken — einknicken im Wechsel.
3. Unterschenkel gegen Oberschenkel beugen, trotzdem mit beiden vorderen Darmbeinstacheln auf der Unterlage liegenbleiben.

Unbelastete Übungen für den Bereich der Lendenwirbelsäule

In Rückenlage mit angezogenen Knien und aufgestellten Füßen:
1. Beide Fußsohlen von der Unterlage abheben und abstellen.
2. Lendenwirbelsäule abwechselnd nach oben wölben und mit den Bauchmuskeln auf die Unterlage drücken.
3. Abwechselnd ein Bein flach ausstrecken und der Unterlage andrücken, während das andere gebeugt bleibt.
4. Die beiden geschlossenen Knie abwechselnd nach jeder Seite umlegen und wieder aufrichten (Abb. 46).
5. Becken etwas anheben und abwechselnd nach links und rechts verlegen.

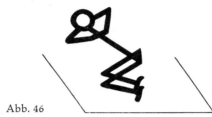

Abb. 46

In wechselnder Seitlage:
1. Durch Anziehen der gebeugten Knie nach vorn Beckenneigung vermindern — durch geringes Überstrecken der Beine dieselbe vermehren. Ein- oder beidbeinig auszuführen.
2. Die freie obere Beckenhälfte abwechselnd nach vorn und hinten verdrehen.
3. Leichtes Abspreizen des oberen gebeugten oder gestreckten Beines.

Im Vierbeinerstand auf Händen und Knien:
1. Lendenwirbelsäule wechselnd nach unten einsatteln und nach oben wölben.
2. Beckenkreisen nach beiden Richtungen bei möglichst geringer Beteiligung der oberen Rumpfpartie.
3. Zurücksetzen auf die Fersen, während die Hände weit vorne bleiben — Aufrichten zur Ausgangsstellung, ohne daß die Hände ihren Platz ändern (Abb. 47).
4. Abwechselnd auf die linke und rechte Seite neben die Knie setzen.
5. Abwechselnd je ein Knie ein wenig von der Unterlage heben, rascher Wechsel.
6. Wechsel zwischen Vierbeinerstand und Bauchlage in fließender Bewegung.

Übungen allgemeiner Art für den Nacken und die Schultern

Im Langsitz:

1. Wechsel zwischen Anbeugen und Ausstrecken je eines Beines allein und beider zusammen.
2. Beide Füße abwechselnd neben den linken und rechten Oberschenkel bringen. Übergang = Ausgangsstellung.
3. Mittels der rückwärts aufgestützten Hände Becken ein wenig von der Unterlage lüften.
4. Ellenbogen und Unterarm abwechselnd auf jeder Seite aufstützen. Körpergewicht jeweils darauf verlegen.

Im Sitz auf Hocker; Füße stehen auf dem Boden:

1. Abwechselnd Becken kippen und aufrichten ohne Beteiligung des Oberkörpers an dieser Bewegung.
2. Sanfte Rumpfbeuge vorwärts über eine dicke Rolle (oder beide Unterarme) auf dem Schoß.
3. Leichtes Schaukeln von einer Gesäßhälfte auf die andere.
4. Wechselnd Anheben und Abstellen je eines gebeugten Beines, Nachhilfe mit den Händen.
5. Kleine Rumpfkreise nach jeder Richtung, ohne daß das Becken von der Unterlage gehoben wird.
6. „Überschlagen" je eines Beines über das andere, ohne und mit Hilfe der Hände.
7. Einmal den Rücken zurücklehnen an eine wirkliche oder gedachte Stuhllehne, dann ihn wieder entfernen von dieser.
8. Sitzen auf irgendeiner Kante, die so hoch ist, daß die Fußspitzen kaum den Boden berühren. Dann immer kurze Zeit die Beine frei schweben lassen.

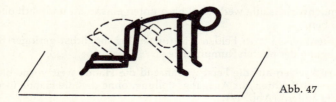

Abb. 47

Übungen allgemeiner Art für den Nacken und die Schultern

Es ist ratsam, diese Übungen durch einige andere für den Bereich der Lendenwirbelsäule aufgezählte zu ergänzen, sollen alle Verspannungen gelöst und die Kapazität der Muskeln voll beansprucht werden.

Übungen allgemeiner Art für den Nacken und die Schultern

1. Kinn erst auf das Brustbein senken — dann mit ihm vorn am Hals entlang nach oben gleiten, bis der Blick geradeaus gerichtet werden kann.

2. Abwechselnd über eine Schulter nach hinten unten blicken.

3. Schulter und Ohr je einer Seite abwechselnd: Dicht aneinander bringen — weit voneinander entfernen.

4. Mit beiden Schultern Kreise ausführen, dabei Arme locker hängen lassen.

5. Abwechselnd auf je einer Seite versuchen, das Kinn und die Schulter zusammenzuführen.

6. Fingerspitzen beider Hände im Genick zusammenkommen lassen, ohne die aufgerichtete Kopfhaltung zu verändern.

7. Kopf mit geradeaus gerichtetem Blick etwas nach hinten und vorn verschieben. Dabei müssen die Schultern tief stehen und locker bleiben.

8. Je mit einer Hand

    a) über die gleichseitige Schulter zum gleichseitigen Schulterblatt greifen,

    b) über die gegenseitige Schulter zum gegenseitigen Schulterblatt greifen,

    c) unter der gleichseitigen Achsel durch zum gegenseitigen Schulterblatt gleiten,

    d) unter der gegenseitigen Achsel durch zum gegenseitigen Schulterblatt kommen.

9. Abwechselnd nach beiden Seiten unter dem leicht erhobenen Arm durch nach hinten schauen.

10. Kopf aufrichten und dann möglichst weit nach je einer Seite drehen, ohne ihn wieder nach vorn zu beugen.

11. Auf einer Seite mit erhobenem, auf der andern mit angelegtem Oberarm Hände nach hinten führen, so daß eine Handfläche und ein Handrücken der Rückseite aufliegen und die Fingerspitzen sich an der Wirbelsäule treffen (Abb. 48).

12. Nacken bei aufrechter Kopfhaltung straffen, als müßte auf dem Scheitel eine Last ausbalanciert werden. Dazwischen die „Last" nach verschiedener Richtung abwerfen.

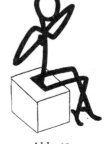

Abb. 48

13. Die locker hängenden Arme so drehen, daß die Ellenbogenkehle einmal zum Körper, einmal nach außen gerichtet ist.
14. Kopfkreisen nach beiden Richtungen. (Augen schließen!)
15. Die zusammengelegten Fingerspitzen beider Hände streifen die ganze Länge der Wirbelsäule von unten nach oben und umgekehrt entlang.
16. Lockeres Schwingen und Kreisen der Arme.

Beispiele von Arm- und Schulterübungen für die selbständige Arbeit des Patienten

1. *Übungsgruppe*

Im Sitzen

Beide Fäuste aufgesetzt auf einer etwa schulterhohen Tischplatte: *„Trommeln"*

    laut und leise (mehr oder weniger anheben),
    langsam und schnell,
    links vom Körper — vor diesem — rechts von ihm.

Im Stehen

    Arme vorn verschränken, dann *„Kindlwiegen"* („Kindchenwiegen"), und zwar dicht am Körper und von ihm entfernt.

    Außerdem beide Arme in dieser Haltung weit vom Körper ab- und wieder heranführen.

Im Sitzen

    Stock (Latte) auf der Tischplatte senkrecht aufstellen (evtl. auf Kissen!). An diesem mit beiden Händen überwendend auf und ab klettern.

In rein frontaler Aufstellung

    zu einer Rolle im oberen Türrahmen (oder dgl.). Über diese einen Schnurzug, der mit mindestens 1,5 kg belastet wird, auf und ab ziehen (Abb. 49).

In Rückenlage

    Mit Hilfe der andern Hand beide Hände unterm Kopf verschränken. Ellenbogen beidseits auf die Unterlage zu drücken versuchen.

Im Stehen, evtl. geführt von einem Partner oder auch allein beide Arme vor dem Körper

parallel hin und her pendeln,
später schwingen,
abwechselnd überkreuzen und
seitschwingen.

„Pleuelbewegung" mit beiden
Armen.

Im Stehen, allein
Versuch, die Finger beider Hände hinterm (verlängerten) Rücken zu verschränken.

Einen *Stuhl* vorwärts und seitwärts verschieben und wieder zum Körper heranziehen.

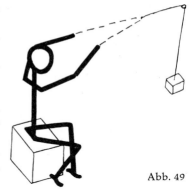

Abb. 49

Ziehkampf
ein- und beidarmig, vorwärts, seitwärts, rückwärts mit einem Partner.

2. *Übungsgruppe*

Im Sitzen

Klatschen auf der Tischplatte
mit beiden Händen zugleich, links und rechts seitlich, im Wechsel mit Klatschen in die Hände.

Im Stehen

je eine Hand auf die Schulter der andern Körperseite legen. In dieser Haltung Ellenbogen heben und senken und seitverschieben.

Im Sitzen

beide Hände am senkrechten Stock (siehe Gruppe 1), mit diesem „umrühren", vom und zum Körper bewegen, seitpendeln.

Am Rollenzug

in Flankenstellung ziehen.

In Bauchlage

versuchen, die Arme vorn zu verschränken.

Im Sitzen und im Stehen, allein

beide Arme nach links und rechts um den Körper führen, schwingen.

Mit jedem Arm einzeln neben dem Körper kreisen.

Im Sitzen und im Stehen allein

Versuch, die Finger beider Hände auf dem Kopf fest zu verschränken.

Beispiele von Arm- und Schulterübungen

Einen Gegenstand
: der in Schulterhöhe aufgestellt ist (Flasche, Vase, Leuchter), mit einer Hand anheben, abstellen, seitlich verstellen.

Schublade
: mit einer Hand und mit beiden Händen aufziehen und schieben.

Ballspielen
: vorwärts, seitwärts werfen und fangen, Ball um den Körper herumreichen, mit der flachen Hand wiederholt auf den Boden aufprellen, auf der Tischplatte herumrollen.

3. *Übungsgruppe*

Im Sitzen
: Größere Tischplatte von einem Standpunkt aus mit einem Tuch oder dergleichen nach allen Richtungen abreiben.

Im Stehen
: Wie „in Verzweiflung" Hände ringen, und zwar
mit hängenden Armen vorm Körper,
mit gebeugten Armen abwechselnd über einer Schulter,
mit gestreckten Armen vorne schulterhoch,
über dem Kopf.

Im Sitzen
: mit jeder Hand einzeln den Stock (siehe bei 1 und 2) in seiner Mitte fassen und abwechselnd mit „Kopf" oder „Fuß" senkrecht auf die Tischplatte stellen.

Rollenzug *im Sitzen* vorwärts und seitlich ziehen (Abb. 50).

In Rückenlage versuchen, sich auf beide Ellenbogen aufzustützen.

Im Stehen, geführt oder allein
: beide Arme wechselseitig neben dem Körper schwingen,
mit jedem Arm einzeln vor dem Körper kreisen.

Im Sitzen und Stehen, allein
: Versuch, mit jeder Hand an das gleichseitige Schulterblatt und zum Schulterblatt der anderen Körperseite zu kommen.

Türe
: hinter sich zuziehen, hinter sich aufmachen, ein- und ausklinken dort.

Druck:

Beugung und Streckung des Ellenbogens, Abziehen und Andrücken des Oberarmes an den Körper, Vor-, Zurück-, Hoch- und Tiefführen des ganzen Armes, wechselnd mit gestrecktem und gebeugtem Ellenbogengelenk.

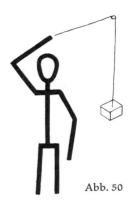

Leistungs- und Funktionsprüfung bei der Lähmungsbehandlung

Abb. 50

Die Messung der Muskelkraft setzt die aktive Mitarbeit des Untersuchten voraus. Besonders bewährt hat sich der Stufentest (s. Muskelfunktionsprüfung, S. 39). Im folgenden werden einige Beispiele für die funktionelle Prüfung bestimmter Muskelgruppen gegeben.

Die *Supinatoren des Fußes* müssen imstande sein, diesen aus der *Mittelstellung* (in Seitlage auf dem äußeren Knöchel) anzuheben. Desgleichen die *Pronatoren* in umgekehrter Weise.

Der *Zehengang* prüft die *Wadenmuskeln*, er erzwingt deren Mitarbeit, während *Zehenstand* durch Gewichtsverlagerung vorgetäuscht werden kann.

Wenn Dorsalflexion des Fußes ausgeführt werden kann, während die Zehen einen Gegenstand fassen, so geschieht die Bewegung sicher mit dem *M. tibialis anterior* — Fußhebung allein könnten die Zehenstrecker, besonders der M. extensor hallucis longus, vorspiegeln (Abb. 51).

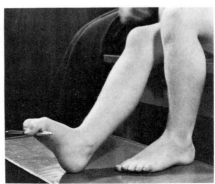

Abb. 51 Dorsalflexion durch Arbeit des M. tibialis anterior ohne Beteiligung des M. extensor hallucis longus

Die *Oberschenkeladduktoren* lassen sich am besten in Seitenlage nachweisen. Anheben des untenliegenden (kranken) Beines zum passiv erhobenen oberen (gesunden) erfolgt allein durch Arbeit der Adduktoren. Dagegen kann das Zusammenführen der Beine in Rücken- oder Bauchlage auch vom Rumpf aus geschehen (Abb. 52).

Kann in Seitlage auf der gesunden Seite das obenliegende (kranke) Bein erhoben werden, ohne daß dabei der Darmbeinkamm sich den Rippen nähert, so zeugt diese Bewegung für *reine Abduktorenarbeit*. Denn das Heben von Bein und Becken als Einheit besorgen weitgehend die Rumpfmuskeln.

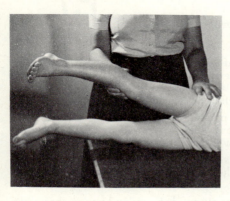

Abb. 52 Reine Adduktorenarbeit beim aktiven Anheben des unten liegenden kranken Beines, während das gesunde passiv erhoben wird

Für die Prüfung des M. rectus femoris des *M. quadrizeps femoris* ist ausschlaggebend, ob beim Heben der beiden gestreckten Beine der Knieschluß beibehalten werden kann. Fällt oder dreht bei dieser Bewegung (in Rückenlage) ein Bein nach außen, so wurde dies von andern Muskeln erhoben.

Einfache Beugung bzw. Hebung des Unterschenkels in Bauchlage besorgt der *M. biceps femoris*, jedoch nur über einen Weg von etwa 80 Grad. Am weiteren Beugen ist weniger der Muskel als das Eigengewicht beteiligt (Abb. 53).

Bei Ausfall des *M. iliopsoas* ist normales Treppensteigen unmöglich. Die Kniebeuge im Stehen und Aufrichten aus derselben fordert unbedingt die Mitarbeit der *großen Glutäen*. Fehlen diese — auch nur zum Teil —, so gelingt die Bewegung nur mit Zuhilfenahme der Arme und Hände im abstützenden Sinne. Positives Trendelenburgsches Zeichen = mangelhafte *kleine Glutäen*.

Durch Stützleistung läßt sich die isolierte Arbeit des *Oberarmstrekkers (M. triceps brachii)* sicher prüfen. In fast allen übrigen Aus-

Leistungs- und Funktionsprüfung bei der Lähmungsbehandlung 165

gangsstellungen hilft bei der Bewegung des Ellenbogenstreckens das fallende Gewicht des Unterarmes dem Muskel (Abb. 54).

Kann der Patient die Handfläche des hängenden Armes zum Gesicht heranführen (essen!), so tut er dies mit seinem M. biceps. Die andern Ellenbogenbeuger beugen zwar auch den Unterarm, doch supinieren sie nicht in dem Maße (Abb. 55).

In Bauchlage sollen *beide Arme zugleich* aus ihrer Lage längs des Körpers nach oben neben den Kopf gebracht werden. Diese Bewegung ist nur mit funktionierenden *Deltamuskeln* möglich; fehlt dieser auf

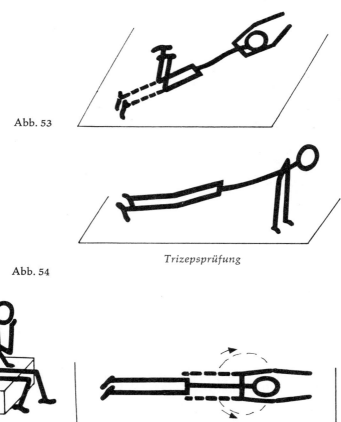

Abb. 53

Abb. 54

Trizepsprüfung

Bizepsprüfung
Abb. 55

Abb. 56

einer Seite, so bleibt dieser Arm zurück. Abduktion des Oberarmes im Sitzen oder Stehen können dagegen z. T. die Rumpfmuskeln übernehmen (Abb. 56).

Rumpfkreisen des gestreckten Körpers über die Unterstützungsfläche im Stehen oder Sitzen kontrolliert zugleich *Bauch- und Rückenmuskeln*. Fällt der Halbkreis nach hinten größer aus als der nach vorn = Zeichen für schlechte Rücken-, dagegen bessere Bauchmuskeln. Wird aber der Bogen vorne größere gezeichnet = schlechte Bauch-, aber haltefähige Rückenmuskeln (Abb. 57).

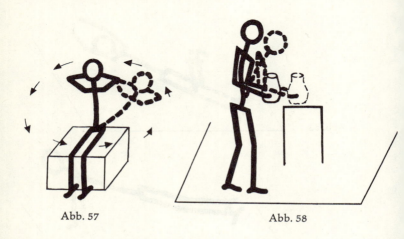

Abb. 57   Abb. 58

Wagt der Patient nicht, eine mit beiden Händen getragene Last (beladenes Tablett, volle Schüssel) vorne abzustellen, so beweist dies geringe Haltefähigkeit der *dorsalen Muskulatur* (Abb. 58).

Mit der Atempresse prüft man die *Bauchmuskeln,* besonders quere und schräge, auf folgende Weise: In Rückenlage einatmen lassen, dann Mund und Nase verschließen — ausatmen lassen: die in den Bauchraum verdrängte Luft wölbt die Bauchdecken im Bereich der Schwäche blasenartig vor.

Behelfsfixationen, die bei der Übungsbehandlung eine große Hilfe darstellen

1. *Beispiel:* Sollen Gluträen und Unterschenkelmuskeln geübt werden, trotzdem der M. quadriceps femoris fehlt und also Kniestrekkung unmöglich ist, so wird das Kniegelenk während des Übens mittels Schienung festgestellt.

Leistungs- und Funktionsprüfung bei der Lähmungsbehandlung 167

2. *Beispiel:* Das Gehen und Stehen soll im Interesse der Bein- und Rumpfmuskeln geübt werden, ehe die gelähmten Fußgelenkbeuger und -strecker fähig sind, das obere Sprunggelenk zu beherrschen: der Fuß kann dann für die Dauer der Übung durch Behelfsfixation im entsprechenden Winkel zum Unterschenkel eingestellt werden.
3. *Beispiel:* Greiftätigkeit der Finger ist möglich, kann aber nicht im fördernden Sinne verwertet werden, weil die Extensoren des Handgelenkes gelähmt sind, so daß Zupacken nicht möglich ist. Die Dorsalflexion der Hand wird dann durch eine Übungshilfe geschaffen.

Behelfsfixationen kann man sich am einfachsten aus *Gipsbinden und -longuetten* fertigen. Verwendbar sind auch:

Pappe, feucht anpassen — trocknen lassen — mit Wasserglas verstärken; dünner Filz, in Gipsbrei getaucht;

dünner Filz, in Leim getaucht, beides anmodellieren und erstarren lassen.

Gipsschienen lassen sich entweder in Binden- oder Lagentechnik herstellen. Bei der Bindentechnik darf das Einlegen von Schnur oder Draht, mit dessen Führung man die Hülse wieder aufschneidet, nicht übersehen werden. Bei der Anfertigung aus Lagen werden diese von einem Helfer anmodelliert, mit Mullbinden angewickelt und diese dann aufgeschnitten.

Die Übungsschienen können bestehen:

1. aus zwei Schalen, die mit Gurten oder Binden zusammengehalten werden und das Glied dann ganz umschließen;
2. aus einer Schale, die an einer Seite angelegt wird

   (z. B. an Schienbein und Fußrückenseite beim Hackenfuß,
   an der Beugeseite des Oberschenkels bei Quadrizepsschwäche,
   an der Außenseite von Ober- und Unterschenkel bei X-Bein-Gefahr);
3. aus zwei Hülsenteilstücken, die mit Gummizug verbunden werden bei Tibialisschwäche, Zügel außen bei Klumpfuß- bzw. innen bei Plattfußneigung).

Immer wieder, in kleinen oder größeren Abständen, muß selbstverständlich versucht werden, ohne die Übungshilfen auszukommen.

Hilfsmittel für die angewandte Übungsbehandlung, das heißt für die Gebrauchsschulung

Obere Extremität:

Wandtafel, die senkrecht waagerecht, schräg aufgestellt werden kann, Kreiden, Schwamm und Wischtuch.

Luftballon, freihängender Ball, Tennisring, Tischtennis, Tischkegelspiele, Fröbel-Beschäftigungen, Werkzeuge, Sandkasten.

Untere Extremität und Rumpf:

Schede-Laufrad, Tretdreirad, „Holländer".

Laufhilfewagen (aus einer horizontal auf drei bewegliche kleine Räder gelagerte Fahrradfelge mit Gummibereifung, von der drei Streben konvergierend nach oben laufen und oben durch einen gepolsterten Ring vereinigt werden, welcher den Brustkorb des stehenden Kindes umfängt). „Sicherheitssitz" (im Handel) fest oder beweglich oben aufgehängt, so daß nur einige oder fortlaufende Schritte möglich sind.

Gehbarren mit verstellbaren Holmen.

Laufstange (Führungsring um Brustkorb oder Becken des Kindes, mit Gleitvorrichtung, die an einer Stange seitlich oder an zwei Stangen befestigt ist).

Laufkatze (ringförmige oder „Fallschirm"-Führung am Körper des Patienten, gleitbare Aufhängung oben).

Schaukelvorrichtung (Schaukelstuhl, Schaukeltier, Wippe, Hängeschaukel).

Skirutscher zur Vergrößerung der Auftrittsfläche.

Brauchbarste Turngeräte: Langbank, Querbalken, tief unten quergestellte Leiter.

Für die Wasserbehandlung:

Mehrfache Gurtverspannung (in verschiedener Richtung).

Gepolsterter schwimmender Holzrost.

Netz, ausgespannt in schwimmendem Rahmen.

Doppelwandige, aufblasbare Gummi-„Strümpfe" (Querschnittgelähmte).

Schwimmring, der senkrechte Körperhaltung zuläßt.

Schwimmtiere zum Reiten und zum Spielen,

Floß und Balken zum Erklettern.

Behälter mit erhitztem Sand.

Übungen für die Hand- und Fingergelenke

Die abstrakten Übungen werden immer im Sitzen und *immer* mit beiden Händen zugleich ausgeführt. Diese liegen dabei samt den Unterarmen und Ellenbogen auf einer Tischplatte, die etwa in Taillenhöhe des Patienten aufgebaut wird.

Übungen für die Hand- und Fingergelenke 169

Handflächen schauen zusammen, ulnare Kanten der beiden Hände liegen auf (Abb. 59):
1. Finger bleiben bis zu den Grundgelenken aneinander — Handwurzelballen öffnen und schließen sich (Abb. 60).

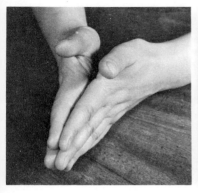 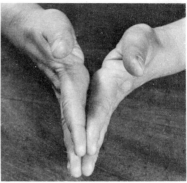

Abb. 59 Ausgangsstellung für die Hand- und Fingerübungen

Abb. 60 Finger aneinanderlegen —Handwurzeln öffnen und schließen

2. Handwurzeln bleiben zusammen, Finger entfernen und nähern sich einander, sowohl geschlossen als gespreizt.
3. Handwurzeln aneinander, Fingernägel von linker und rechter Hand zusammenlegen.
4. Handwurzeln geschlossen. Jeder Daumen bildet nacheinander mit jedem Finger der eigenen und der andern Hand einen Ring. Dazwischen Finger und Daumen voll strecken (Abb. 61).
5. Beide Hände mit den Innenflächen ganz zusammengelegt lassen, aber so bewegen, daß abwechselnd der linke und der rechte Handrücken den Tisch berührt.
6. Handwurzeln und Fingerspitzen bleiben zusammengelegt. Dann streben abwechselnd beide Daumenkuppen zu den Kleinfingerballen, die Spitzen der einzelnen Finger zum Daumenballen (Abb. 62).
7. Handflächen streifen im Sinne des „Hackens" aneinander vorbei.
8. Abwechselnd werden beide Handrücken und beide Handflächen nebeneinander auf den Tisch gelegt, dazwischen fügen letztere sich wieder zusammen.

Übungen für die Hand- und Fingergelenke

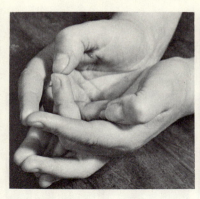
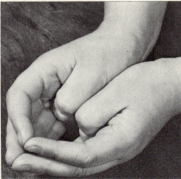

Abb. 61 Daumen schließt jeweils mit einer Fingerkuppe einen Ring

Abb. 62 Daumenkuppen streben zu den Kleinfingerballen

9. Während die kleinen Finger bis zu den Grundgelenken auseinanderweichen, bleiben die Daumen und mittleren Finger zusammengepreßt, dasselbe in umgekehrten Sinne (Abb. 63).

10. Handflächen auf dem Tisch. Handballen bleiben liegen, trotzdem legt sich wechselseitig eine Hand auf die andere.

11. „Tretbewegung" mit beiden Händen.

12. Die mit den Handflächen aufliegenden Hände drehen sich so, daß einmal die Daumen nebeneinanderliegen, dann die Fingerspitzen zusammenstoßen und die Daumen zum Körper weisen.

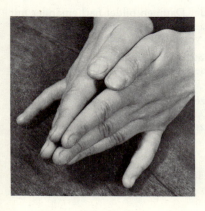

Abb. 63 Die kleinen Finger weichen auseinander, während die übrigen geschlossen bleiben

Übungen für die Hand- und Fingergelenke

Alle bisher aufgezählten Übungen lassen sich auch im Wasserbad durchführen. Hinzu kommt dann noch:

Bewegung des Händewaschens, ohne und mit Bürste.

Wechselnder gegenseitiger „Händedruck".

Schwamm mit einer Hand oder zwischen beiden Händen ausdrükken.

Tuch durch verschiedene Verwringung auspressen.

Kleines Töpfchen einschöpfen und ausgießen.

Dasselbe mit *einer* Hohlhand und mit *beiden* bei verschränkten Fingern.

Wasser evtl. mit etwas Seife zum Schäumen bringen.

Es empfiehlt sich, auch die praktische Fingergymnastik mit beiden Händen ausführen zu lassen, teils um Vorbild und Vergleich zu schaffen, teils um die Innervation der geschädigten Hand anzuregen. Für diese angewandten Übungsformen eignen sich folgende Tätigkeiten besonders:

Zöpfe flechten, Knoten knüpfen mit verschieden starkem Material.

Schloß mit Schlüssel öffnen und schließen.

Flügelschrauben in Zinkleim — oder Korkstück ein- und ausdrehen.

Handschuhe beiderseits an- und ausziehen.

Beschäftigung mit federnden Klammern (für Wäsche, Vorhänge usw.).

Papier mit verschieden großen Scheren zu Streifen schneiden.

Sicherheitsnadeln öffnen und schließen.

Streichholz aus der Schachtel nehmen und anstreichen.

Brief falten, in Umschlag stecken und herausziehen.

Blätter im Buch umwenden.

Benutzung von:

Radiergummi, Lichtdrehschalter, Druckschalter, Drehscheiben-Telefon,

Wasserhahn, Tür- und Fensterklinken.

Schreiben und Zeichnen mit Kreide.

Tischkegelspiel.

Für Kinder sind fast alle käuflichen Fröbel- und Beschäftigungsspiele zu verwenden, auch Kreiseldrehen, Bauen Falten, Kleben, Kneten (Plastilin, Ton, Wachs im warmen Wasser).

Bei Kindern muß nötigenfalls beim Spiel die gesunde Hand durch Fixierung auf dem Rücken ausgeschaltet werden, doch darf diese Maßnahme nicht zu Unlust führen.

Vorschlag für den Aufbau von Gruppenübungsstunden

Legt man der Zusammenstellung des Übungsstoffes eine Art von Aufbauschema zugrunde, so hat man die Gewißheit der gleichmäßigen Leistungsverteilung und des dynamischen Stundenablaufes. Die folgende Einteilung hat sich uns seit langem bewährt:

Langsamer Anlauf der Leistung

Gang, Lauf;
Arm-, Bein-, Schulter-, Kopfbewegungen;
Gleichgewichtsschulung.

Steigerung der Leistung

Rumpfarbeit mit rückseitigen, vorderseitigen und Hüftmuskeln in leichteren Ausgangsstellungen (Grätsche, Knien, Vierbeinerstand).

Leistungshöhepunkt

Rumpfübungen in erschwerenden Ausgangsstellungen (Liegen, Sitzen am Boden), mit Belastung, mit Partner, am Gerät.

Leistungsminderung

Auflockerung, Spiel, kleiner Wettkampf, Geschicklichkeits-, Ordnungsübungen.

Ausklang
Fußübungen,
Atmung,
Entspannung.

Einfache Übungseinheit

A. 1. Gehen mit gewöhnlichen Schritten.

   Laufen mit Anschlagen der Fersen rückwärts hoch.
   Gehen mit abwechselnd sehr großen und ganz kleinen Schritten.

2. Im Stand kreisen beider Arme vor dem Körper gegeneinander, fortlaufend, abwechselnd nach außen und innen beginnen.

3. Grundstellung.

   Mit einer Hand hinter dem Körper einen Fuß fassen, Stellung wechseln, dazwischen das Knie gegen den Brustkorb ziehen.

4. Zusammenführen und entfernen von Kopf und Schulter je einer Seite abwechselnd.

B. 5. Vierfüßlerstand.
   Verlagerung des Körpergewichts abwechselnd auf beide Hände bzw. Knie. Ebenso auf Hand und Knie je einer Seite abwechselnd.
   6. Langsitz.
   Arme frei zur Balance. Die beiden geschlossenen Beine wechselnd nach links und rechts legen, dabei mit ihnen einen möglichst hohen Bogen beschreiben.
   7. Grätschstand.
   „Mähbewegung" nach beiden Seiten.

C. 8. Bauchlage.
   Arme nach vorn legen, Hände zu Fäusten geballt.
   „Trommeln" laut und leise, langsam und schnell. Halswirbelsäule dabei gestreckt halten.
   9. Rückenlage.
   Aufschwingen zum Sitzen — hoch in der Luft ein paarmal in die Hände klatschen — zurücklegen.
   10. Seitenlage, einen Arm unterm Kopf ausgestreckt, den andern frei.
   Beide Knie abwechselnd an den Brustkorb anziehen — Beine wieder zur Geraden strecken.
   Spiel: Tauziehen.
   Zwei Mannschaften als Gegner am Seil verteilt, welches durch Knoten in der Mitte in zwei Hälften geteilt wird. Das Seil liegt am Boden und wird erst beim „Startkommando" aufgenommen.
   Erschwerung durch weiteren Anlauf, evtl. aus verschiedenen Ausgangsstellungen.
   Gerät: Schaukeln auf dem Trapez.

D. 11. Fußübung.
   Im Stirnkreis sitzend: Ball mit den Füßen greifen (wie üblich mit den Zehen und Ballen) und einem in der Mitte des Kreises stehenden Spieler zuwerfen, bei dessen Rückwurf mit den Füßen den Ball stoppen.
   12. Flankenkreis, im Sitzen, eine Armlänge weit auseinandergezogen. Abwechselnd mit Blickrichtung nach innen (zur Kreismitte) und nach außen gegenseitig die Hände auf die Schultern legen.
   13. Stehend im Stirnkreis mit Fassen der Hände:
   Beinschwingen, locker, vor und zurück.

Übungseinheit mit einem Stab als Handgerät für größere Kinder

A. 1. Gang. Stab senkrecht in einer Hand.

   Im Schrittempo immer mit einer Hand den eigenen Stab nach vorn weitergeben, mit der anderen den von hinten zugereichten übernehmen usw.

   2. Lauf. Stab mit beiden Händen vorn gefaßt.
   Fortlaufend den waagerechten Stab ein wenig hochwerfen und fangen.

   3. Gang. Stab vorn breit gefaßt.
   In flottem Gangtempo je einen Arm hoch- und einen seitführen, so daß der Stab jeweils schräg über den Kopf zu stehen kommt (Abb. 64, 65).

B. 4. Vierbeinerstand, Stab liegt quer auf dem Rücken.

   In der Diagonale abwechselnd einen Arm und ein Bein anheben zur Horizontalen, Stab nicht abrutschen lassen (Abb. 66).

   5. Stand. Beine gegrätscht, Stab an beiden Enden gefaßt.
   Arme und Stab hoch, in dieser Haltung große Rumpfkreise nach beiden Seiten.

   6. „Indianersitz", Stab breit gefaßt und waagerecht vor den angezogenen Knien gefaßt.

   Wechselnd die Beine über dem Stab schräghoch nach vorne ausstrecken und wieder zur Ausgangsstellung anziehen (Abb. 67, 68).

C. 7. Bauchlage, Stab mit beiden Händen breit gefaßt.

   Stab durch einen Körperschwung abwechselnd weit nach links und rechts verlegen. (Kopf nicht nach hinten aufbeugen!)

   8. Bauchlage, Stab wieder mit beiden Händen breit gefaßt.

   Durch eine Viertelwendung des ganzen Körpers Stab abwechselnd auf dem einen und dem anderen Ende senkrecht aufstellen.

   9. Rückenlage, Stab mit den Händen über der Brust hochstemmen.

   Beide Beine anheben, Fußspitzen am erhobenen Stab einhängen.

   Abwechselnd von der rechten auf die linke Körperseite schaukeln.

Übungseinheit mit einem Stab als Handgerät für größere Kinder

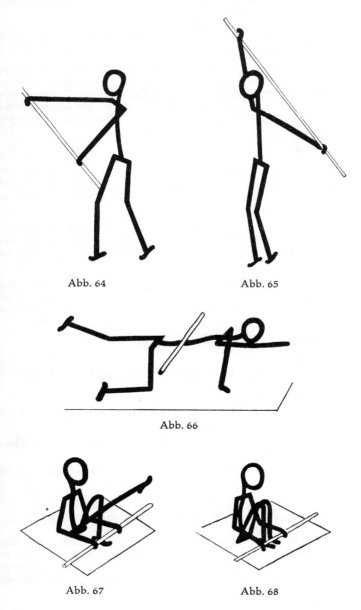

Abb. 64

Abb. 65

Abb. 66

Abb. 67

Abb. 68

Spiel:

> Einige Stäbe zum „Mannderl" („Männchen") zusammenstellen, um dieses herum einen Kreis bilden.
>
> Durch rasche Kreisbewegungen (vom Einzelnen ausgehend, auf die Gruppe übertragen) nach allen Richtungen wird versucht zu erreichen, daß ein Kind das „Mannderl" umwirft. Jedes Einzelne muß sich durch geschicktes Ausweichen bemühen, dies nicht zu tun, passiert es ihm aber dennoch, so scheidet es aus.

D. 10. Fußübung.

Sitz auf dem Boden mit angezogenen geöffneten Knien. Senkrecht gehaltenen Stab mit den Zehen und Ballen beider Füße umgreifen und so fest halten, daß es einem Partner nicht gelingt, diesen wegzunehmen.

11. Grundstellung, Stab vorn senkrecht auf dem Boden aufstellen, als Stütze für die Hände benutzen und die „Standwaage" ausführen (Rumpf zur Waagerechten senken, ein Bein auf gleiche Höhe heben).

12. Stab waagerecht auf dem Scheitel, beide Enden an je einer Handfläche angestützt. In richtiger Rumpf- und Kopfhaltung Stab abwechselnd hochschieben, herunterziehen, kurz balancieren.

Übungseinheit mit Verwendung der Langbank für kleinere Kinder

A. 1. Laufen um die Langbänke — auf Kommando im Reitsitz hintereinander auf die Bank setzen.

2. Stehen mit dem Gesicht zur Bank, Fingerspitzen auf dieser aufgestützt.
Abwechselnd Knie beugen (zum Kauern) und wieder strecken.

3. Stehen mit dem Gesicht zur Bank.
Aufsteigen auf die Bank — nach vorn abspringen.
Rückwärts aufsteigen — nach hinten abspringen usw.

B. 4. Sitz rittlings hintereinander auf der Langbank, eine Armlänge voneinander. Die Hände fassen jeweils die Schultern des Vordermannes. Beine erst gestreckt in Grätsche, Füße neben der Bank auf dem Boden — dann anhocken zum Indianersitz auf der Bank. Abwechseln.

Übungseinheit mit Verwendung der Langbank für kleine Kinder

5. Sitz nebeneinander in einer Reihe auf der Bank.
   Abwechselnd mit je einer Hand hinten und vorne den Boden berühren.
6. Sitz in Reihe nebeneinander auf der Bank, Beine gestreckt nach vorne, Hände rückwärts der Bankkante aufstützen.
   Abwechselnd beide Beine geschlossen bis zur Waagerechten heben und senken.

C. 7. Bauchlage mit ganzer Körperlänge auf der Bank.
   Mit großen Zügen auf der Bank entlangziehen.
8. Rückenlage am Boden, senkrecht zur Banklänge, Kopf etwa eine Armlänge von der Kante entfernt.
   Beide Beine anheben und so weit nach hinten überschlagen, daß die Fußspitzen die Bankkante berühren.
9. Bauchlage auf dem Boden, Gesicht zur Bank, in einer Armlänge, Abstand von dieser.
   Jeweils mit beiden Händen abwechselnd auf die Bank und den Boden klatschen.

Spiel: Wettlauf mit Hindernis.
   Kinder an einer Linie oder Wand parallel zur Bank, aber möglichst weit von ihr entfernt aufstellen.
   Auf Kommando zur Bank laufen — unter dieser durchkriechen — zur gegenüberliegenden Wand laufen, anschlagen — beim Rückweg über die Bank steigen.

Gerät: Langbank mit einer Schmalseite hochstellen (Sprossenwand), so daß eine schiefe Ebene von etwa 30 Grad entsteht. Aufsteigen — herunterrutschen.

D. 10. Fußübung.
   Rückenlage auf dem Boden, beidseits der Bank. Versuch, mit den Fußsohlen die Bankkanten zu umgreifen.
   Auf Kommando die Bank mit den Füßen wegdrücken.
11. Stand mit einer Flanke zur Bank, beide Hände vor dem Körper dieser aufstützen.
   Mit beiden Füßen zur Hockstellung auf die Bank auf und wieder abspringen, evtl. diese überspringen.
12. Ganze Reihe in Hockstellung hintereinander auf der Langbank.
   Auf dieser zur Streckstellung kommen, Arme hoch — wieder zusammenkauern.

Übungseinheit mit Keulen als Handgerät für große Kinder

A. 1. Sämtliche Keulen in 4 parallelen Reihen aufstellen.
   Laufen in Schlangenlinien durch die Keulengassen.
   2. Keulenpaare in größeren Abständen aufstellen und auf den Boden legen. Im Vorwärtslaufen diese Hindernisse überspringen.
   3. Flankenkreisaufstellung.
   Eine Keule in einer Hand. Rumpfbeuge vorwärts, Keule durch die gegrätschten Beine dem Hintermann reichen, mit der anderen Hand gleichzeitig dieselbe des Vordermanns an sich nehmen.

B. 4. Grätschstellung, in jeder Hand eine Keule.
   Große Kreise nach verschiedenen Richtungen schwingen, Arme parallel.
   5. Langsitz mit geschlossenen Beinen, je eine Keule steht neben den äußeren Fußknöcheln.
   Beide Beine heben, über die Keulen grätschen, außen ablegen — wieder heben, zwischen den Keulen schließen und ablegen.
   6. Kniestand, in jeder Hand eine Keule.
   Mit einer von ihnen (im Wechsel) möglichst großen Halbkreis von einer Seite bis zur andern auf den Boden zeichnen.

C. 7. Bauchlage, Arme gestreckt nach vorn.
   Rechte Hand faßt eine Keule an deren Kopf und führt sie über die rechte Schulter auf den Rücken, wo die linke Hand den Keulenbauch greift und diese abnimmt und zur Ausgangsstellung bringt. Gegengleich. Richtige Kopfhaltung ist wichtig!
   8. Rückenlage, Beine weit gegrätscht.
   Beide Keulen stehen dicht aneinander in Höhe der Knöchel zwischen den Füßen. Abwechselnd ein Bein in hohem Schwung über die Keulen zum anderen und wieder zurückführen.
   9. Vierbeinerstand, eine Keule in einer Hand.
   Mit dieser einmal von der einen, einmal von der andern Seite her (das heißt mit abwechselnder Rumpfdrehung) die Fußspitze des gegenseitigen Fußes berühren. Gegengleich.

Spiel: 9 Keulen in Kegelspielform aufstellen. Kinder liegen in Bauchlage im Kreis um die Keulen. Ein Spieler wird zum Wächter bestellt und darf stehenbleiben. Die Spieler aus dem Kreis versuchen (unter Beibehaltung der Lage) mittels eines gerollten Balles Keulen zu treffen und umzuwerfen. Durch Zuspielen der Kreisspieler zueinander wird die Richtung der Angriffe verändert, die der Wächter abzuwehren trachtet. Umgeworfene Keulen werden entfernt, nach jedem Abräumen wechselt der Wächter.

Übungseinheit mit Verwendung eines Balles für Kleinkinder

A. 1. Kinder in einer Linie nebeneinander, im Vierfüßlerstand auf Knien und Händen.

   Der Ball wird von hinten über die Köpfe der Kinder nach vorn geworfen, die Kinder verfolgen ihn auf allen vieren. Wer ihn zuerst erreicht, darf den Ball zurückbringen.

   2. Kinder in einer Reihe hintereinander im Türkensitz. Zwischen ihnen Abstände.

   Der Ball muß in Schlangenlinien durch die Reihe gerollt werden, das Weiterbefördern soll von jedem Einzelnen mit beiden Händen gleichzeitig geschehen.

   3. Kinder in einer Reihe dicht nebeneinander im Vierbeinerstand. Alle Rücken müssen so nach unten einsinken, daß sie miteinander eine „Brücke" bilden, über welche der Ball rollen kann.

B. 4. Kinder in einer Linie nebeneinander im Vierbeinerstand.

   Durch Strecken der Knie „Tunnel" bilden, so daß der Ball hindurchrollen kann. Derweilen der Ball die Reihe passiert, legen sich die Kinder nacheinander auf den Bauch, so daß der Ball auf dem Rückweg über die Rücken rollen kann. Dann wieder Vierbeinerstand usw.

   5. Kinder in einer Reihe nebeneinander im Türkensitz.

   Ball mit Hilfe der Hände über die Köpfe die Reihe entlang rollen, nach beiden Richtungen.

   6. Kinder in einer Reihe nebeneinander im Langsitz.

   Auf Zuruf alle Beine gestreckt so hoch heben, daß der Ball ungehindert unter diesen durchrollen kann. Dazwischen Rückenlage.

C. 7. Kinder in Bauchlage im Kreis, Gesicht zur Mitte.

   Der Ball muß möglichst schnell kreuz und quer durch den Kreis rollen, er wird immer mit beiden Händen gestoßen.

8. Kinder im Stirnkreis, Rückenlage.
   Der Ball liegt in der Mitte, alle Füße müssen ihn berühren. Auf Zuruf kommen alle zum Sitzen mit Rumpfbeuge vorwärts. Knie gestreckt! Wer den Ball mit beiden Händen fassen kann, darf ihn hochheben.
9. Kinder im Kreis in Rückenlage, Beine nach außen gerichtet. Beine gestreckt über den Kopf zurückschwingen, so daß sich alle Fußspitzen berühren. Der Ball wird obenauf gelegt und ausgezählt, wie lange er sich dort halten kann.

Spiel: Kinder stehen im Stirnkreis.
   Der Ball wird von der Mitte aus den einzelnen Kindern ohne bestimmte Reihenfolge zugeworfen, er muß gefangen und wieder zurückgeworfen werden. Wer ihn nicht auffängt, muß sich setzen. Sieger ist dann der, der als Letzter stehenbleibt.

D. 10. Fußübung: Kinder sitzend im Kreis. Ball mit Fußsohlen und Zehen greifen und reihum geben.
11. Auf der Bankseite der Langbank:
   Über die Langbank gehen, dabei den Ball in den hoch erhobenen Händen tragen.

Verwendung des langen Schwungseiles für eine Kleinstkindergruppe

(Das Seil wird entweder von zwei Personen gehalten oder an einem Ende angebunden, am andern gehalten)

A. 1. Laufen und Überspringen des niedrig und ruhig hängenden Seiles.
2. Krabbeln auf Händen und Knien.
   Überwindung des Seilhindernisses durch Übersteigen und Durchkriechen.
3. Durchlaufen unter dem schwingenden Seil.

B. 4. „Gehen an der Leine".
   Unter dem Seil entlanggehen. Dies wird so hoch gespannt, daß die Kinder bei Zehenstand und hocherhobenen Armen mit den Fingerspitzen je einer oder beider Hände das Seil streifen können.
5. „Wäsche an der Leine".
   Unter dem Seil in einer Reihe hintereinander im Türkensitz. Arme hoch, Hände über dem Seil verschränken (Wäsche ist

angeklammert). Der Wind weht die Wäscheleine nach links und rechts, die „Wäsche" muß dem schwingenden Seil mit kleinen Rumpfbewegungen folgen.

6. „Seil fangen".

Türkensitz in einer Reihe hintereinander unterm Seil. Mit beiden Händen — einzeln und zugleich — das über den Köpfen schwingende Seil haschen.

C. 7. „Hausbauen".

Partnereinteilung. Bauchlage der zwei Reihen, Gesichter zueinander unterm Seil. Rumpfaufrichten und Armeheben der Einzelnen, so daß sich die Fingerspitzen der Paare zum „Hausdach" über dem Seil treffen, und zwar ohne dies zu berühren.

8. „Telegraphieren".

Kinder in Rückenlage quer unter dem Seil, in Linie nebeneinander. Abwechselnd mit den Füßen — durch Heben der Beine — und mit den Händen — durch Aufrichten zum Sitzen — das entsprechend hoch hängende Seil in Schwingung versetzen.

9. „Tunnel".

Rückenlage in zwei Reihen, je zwei Kinder Kopf an Kopf. Anheben der gestreckten Beine, so daß sich die Fußspitzen der Partner über dem darüber gehaltenen Seil berühren, ohne es anzustoßen.

Spiel: „Wer hat mehr Kraft?"

Die Hälfte der Kinder *sitzt* als Häuflein am Boden, jedes hält sich an einem Endstück des Seiles fest. Die andere Hälfte der Kinder *steht* am anderen Endstück des Seiles so verteilt, daß jedes Griff mit beiden Händen an diesem findet. Auf Zuruf versuchen die Stehenden die Sitzenden hochzuziehen. Der Versuch wird durch Auszählen beendet, die Rollen dann vertauscht.

D. 10. Fußübung.

Seil wird, zum Ring geknotet, auf den Boden gelegt. Kinder sitzen um diesen herum im Kreis. Alle versuchen mit den Zehen das Seil zu greifen und den ganzen Ring vom Boden zu heben.

11. „Klettermaxe".

Seil um einen der Schwungringe knoten und diesen hochziehen. Klettern, dabei das hängende Seil mit Händen und Füßen umklammern.

12. „Maikäfer".
Seil liegt am Boden. An diesem entlanggehen, und zwar so, daß die Füße dasselbe überkreuzen.

Skoliosenturnen

A. 1. Schreiten, Gehen, Laufen vorwärts und rückwärts. Bei jedem Schritt zusammen mit dem Schwungbein, die gleichseitige Hüfte und Schulter betont nach vorn bzw. hinten drehen.

2. Gehen mit hohem Kniehreben. Bei jedem Schritt Arm und Schulter auf der Gegenseite des erhobenen Beines nach vorn führen.

3. Grundstellung. Fortlaufend beide Arme von vorn nach links und rechts um die Körperflanken schwingen und dabei den Rumpf mitdrehen, ohne das Gleichgewicht zu verlieren.

B. 4. Langsitz, Hände rückwärts aufstützen. Durch entsprechende Beinbewegungen beide Fersen (geschlossen) abwechselnd zur linken und rechten Gesäßhälfte heranheben.

5. Langsitz, Arme frei zur Balance. Schaukelbewegung von links nach rechts, das heißt abwechselnd eine Beckenhälfte mitsamt dem ganzen gestreckten Bein von der Unterlage heben. Gleichgewicht nicht aufgeben!

6. Kniestand. Durch wechselnde Links- oder Rechtsdrehung des Körpers und entsprechenden Armschwung berühren die Finger jeweils auf einer Seite hinter den Füßen den Boden.

C. 7. Bauchlage mit ausgestreckten oder dem Rumpf angelegten Armen. Ohne die volle Streckung von Hüften und Knien zu verlieren, viertel, halbe und ganze Wendungen um die Körperlängsachse nach beiden Seiten (zur Seiten-Rücken-Lage usw.).

8. Rückenlage, Knie etwas angezogen, Füße aufgesetzt. Aufschwingen zum Sitzen, wobei die Arme abwechselnd links und rechts neben Hüfte und Bein entlang nach vorn ziehen.

9. Rückenlage. Kopf und Oberkörper durch geeignete Armhaltungen am Boden fixieren. Beide Beine aber anheben und mit gestreckten Knien so weit nach links, nach rechts, nach links usw. verlegen, daß das Becken mit aufgedreht wird.

Spiel: „Wackelschlange".
Im Flankenkreis Vierfüßlerstand. Jeder Spieler faßt ein Fußgelenk seines Vordermannes: a) das an der Kreisaußenseite,

b) an dessen Innenseite oder c) von allen beiden Füßen.

Bai a) und b) an Ort: Jeweils das Bein, dessen Fessel gefaßt ist — und bleibt —, macht mit dem Knie einen weiten Schritt vor und zurück.

Bei c) Fortbewegung im Vierfüßler- oder Paßgang.

Wo die Schlange reißt, scheidet ein Glied aus.

Gerät: An der quergestellten Leiter oder der Sprossenwand Seithangeln, unter Ausnützung des kräftigen seitlichen Beinpendelns.

D. 10. Stand mit mäßig weiter Grätsche. Gewichtsverlagerung von einem Bein aufs andere. Dabei knickt jeweils das belastete Knie ein.

a) Mit frontal ausgerichtetem Oberkörper.
b) Mit Drehung desselben zum belasteten Bein.
c) Mit Drehung zum gestreckten Bein hin.

11. Vierbeinerstand. Körpergewicht mit Hand und Knie der einen Seite abstützen, auf der andern beides anheben. Fortlaufender Wechsel der Stellung.

12. Bei kleinen Bewegungen im Sitzen, Stehen oder auf der Schwebekante leichte Belastung auf dem Kopf ausbalancieren.

1. Drehmuskelübungen

für Einzelarbeit

1. Rückenlage, Knie anziehen, Füße aufstellen, Arme schräghoch legen.
   a) Arme belassen, Knie abwechselnd nach einer Seite umlegen,
   b) Knie stehenlassen, abwechselnd eine Hand auf die andere legen,
   c) Gegeneinanderbewegung, d. h. linke Hand auf die rechte legen, Knie nach links umlegen, dasselbe umgekehrt.

2. Rückenlage, Knie anziehen, Füße aufstellen, Hände zum Nackenstütz.
   Ellenbogen links zum rechten Knie bringen, zurücklegen, dasselbe umgekehrt.

3. Langsitz, Arme locker.
   Gleichzeitig und mit Schwung beide Hände neben den rechten Oberschenkel, beide Beine nach links bringen.
   Zurück zur Ausgangsstellung, dann gegengleich.

4. Bauchlage, Arme nach vorn, Hände dort fest.

   Abwechselnd eine Beckenhälfte, mitsamt dem gestreckt erhobenen Bein aufdrehen und ablegen.

5. Liegestütz nach vorne.

   Abwechselnd einen Arm senkrecht nach oben heben und zurückführen, Füße bleiben stehen.

6. An den Ringen:

   a) Trichterkreisen im Zeitlupentempo,
   b) Halbkreise rückwärts, Halbkreise vorwärts,
   c) Standhang, Beine vorne. Abwechselnd eine Körperseite zurück- und vordrehen,
   d) Standhang, Beine seitlich; dasselbe wie bei c).

7. Wurf und Stoß in diagonaler Richtung, mit oder ohne Handgerät. Fixation von Becken und Beinen durch entsprechende Ausgangsstellung, z. B. Kniestand einbeinig, Knie-Fersen-Sitz.

   Ausfallstellung, Schneidersitz am Boden.

   Grätschsitz auf Sprungkasten, Bock oder dgl.

2. Drehmuskelübungen

für Partnerarbeit

A = Akteur, B = Helfer

1. Grätschstand von A und B, Rücken an Rücken, Becken an Becken. Rechte Hand von A und linke Hand von B linksseitig von A bzw. rechtsseitig von B zusammenführen, wieder lösen und dann gegengleich.

2. Grätschstand von A und B hintereinander.

   B fixiert Becken und Oberschenkel des A in Mittelstellung. A führt gleichzeitig mit der rechten Hand zur linken Fußspitze; nach dem Wiederaufrichten das Ganze umgekehrt.

3. Vierfüßerstand von A, B im Stand dahinter.

   B fixiert Beßen und Oberschenkel des A in Mittelstellung. A führt abwechselnd einen Arm zur Senkrechten.

4. Kniestand von A, B steht knapp dahinter. B fixiert mit den Beinen die Oberschenkel des A und hält dessen Arme schräghoch. Linke Hand freigeben, A strebt mit dieser durch eine Rumpfdrehbeuge rechtsseitig zum Boden. Nach Rückkehr zur Ausgangsstellung — gegengleich.

5. Langsitz von A, B steht dahinter und hält die Arme des A schräghoch. A schlägt beide Unterschenkel abwechselnd nach einer Seite unter.

6. A in Rückenlage. Die Arme schräghoch auf der Unterlage. B steht zu Füßen von A, das Gesicht diesem zugewendet. A hält Arme und Oberkörper auf der Unterlage fest, während B seine beiden Arme faßt, anhebt und diese zusammen mit einer Beckenhälfte aufdreht. Wechselseitig.

7. A in Bauchlage, drückt Becken und Beine fest auf die Unterlage, B steht zu Häupten von A, das Gesicht diesem zugewendet.

    B faßt beide Arme von A, hebt diese und dreht dabei dessen Oberkörper wechselnd nach einer Seite auf.

8. Gleich Übung 7, aber B steht gleichgerichtet über A und hebt dessen Arme von hinten her an.

9. A in Seitlage, Arme schräg vorgelegt. B steht zu Füßen von A, das Gesicht diesem zugewendet.

    B fixiert mit den Füßen das unterliegende Bein von A und hebt mit den Händen das obere an.

    A wendet den Oberkörper abwechselnd in Bauch- und Rückenlage.

Spiele, die beim Haltungsturnen Verwendung finden können

Prellball:

Zwei Mannschaften sitzen sich getrennt durch eine Langbank oder ein niedrig gespanntes Seil, gegenüber. Der Springball wird nun von einem Spieler im eigenen Feld so aufgeprellt, daß er über die Grenze in den gegnerischen Raum springt. Dort muß er — ohne noch einmal den Boden zu berühren — gefangen werden. Nichtfangen = Fehlerpunkt für die Empfängerpartei. Springt der Ball nicht über die Grenze oder berührt er nach dem Prellen noch einmal eigenen Boden oder Grenze = Fehler für die Wurfpartei. Seitenwechsel nach 10 oder 20 Punkten.

Ballstaffel im Kreis:

Zahl der Spieler muß durch zwei teilbar sein. Alle stehen oder sitzen im Kreis und zählen in Einser und Zweier ab. Je ein „Einser" und ein „Zweier" bekommen einen Ball und schicken diesen beim Startkommando auf die Reise, reihum bei den anderen Einser- bzw. Zweierspielern. Sieger ist diejenige Partei, deren Ball zuerst 5- oder 10mal den Ausgangspunkt erreicht hat.

Neckball mit Variationen:

Spieler in Kreisaufstellung, einer von ihnen in der Mitte. Die Spieler werfen sich einen (für das jeweilige Alter geeigneten) Ball kreuz und quer über den Kreis zu. Der Fänger in der Mitte bemüht sich, ihn zu haschen. Gelingt ihm dies, so löst ihn der letzte Werfer ab.
Abarten: Außenkreis im Türkensitz — Fänger darf laufen.
Außenkreis in Bauchlage — Fänger auf allen vieren, der Ball rollt.

Trommelball:

Spieler im Kreis, stehend oder im Türkensitz. Einer befindet sich in der Kreismitte. Er wirft zunächst den Ball einem beliebigen Mitspieler zu — dieser gibt ihn sofort wieder zurück. Darauf bekommt ihn ein anderer, der ebenso zurückwirft. Der Ball soll sehr schnell und flach fliegen, außerdem kreuz und quer, so daß jeder Spieler ständig in Fangbereitschaft sein muß. Wer den Ball fallen läßt, scheidet so lange aus, bis der Sieger ermittelt ist.

Ball über die Schnur im Sitzen:

Zwei Mannschaften sitzen sich in ihren Feldern verteilt gegenüber, getrennt durch eine Schnur, die in etwa 150 cm Höhe über dem Boden gespannt wird. Werfen und Fangen des Balles geschieht im Sitzen. Die gegnerischen Parteien suchen sich gegenseitig Fehlerpunkte zuzufügen. Nichtfangen = Fehler für die Empfänger, Wurf unter dem Seil oder Berühren desselben = Fehler für die abgebende Partei. Nach einer bestimmten Anzahl Punkte Seitenwechsel.

Zielstaffel:

Zwei gleich starke Mannschaften stellen sich je in einer Reihe hintereinander auf. In gleicher Entfernung wird vor jeder Reihe ein Mal gekennzeichnet. Auf Zuruf laufen die ersten Spieler vor, um das Mal herum und wieder zurück, klatschen den nächsten ab, der läuft denselben Weg usw., bis jeweils der letzte Spieler dran war. Gesiegt hat die Mannschaft, bei der zuerst alle Spieler fertig sind.

Zuätzliche Forderungen, die zwar das Tempo mindern, den Wert der Leistungen aber erhöhen:

Gegenstand (Körbchen, Tennisring u. a.) auf dem Kopf tragen;

je einen Ball auf einer Hand tragen;

Ball im Vierfüßlergang mit dem Kopf vor sich herrollen;

Ball als Vierfüßler auf dem Rücken tragen;

Hindernisse unterwegs überwinden (Überklettern, Durchkriechen).

Vorschlag für den Übungsaufbau einer Stumpfbehandlung an der unteren Extremität

I. Stufe. *Bettgymnastik* zur Vorbereitung und Vorübung.

1. Anspannen und Entspannen der Muskelketten auf isometrischem Wege, einzeln (z. B. Beugerkette eines oder beider Beine, Streckerkette der Arme in Ruhehaltung);

   mit wechselnder Schaltung (z. B. Strecker eines abgespreizten Beines und eines erhobenen Armes verschiedener Seiten zugleich).

2. Wirbelsäulen- und Beckenbewegung aus verschiedenen Lagen (z. B. verschieben, einrollen, überstrecken des Rumpfes gegen Kopf und Beine; in Rücken-Seit-Bauch-Lage).

3. Bewegung um die Körperlängsachse (z. B. rollen über die dorsale und ventrale Seite);

   Bewegung um die Körperquerachse (z. B. zu- und auseinanderbewegen von Rumpf und Extremitäten);

   Diagonalbewegung von Rumpf und Extremitäten zueinander (z. B. wechselseitige Ausführung vorgenannter Bewegungen).

II. Stufe. *Allgemeingymnastik,* auszuführen an Ort in verschiedenen Ausgangsstellungen, wie z. B. Langsitz am Boden, Reitsitz auf Balken oder Bank, Vierbeinerstand, Liegestütz.

1. Gewichtsverlagerung vor-rück-seitwärts, diagonal; einfach oder erschwert durch das Gewicht von Handgeräten.

2. Stützpunktwechsel.

3. Geeignete Formen von Bodengymnastik.

4. Übung mit Leicht- und Vollball zur Schulung der Balance;

   Einzelarbeit (z. B. Rollen, Werfen, Fangen in und aus allen Richtungen), Partnerarbeit (z. B. Prellen, Stoßen, Zielen, Stellung halten), Spiel (z. B. Ball über die Schnur, Faustball im Sitzen auf dem Boden).

5. Turnen, zunächst an feststehenden, später an freibeweglichen Hang- und Stützgeräten (z. B. Hangeln, Schwingen, Stützen, Umschwingen).

Zusätzlich: *Spezielle Übungsbehandlung,* auszuführen als Phantombewegung beidbeinig, einbeinig, in partieller Arbeit mit einzelnen Muskeln, in totaler Arbeit mit den Muskelketten, mit konzentrischem Widerstand, stabilisierend, abstrakt und angewandt.

Hüftüberstreckung, Hüftspreizung, Hüftbeugung, Beinschluß, Rotationen, Kniestreckung, Kniebeugung, Fußbeugung und -strekkung, Supination und Pronation, Stumpfhärtung durch Druck und Stoß, kurz von Dauer.

Die *Gehschule* für die Beinamputierten stellt eine besonders große und wichtige Aufgabe dar und liegt außerhalb des Kapitels Stumpfbehandlung.

Beispiele für die Anwendung von Dauerzügen bei der Kontrakturenbehandlung

Gegen die Kniebeugekontraktur

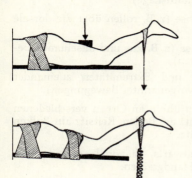

Abb. 69 Bauchlage, Becken fixiert. Druck auf den Oberschenkel von oben und Zug am Unterschenkel nach unten bewirken zusammen die Dehnung

Abb. 70 Bauchlage, Becken und Oberschenkel fixiert. Starker Federzug zwischen Boden und Unterschenkel dehnt die Beuger

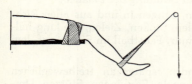

Abb. 71 Rückenlage, Oberschenkel fixiert. Zug am Unterschenkel nach oben hebt diesen im Sinne der Dehnung an

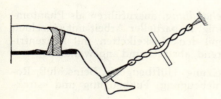

Abb. 72 Rückenlage, Oberschenkel fixiert. Doppelzug, dessen Länge und Spannung durch Quengel laufend verändert werden kann, hebt den Unterschenkel im dehnenden Sinn

Gegen die Hüftbeugekontraktur

Abb. 73 Rückenlage, leicht schräg gelagerter Oberkörper, Becken an die Unterlage fixiert. Zug an Oberschenkel oder Knöchel oder beiden Angriffspunkten, entweder frei hängend oder über eine Rolle unten und eine Überführungsrolle darüber geleitet, bewirkt den Dehnungszug

Abb. 74 Rückenlage, leicht schräger Oberkörper, um eine Ausweichlordose zu verhüten. Becken fixiert auf die Unterlage, Druck auf das gebeugte Knie von oben, bei frei hängendem Unterschenkel

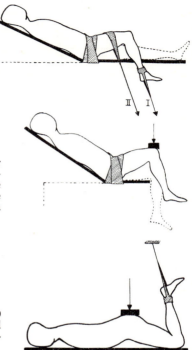

Abb. 75 Bauchlage. Bein in etwa 80 Grad Kniebeugung am Unterschenkel aufgehängt. Der Druck auf das Becken bezweckt die Dehnung

Abb. 76 Bauchlage. Unterschenkel in etwa 100 Grad Kniebeugung gelagert und unterstützt. Der Zug nach unten zur Dehnung greift in großer Breite am Becken an

Abb. 77 Rückenlage auf 2 zusammenstoßenden schiefen Ebenen (Polsterkeile), Kopf und Füße tiefer, Becken = höchster Punkt. Längszug am Unterschenkel zur Dehnung

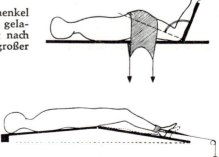

4 Scharll, Orthop. Krankengymnastik, 5. Aufl.

Gegen die Kniestrecksteife

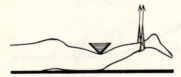

Abb. 78 Bauchlage. Die Aufhängung des Unterschenkels = Zug nach oben, soll, zusammen mit dem Druck in der Kniekehle nach unten, die Dehnung erreichen

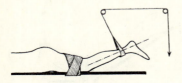

Abb. 79 Bauchlage, Oberschenkel fixiert. Zug am Unterschenkel im Beugesinne

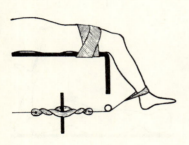

Abb. 80 Rückenlage, Oberschenkel an Unterlage fixiert. Dehnungszug am Unterschenkel über Führungsrolle nach unten — hinten. Durch Quengel ist Spannung veränderlich

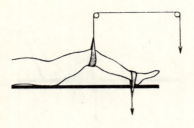

Abb. 81 Rückenlage. Der Zug nach unten am Knöchel und der anhebende in der Kniekehle wirken zusammen im beugenden Sinne

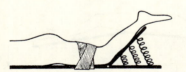

Abb. 82 Bauchlage, Oberschenkel fixiert. Unterschenkel ruht auf Doppelbrett, welches starke Federn zu einem Keil gestalten

Beispiele für die Anwendung von Dauerzügen 191

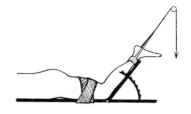

Abb. 83 Bauchlage, Oberschenkel nach unten fixiert. Achsenrechter Zug am Unterschenkel zur Entlastung des Kniegelenkes. Der verstellbare Kopfteil der Massagebank bewerkstelligt die Beugung

Um die Hüftbeugung zu vergrößern

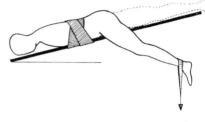

Abb. 84 Bauchlage auf schiefer Ebene, Kopf tiefer, Thorax auf die Unterlage fixiert, ebenso der Unterschenkel des aufliegenden gesundseitigen Beines. Die zu dehnende Hüfte ragt seitlich über die Bankkante hinaus, das diesseitige Bein hängt frei und kann am Unterschenkel noch belastet werden

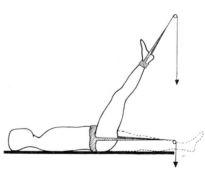

Abb. 85 Rückenlage, krankseitiges Bein in möglichst hoher Hüftbeugung und Kniestreckung aufhängen. Die Beugevermehrung bewirkt der fußwärts gerichtete Zug am Becken, der auf beiden Seiten angreifen muß

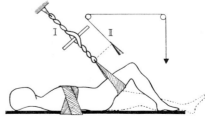

Abb. 86 Rückenlage, Brustkorb auf die Unterlage fixiert. Beugender Zug greift mit breiter Gamasche am Oberschenkel an und führt entweder über 2 Rollen oder wird als Quengelzug angeordnet

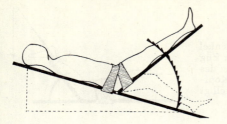

Abb. 87 Rückenlage auf zwei schiefen Ebenen, Beine auf dem Kopfteil der Massagebank. Hüftgelenke im tiefsten Punkt auf die Unterlage fixiert. Die Einstellung des Kopfteiles mit dem aufliegenden Oberschenkel bestimmt den Beugungswinkel

Gegen die Adduktionskontraktur im Hüftgelenk

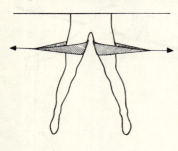

Abb. 88 Bauch- oder Rückenlage. An beiden Beinen je einen nach außen gerichteten Zug, der mit breiter Manschette am Oberschenkel angreift

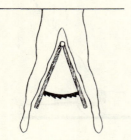

Abb. 89 Bauch- oder Rückenlage. Zwei gepolsterte schienenartige Teile legen sich von innen an die Ober- und Unterschenkel an und werden auseinandergeschoben oder -gedrückt

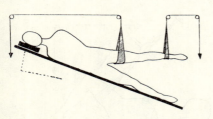

Abb. 90 Auf schiefer Ebene, Kopf höher. Seitlage auf der normalen Seite, Anheben des zu spreizenden Beines durch Aufwärtszug an Ober- und Unterschenkel

Gegen die Abduktionskontraktur der Hüfte

Bei der Abduktionskontraktur einer Hüfte läßt sich folgende Reaktion beobachten: Führt man das Bein der kontrakten Seite der Mitte zu, so zieht man mit dieser Bewegung die zugehörige Beckenhälfte tiefer. Demzufolge gleitet im selben Maße der gegenseitige Beckenkamm höher. (Krankes Bein erscheint dann länger!)

Passive Dehnung der außenseitigen Verkürzung, der Ursache der Bewegungsbehinderung, kann also nur zustande kommen, wenn es gelingt, die Mitbewegung des Beckens zu verhindern. Deshalb folgende Anordnung:

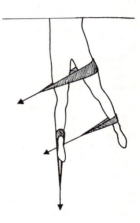

Abb. 91 Bauch- oder Rückenlage. Am gesunden Bein kräftigen, fußwärts gerichteten Gamaschenzug an Ober- und Unterschenkel (um der diesseitigen Beckenhälfte das Höhergleiten unmöglich zu machen). Am abduzierten Bein gleichzeitig Ober- und Unterschenkelzug nach innen

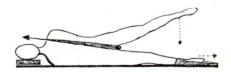

Abb. 92 Seitlage auf der gesunden Körperhälfte. Zug am Knöchel des aufliegenden Beines fußwärts, in der Leistenbeuge des freien, abduzierten Beines kopfwärts. Die Eigenschwere adduziert dieses dann allmählich

Literatur

Wie schon im Vorwort betont wurde, befaßt sich die vorliegende Arbeit bewußt nur mit der *Praxis der krankengymnastischen Behandlung*, ohne auf Ursache, Entstehung, Ablauf und ärztliche Therapie der erwähnten Krankheitsbilder einzugehen.

Der Kollegin, die den Wunsch hat, ihr Wissen und Können in dieser Richtung zu ergänzen, seinen aus der Vielzahl geeigneter Bücher die folgenden in Vorschlag gebracht:

BECKER, E.: Skoliosen- und Diskopathienbehandlung nach Dr. von Niederhöffer, 4. Aufl. Fischer, Stuttgart 1968

BENNINGHOFF, A., K. GOERTTLER: Lehrbuch der Anatomie des Menschen, 11. Aufl., Bd. I: Allgemeine Anatomie, Cytologie und Bewegungsapparat. Urban & Schwarzenberg, München 1975

BERNBECK, R.: Kinderorthopädie, 2. Aufl. Thieme, Stuttgart 1976

DROBEC, E.: Einführung in die Elektromedizin. Deuticke, Wien 1952

EXNER, G.: Kleine Orthopädie, 9. Aufl. Thieme, Stuttgart 1977

GILLERT, O.: Hydrotherapie und Balneotherapie in Theorie und Praxis. Pflaum, München 1972

GILLERT, O.: Galvanischer Strom, Faradischer Strom, Exponentialstrom in der therapeutischen Praxis, 5. Aufl. Pflaum, München 1962

HOEPKE, H.: Muskelspiel des Menschen, 5. Aufl. Fischer, Stuttgart 1961

HOHMANN, G.: Orthopädie. Winter, Heidelberg 1947

HOHMANN, G.: Hand und Arm. Springer, Berlin 1949

HOHMANN, G.: Fuß und Bein, 5. Aufl. Springer, Berlin 1951

IDELBERGER, H. K.: Lehrbuch der Orthopädie, 2. Aufl. Springer, Berlin 1975

KERSTEN, H.: Gehschule für Beinamputierte. Thieme, Stuttgart 1961

KLAPP, B.: Das Klappsche Kriechverfahren, 9. Aufl. Thieme, Stuttgart 1974

VON LANZ, T., W. WACHSMUTH: Praktische Anatomie, Bd. I/3, Arm. 2. Aufl. Springer, Berlin 1959

VON LANZ, T., W. WACHSMUTH: Praktische Anatomie, Bd. I/4, Bein und Statik, 2. Aufl. 1972, Springer, Berlin

LEUBE, E. DICKE: Massage reflektorischer Zonen im Bindegewebe, 6. Aufl. Fischer, Jena 1953

LINDEMANN, K., H. TEIRICH-LEUBE, W. HEIPERTZ: Lehrbuch der Krankengymnastik. In vier Bänden. Thieme, Stuttgart 1961 bis 1968

MAU, C.: Grundriß der Orthopädie. Nölke, Hamburg 1947

VON MÜLMANN, A.: Die Übungsbehandlung bei Kontrakturen, 2. Aufl. Pflaum, München 1956

NEUMEYER, G.: Orthopädie. de Gruyter, Berlin 1953

PITZEN, P., K. LINDEMANN: Kurzgefaßtes Lehrbuch der orthopädischen Krankheiten, 10. Aufl. Urban & Schwarzenberg, München 1968

RATHKE, F. W.: Anleitung für den orthopädischen Stationsarzt. Thieme, Stuttgart 1963

RETTIG, H., O. OEST, J. EICHLER: Wirbelsäulenfibel, 2. Aufl. Thieme, Stuttgart 1974

ROMPE, G., G. KOESTER: Grundlagen der krankengymnastischen Behandlung idiopathischer Skoliosen im Kindesalter. Krankengymnastik (1975) H. 9

SCHARLL, M.: Wandlungen in der Skoliosenbehandlung. Krankengymnastik (1975) H. 9

SCHEDE, F.: Hygiene des Fußes, 7. Aufl. Thieme, Stuttgart 1953

SCHEDE, F.: Grundlagen der körperlichen Erziehung, 5. Aufl. Enke, Stuttgart 1969

THOMSEN, W.: Lehrbuch der Massage und manuellen Gymnastik, 3. Aufl. Thieme, Stuttgart 1970

THOMSEN, W.: Pflege Deine Füße! 3. Aufl. Thieme, Stuttgart 1972

VOGLER, P., J. E. CAMRATH: Physiotherapie, 2. Aufl. Thieme, Stuttgart 1975

WOLFF, A.: Bindegewebsmassage. Beeinflussung der Head'schen Zonen im Rahmen der Krankengymnastik am Kinde. Wolff-Hohberg, Marburg/L 1950

ZIELKE, A., M. HAMMER, H. WAHL: Mobilisationsgymnastik mit Skoliose-Patienten in der Halo-Extensionsgruppe. Krankengymnastik (1974) H. 8

Sachverzeichnis

A

Abduktion 1, 53
Abduktionsbehinderung 1, 11
Abduktionskontraktur 1
Abduktionsosteotomie 1
Abduktionsschiene (Schulter) 112
Abortivform 1
Abts Behandlung 1, 6
Achillessehnenverkürzung 1, 57
Achillessehnenverletzung 1, 54
Achselkrücke 1
Adduktion 2
Adduktionskontraktur 2, 38, 40, 46
Adduktorentenotomie 2, 60
Adoleszentenkyphose 2, 31, 51
Affenhand 2
Albuminurie 2
— orthostatische 2
Allenthese 2, 15
Alloplastik 2, 15
Alloarthroplastik 2, 15
Altersrundrücken 2, 8, 18, 31, 44
Amniotische Deformierungen 2, 46
Amputation 2
Ankylose 3, 21, 47
Antetorsion 3, 13, 27
Aplasie 3
Apophysennekrose 3, 4
Apophysitis calcanei 3, 4, 5
Apoplexie 3
Apparat, orthopädischer 3, 52
Arbeitstherapie 3, 8
Arterielle Durchblutungsstörung 3, 10, 13, 20, 30, 64
Arthritis 3, 48
Arthrodese 3, 4, 21
Arthrodesenhülse 4, 58
Arthrodesenstiefel 4
Arthrogryphose 4, 11
Arthropathie 4
Arthroplastik 4, 21
Arthrorhise 4
Arthrotische Gelenkleiden 118 ff
Aseptische Knochennekrose 4, 6, 34, 52
Ataxie 5, 63
Atemgymnastik 5
Athetose 5
Atrophie 5, 10
Atrophie des Muskels 5, 30
— des Knochens 5, 29, 58
Außenrotationsbehinderung 5, 53
Axillarislähmung 5
Arthrolyse 5, 21, 48

B

Babinski-Reflex 5
Ballenhohlfuß 6, 23, 26, 40
Bänderschwäche 6, 15
Bandverletzungen 6, 12
Bandplastik 6, 52
Bandscheibenschaden 6, 26, 37, 50, 57
Bandscheibenvorfall, zervikal 98
— lumbal 101
Bauernfänger 7, 58, 120
Bechterew-Krankheit 7, 30, 57
Beckenkorb 7
Beckengurtspange 7, 59
Beckenneigung 7, 27
Befundaufnahme, krankengymnastische 66
Behelfsprothese 7, 56
Beinlängenbestimmung 8, 19
Belastungsdeformierung 8, 44
Beschäftigungsneurose 8, 52
Beschäftigungstherapie 8, 3
Bindegewebsmassage 8
Bindegewebsschwäche 8
Blumentopfkorsett 9
Blutergelenk 9
Bogenspalte 9, 56, 57
Brisement forcé 9, 21, 33, 49, 50
Brown-Forrester-Schiene 9, 27
Brustkorbdeformierungen 9, 28, 31, 49, 61, 106
Bursitis 9, 23, 52

C

Caput opstipum 9, 51
Chirotherapie 10
Claudicatio intermittens 10, 29
Coxa valga 10, 26, 43, 48
— vara 10, 15, 61, 62
Crus valgum 10
— varum 11, 48
Capitus valqus 11, 62
Cup-Plastik 4, 11, 31, 89

Sachverzeichnis

D

Dauerextension 11, 16, 58, 69
Dauerzüge in der Kontrakturenbehandlung 188
Defektbildung 11, 14
Degenerative Wirbelsäulenleiden, krankengymnastische Behandlung 94 ff
Dekubitus 11, 61
De Quervainsche Erkrankung 12
Diathermie 12
Diplegie, spastische 12, 37
Diskusprolaps 98
Distorsion 12, 15, 20, 21, 37
Drehosteotomie 12, 27, 43
Drosselung 12, 20
Druckosteosynthese 13, 44
Duchenne-Zeichen 13, 61
Ducroquet-Korsett 13, 59
Dupuytrensche Kontraktur 13, 58
Dynamische Muskelarbeit 13, 30, 31
Dysmelie 14, 47
Dysostose, enchondrale 14, 16
Dysplasie 14, 26, 37

E

Einklemmung 14
Elle, federnde 14
Ektromelie 14
Endoprothese 14, 51
Entbindungslähmung 14, 33, 47
Entlastungsapparat 15, 58, 60, 62
Epicondylitis humeri 15, 22, 29, 60
Epiphysenlösung 15, 28
Epiphysiodese 16
Erbsche Lähmung 16
Eversion 16, 30
Exartikulation 16
Exostose 16
Extension 16
— manuell 138
— mechanisch 138
Extensionsquengelkorsett 17, 49

F

Fallfuß 17, 24, 57, 60
Faustschluß 17, 49
Faustverband 17
Fehlhaltung 17
Fehlstellungen von Bein und Fuß 69 ff
Fersenbeinsporn 17
Finger, schnellender 17, 60
Fischwirbel 17, 24
Fixation 108
Flachrücken 17, 24, 132
Flankenbrust 106
Flexion 17
Frontalebene 18, 47, 51
Fungus 18
Funktion 18, 70
Funktionelle Beinverkürzungen 18
— Einheit 114
Frakturbehandlung 18, 47
Funktionsprüfung 18, 89
— aktiv 106
— passiv 106
Funktionsstellung 18
Fußbett 18
Fußdeformität 18, 22, 26, 32, 41, 57
Fußinsuffizienz 18
Fußrückenhöcker 19
Fußsohlenneuron 19, 40
Fußgymnastik 148 ff

G

Gabelung 19, 43
Gabelsprengung 19
Gangbild 90
Gangfehler 19
Gangbehinderung 19
Ganglion 19, 27, 62
Gangrän 19, 61
Gefäßgymnastik 20, 64
Gehgips 20
Gehschuhe 20, 88
Gelenkdistorsion 20
Gelenkerguß 20, 43
Gelenkempyem 20
Gelenkgeräusche 20
Gelenkkörper, freier 20
Gelenkmobilisation 20, 49
Gelenkresektion 20
Gelenksteife 20
Gelenktuberkulose 20
Genu recurvatum 20, 83
— valgum 21, 62
— varium 21, 62

Geradehalter 21, 35
Gesichtskoliose 21, 51
Gewohnheitshaltung 21, 23
Gewohnheitshinken 19, 21
Gibbus 21, 31, 35, 57
Gicht 21
Gipskorsett 21, 54
Glissement 21
Glissonschlinge 21, 58
Glissonschwebe 139
Glockenthorax 22, 25, 107
Gonarthritis 22
Gracilis-Syndrom 22, 29
Greifarm, künstlicher 22
Grünholzbruch 22, 29
Gruppengymnastik 172 ff

H

Hackenfuß 22, 46, 79
— angeborener 82
Hackenhohlfuß 22, 75
Hämatom 22
Haglundferse 22
Hallux rigidus 22
— valgus 22, 57, 62
Halskrawatte 23, 51, 53
Halsmuskelkrampf 23, 61
Halsrippensyndrom 23, 53
Haltung 23, 129 ff
Haltungsfehler 129
Haltungsstörungen 24
Haltungsstatus 67
Hammerzehen 24, 32
Hand-Finger-Übungen 168
Hängefuß 24
Hängebauch 24
Hängegips 24
Hängehüfte 25
Harrington-Behandlungsmethode 25, 54, 56
Harrison-Furche 25
Hartspann 25, 28, 37, 41
Heidelberger Prothese 25, 46, 48
— Winkel 25
Heine-Medin-Krankheit 25, 32
Heißluftbehandlung 25, 63
Hemilaminektomie 25, 30
Hemipelvektomie 25
Hemiplegie 26, 49, 63
Hemisakralisation 26, 51

Hemilumbalisation 26, 37
Hessing-Korsett 26
Hexenschuß 26, 37
Hohlfuß 26, 32, 46, 75
Hohlkreuz 131
Hohlrundrücken 131
Hoffa-Krankheit 26
Hook 26
Hüfte, schnappende oder schnellende 26, 52
Hüfterkrankungen, krankengymnastische Behandlung 91
Hüftgelenksverrenkung 26, 37, 85
Hüftkopfepiphysenlösung 27
Hüftnekrose 27, 35, 46, 51
Hühnerbrust 27, 106
Hygrom 27
Hyperabduktionssyndrom 28
Hypertonus 28
Hysterie 28

I

Inaktivitätsatrophie 28
Inaktivitätsosteoporose 28, 44
Inaktivitätsparese 28
Infektarthritis 28
Infraktion 28
Innendrehstellung des Unterschenkels 78
Innenschuh 28
Innenrotation 122
Innervation, atypische 28, 32, 38
Insertionstendopathie 29
Interkostalneuralgie 29, 54
Intermittierendes Hinken 29
Inversion 29, 32
Iontophorese 29
Ischämische Kontrakturen 29, 49
Ischialgie 29
Isometrische Muskelarbeit 30
Isotonische Muskelarbeit 30

J

Juvenile Kyphose 30, 51
— Nekrosen 30

K

Kalkaneussporn 30
Kampodaktylie 30

Kappenplastik 31
Karpaltunnel-Syndrom 31, 38
Kaudaläsion 31
Keilwirbel 31
Kielbrust 28, 31, 106
Kinematisation 31
Kinderlähmung 32
Klappsches Kriechen 159
Klauenhand 31, 35, 62
Klauenhohlfuß 32
Klauenzehe 32, 35
Klavus 32
Klinodaktylie 32
Klippel-Feil-Erkrankung 32, 51, 58
Klonus 32
Klumpfuß 32
Klumpfußnachtschiene 32, 42
Klumpfußwade 32
Klumphand 33, 50
Klumpke-Lähmung 33, 47
Knickfuß 33, 71
Knickhackenfuß 33
Knicksenkfuß 33, 71
Knickplattfuß 33
Kniebohrergang 33, 62
Knochenspan 33
Knochenzyste 34
Knochennekrose, aseptische 34, 44
Knöchelgabel 34
Koalitio 34
Köhlerkrankheit 34
Kokzygodenie 34
Kolumnotomie 34
Kompressionsverband 34
Kontraktur 34
Kontrakturenbehandlung 112 ff
Kopfnekrose 35
Korsett 35
Krallenhand 35, 62, 67
Krallenzehen 35
Kreuzbandplastik 35, 52
Kreuzschmerz 35, 57
Koxarthrose, postoperative Behandlung 91
Koxitis 35, 48
Kyphose 35

L

Lagerung 35, 42
Lähmungen 36, 41, 45, 60, 63
Lasèguesches Phänomen 36

Laufrad nach Schede 86
Leibbinde 37
Leistungsprüfung für Lähmungsbehandlung 163
Lendenlordose 37
Lendenstrecksteife 37
Lendenwulst 37, 54
Little-Erkrankung 37
Lotlinie 103
Lumbago, Lumbalsyndrom 37, 51
Lumbalisation 37, 51, 62
Luxation 37, 58
— angeborene 85

M

Madelung-Deformität 38
Mahnbandage 38, 39, 58
Malum coxae senile 38, 48
Marschgeschwulst 38
Meningozele 39, 56
Meniskusschädigung 39, 51
Meniskusverletzung 39, 51
Metatarsalgie 39
Mieder 39, 58
Milwaukeekorsett, Blount-Korsett 39
Mitella 40
Morton-Neuralgie 40
Muskeldystrophie, progressive 40
Muskelfunktionsprüfung 40 ff
Muskelhärten 41
— in den Wadenmuskeln 81
Muskelkater 41
Muskelriß 41, 54
Myatonia congenita 41
Myelomeningozele 41, 56
Myogelosen 41
Myositis ossificans 42
Myotonie 42

N

Nachtschiene 42
Narbenadhäsion 42
Narbenskoliose 42
Neurom 42
Nucleus-pulposus-Prolaps 43

O

O-Bein 43, 49
operative Skoliosenbehandlung 145 ff
Opponensschiene 43
Orthese 43, 58
Osteadystrophia fibrosa 44
— deformans 44
Osteochondrose 43
— dissecans 43, 48
Osteogenesis imperfekta 43
Osteoklase 43, 50
Osteomalazie 44
Osteomyelitis 43, 61
Osteoporose 44
Osteosynthese 44
Osteotomie 43
Os tibiale externum 44
Ostitis fibrosa 44

P

Palliative Behandlung 45
Parästhesien 45, 102
Paraplegie 45
Patellaluxation 45
Patellartanzen 45
Patellektomie 45
Pektoralisverkürzung 45
Pelotte 45
Pendelbewegung 132
Periarthritis humero-scapularis 46, 111
Peromelie 46
Peronäuslähmung 46
Perlsche Schaukel 101
Perthes-Erkrankung 46
Pes addukturs 46
— calcaneus 46
— equinus 46, 57
— equino-varus 46
— excavatus 46
— plano valgus 46, 47
— transverso-planus 46
— valgus 46
Pfannendachplastik 46
Phalangisation 46
Phokomelie 47
Plantigrad 47
Plattfuß 47
Plexuslähmung 47
Poelchen-Behandlung 47
Poliomyelitis anterior acuta 47
Polyarthritis rheumatica 47
Präarthrose 48
Pronatio dolorosa 48
Pronation 48
Prophylaktische Fußgymnastik 148
Prothese 48
Prothesenkraftquellen 48
Protrusio acetabuli 48
Pseudarthrose 48
Psoasabszeß 48

Q

Quadrizepsplastik 48
Quengel 49
Querschnittlähmung 49, 60

R

Rachitis 49
Radialislähmung 49
Radialisschiene 49
Raffnaht 49
Randwulst 49
Redressement 50, 57
Reklination 50, 57
Rektusdiastase 50
Reposition 50
Retension 50
Rheumatismus 50
Rinnenbrust 107
Rippenbuckel 50, 54
Röntgentiefenbestrahlung 50
Rucksackverband 50
Rumpfarmgipsverband 50, 53
Rundrücken 50, 130

S

Sacrum acutum 50
— arcuatum 51
Säbelbein 51
Sagittalebene 51
Sakralisation 51
Säuglingsskoliose 51, 55
Schanzverband 51
Scheibenmeniskus 51
Schenkelhalsbruch 51
Scheuermann-Erkrankung 52

Schiefhals 51, 52, 61
— Behandlung 116 ff
Schienenhülsenapparat 52
Schipper-Krankheit 52
Schlatter-Erkrankung 52
Schlottergelenk 52
Schmerzhinken 52
Schnappende Hüfte 52
Schonhaltung 52
Schräglagedeformität 52
Schreibhilfe 52
Schreibkrampf 52
Schubladenphänomen 52
Schritt 53
Schrittwinkel 53
Schulterabduktionsschiene 53
Schulter-Arm-Syndrom 53
Schulterblatthochstand 53
Schultereckgelenksprengung 53
Schulterluxation 53, 114
— Behandlung 111 ff
Sehnenplastik 53
Sehnenruptur 54
Sehnenscheidenentzündung 54, 59
Sehnentransplantation 54
Sekundärkontraktur 141
Senkungsabszeß 54
Serratus-Lähmung 54
Sichelfuß 54, 75
Sitzbuckel 54, 133
Skalenus-Syndrom 54
Skoliase 54
Skoliosebehandlung 137 ff
Skoliosenturnen 182 ff
Sofortversorgung 56
Spalthand 56
Spaltfuß 56
Spiele im Haltungsturnen 203
Spina bifida 56
Spitzfuß 57, 73
Spondylarthrose 57
Spondylitis 57
Spondylarthritis ankylopoetica 57
Spondylolisthesis, -lyse 57, 63
Spondylose 57
Spreizfuß 57, 72
Spreizgips 85
Spreizhöschen 85
Spreizschiene 85
Sprengel-Deformität 58
Statische Muskelarbeit 58
Stieda-Schatten 58

Streckverband 58
Stumpfbehandlung 187 f
Stützkorsett 58
Stützapparat 58
Stützmieder 58
Subluxation 58
Sudeck-Syndrom 58
Supination 59
Supinationskeil 59
Suspensionskorsett 59
Symphysenruptur 59
Syndaktilie 59
Syringomyelie 59

T

Tendovaginitis 59
— crepitans 59
Tennisellenbogen 60
Tenodese 60
Tenotomie 60
Tensor-fasciae-Kontraktur 60
Tetraplegie 60
Thomas-Schiene 60
Thrombose 60
Tibialislähmung 60
Torsionseinlage 60
Torsionsdystonie 61
Tortikollis 61
Transformationsgesetz 61
Trapeziuslähmung 61
Trendelenburg-Zeichen 61, 66
Trichterbrust 61, 107
Trochanterhochstand 61
Trophische Störung 61
Tuberkulose, Gelenke 61
— Knochen 61
Tubersitz 61

U

Überbelastungsschaden 62
Überbein 20, 62
Übergangswirbel 62
Überhang 62
Überkorrektur 62
Übungen Bereich Halswirbelsäule 156 f
— — Lendenwirbelsäule 156 f
— Hand und Finger 168 f
— Schulter und Arm 113 f

Umkrümmungsgips 62
Ulnarislähmung 62

V

Varikose 62, 64
Valgusdeformitäten 62
Varusdeformität 62
Verkürzungshinken 62
Verkürzungsosteotomie 63
Verlängerungsosteotomie 63
Verwringung des Fußes 73
Vorfußverband 63

W

Wärmebehandlung 63
Watschelgang 63
Weichteilverkürzung 149

Widerstandsübungen 63
Wirbelgleiten 63
Wirbelsäulenleiden, degenerativ 94 ff

X

X-Deformität 63
X-Bein des Kindes 81 ff

Z

Zentrifugalkraft 63
Zentripetalkraft 63
Zerebralparese, infantile 63
Zervikalsyndrom 64
Zikatrizielle Skoliose 64
Zirkulationsstörungen 64
Zwangshaltung 64
Zwergwuchs 65

Rehabilitation	In drei Bänden Herausgegeben von Prof. Dr. K.-A. Jochheim, Köln Dr. J. F. Scholz, Stuttgart unter Mitwirkung von M. Hofrichter, Nürnberg-Langwasser K. Jung, Bonn-Duisdorf E. Lungfiel, Hamburg Band III: Orthopädie, Traumatologie Neurologie, Psychiatrie, Otorhino- laryngologie, Ophthalmologie Bearbeitet von 18 Fachgelehrten 1975. XVIII, 332 Seiten, 15 Abbildungen in 29 Einzeldarstellungen, 10 Tabellen ⟨flexibles Taschenbuch⟩ DM 19,80 ISBN 3 13 518201 0
Grundlagen der Übungstherapie	in Krankengymnastik und Rehabilitation Von M. N. Gardiner, F.C.S.P., London Übersetzt von E. Staehle-Hiersemann Stuttgart 2., durchgesehene Auflage 1974. VIII, 304 Seiten, 182 Abbildungen ⟨flexibles Taschenbuch⟩ DM 14,80 ISBN 3 13 436502 2
Physikalische Therapie	Grundlagen und Wirkungsweisen Von Prof. Dr. H. Gillmann Ludwigshafen/Rh. 4., überarbeitete und erweiterte Auflage 1975. XII, 296 Seiten, 168 Abbildungen 4 Tabellen ⟨flexibles Taschenbuch⟩ DM 18,80 ISBN 3 13 334204 5
Begutachtung der Haltungs- und Bewegungsorgane	Herausgegeben von Prof. Dr. G. Rompe, Heidelberg und A. Erlenkämper, Celle Mit Beiträgen von Fachgelehrten 1978. Ca. 260 Seiten, ca. 10 Abbildungen ⟨flexibles Taschenbuch⟩ ca. DM 24,– ISBN 3 13 559201 4

Georg Thieme Verlag Stuttgart

Fußgymnastik mit Kindern

Von M. Scharll, München

12., unveränderte Auflage

1975. 31 Seiten, 25 Abbildungen
14,4×21,6 cm ⟨Thieme Ärztlicher Rat⟩
kartoniert DM 5,80
ISBN 3 13 393812 6

So lernt das Kind sich gut zu halten

Von M. Scharll, München

Geleitwort von Prof. Dr. Dr. G. Hohmann

9., unveränderte Auflage

1976. 36 Seiten, 38 Abbildungen
14,4×21,6 cm ⟨Thieme Ärztlicher Rat⟩
kartoniert DM 4,80
ISBN 3 13 393909 2

Aktiv im Alter durch Gymnastik

Ratgeber für die Erhaltung gesunder Beweglichkeit am Morgen – während des Tages – am Abend

Von M. Scharll, München

Geleitwort von Prof. Dr. A. Göb, München

3., unveränderte Auflage

1976. VI, 42 Seiten, 48 Abbildungen
14,4×21,6 cm ⟨Thieme Ärztlicher Rat⟩
kartoniert DM 5,80
ISBN 3 13 443203 X

Fit sein – fit bleiben

Isometrisches Muskeltraining für den Alltag

Von Prof. Dr. Th. Hettinger, Wuppertal

6., überarbeitete und erweiterte Auflage

1977. IV, 90 Seiten, 121 Abbildungen
3 Tabellen, 14,4×21,6 cm ⟨Thieme Ärztlicher Rat⟩ kartoniert DM 9,80
ISBN 3 13 349606 6

Georg Thieme Verlag Stuttgart